Carl-Auer
Fachbücher für jede:n

Katrin Hansch

WENN WIR ALLE ZUSAMMEN LACHEN

MUTMACHER FÜR FAMILIEN IM AUTISMUS-SPEKTRUM

Mit einem Geleitwort von András Wienands

2024

Reihe »Fachbücher für jede:n«
Reihengestaltung und Satz: Nicola Graf, Freinsheim, www.nicola-graf.com
Umschlaggestaltung: B. Charlotte Ulrich
Umschlagfoto: © Fatih – stock.adobe.com
Redaktion: Celine Eßlinger
Printed in Germany
Druck und Bindung: CPI books GmbH, Leck

MIX Papier | Fördert gute Waldnutzung FSC® C083411

CPI klimaneutral – Mehr Bäume. Weniger CO_2

Erste Auflage, 2024
ISBN 978-3-8497-0542-8 (Printausgabe)
ISBN 978-3-8497-8504-8 (ePUB)

Bibliografische Information der Deutschen Nationalbibliothek:
Die Deutsche Nationalbibliothek verzeichnet diese Publikation
in der Deutschen Nationalbibliografie; detaillierte bibliografische
Daten sind im Internet über http://dnb.d-nb.de abrufbar.

Informationen zu unserem gesamten Programm, unseren Autoren
und zum Verlag finden Sie unter: **www.carl-auer.de**.
Dort können Sie auch unseren Newsletter abonnieren.

Carl-Auer Verlag GmbH
Vangerowstraße 14 · 69115 Heidelberg
Tel. +49 6221 6438-0 · Fax +49 6221 6438-22
info@carl-auer.de

INHALT

Geleitwort

Liebe:r Leser:in,
als verantwortlicher Leiter eines Berliner Institutes, das für die psychotherapeutische Ausbildung und die kassenfinanzierte, psychotherapeutische Versorgung von rund 1600 Menschen (davon 400 Kinder, Jugendliche und junge Erwachsene) verantwortlich ist, ist es mir ein großes Anliegen so zu helfen, dass die Hilfe den Betroffenen nützt. Eine Selbstverständlichkeit? Leider nicht.

Frühkindlicher Autismus, das Asperger-Syndrom und atypischer Autismus, neu beschrieben als Autismus-Spektrum, werden als Entwicklungsstörungen des zentralen Nervensystems angesehen. Da sie sich nicht über Biomarker erfassen lassen, bedarf es aufmerksamer Mütter, Väter, Großeltern, Erzieher:innen und Lehrer:innen, Freund:innen, Hausärzt:innen, Psycholog:innen und Psychiater:innen, um eine Ahnung zu entwickeln was „los sein" könnte.

Ich möchte nicht wirklich wissen, welche Leidenswege unzählige Familien gehen müssen, bis ihnen bei diesem Thema auf die richtige Art und Weise geholfen wird. Manchmal ist die vollständige Erschöpfung bis hin zum Burn-out der Eltern erforderlich, damit eine achtsame Person versteht, dass es sich nicht um falsche Erziehungsmethoden oder Paarkonflikte der Eltern handelt, sondern dass das Zentralnervensystem eines jungen Menschen auf eine Weise funktioniert, die nicht der Norm entspricht.

Wir sind eine aufgeklärte Gesellschaft, in der so vieles möglich ist. Und doch leiden Tausende Kinder und deren Familien, weil die Eltern von sich annehmen, sie seien einfach noch nicht gut genug – beziehungsweise: noch nicht so gut wie andere Eltern. In einer Leistungsgesellschaft ist häufig der erste Gedanke: Wenn wir noch besser werden, dann wird das schon! Aber genau dieser Wunsch der Eltern treibt die Familien an den Rand der Erschöpfung.

Katrin Hansch gelingt es mit dem vorliegenden Buch in ganz wunderbarer Weise, diesen Familien Mut zu machen, statt *besser* zu werden, *anders* zu sein. Sie nimmt die Leser:innen dabei sowohl als betroffene Mutter als auch als Systemische Beraterin an die Hand. Dasselbe Buch von einer Expertin ohne eigene Alltagserfahrungen im Autismus-Spektrum geschrieben, hätte nur den halben Wert. Von einer selbst betroffenen Autorin, die als Systemische Einzel-, Paar- und Familienberaterin beide Seiten vereint, ist das Buch unschätzbar wertvoll.

Ich wünsche mir, dass das Thema der Autismus-Spektrum-Störung – bzw. noch weiter gefasst: der Neurodiversität – zukünftig auf ebenso breiter Ebene wahrgenommen wird, wie all die anderen Themen, die sich die Gesellschaft in den vergangenen 20 bis 30 Jahren erarbeitet hat. Noch ist das Thema jedoch eher einer Randgruppe vertraut.

Dieses feine, hochintelligente und hoch empathisch geschriebene Buch, das randvoll mit wertvollen Informationen, Erfahrungen und Ideen ist, wird seinen Teil dazu beitragen, dass viele Eltern und Angehörige sagen lernen: Wir sind stolz auf unsere Kinder, weil – und nicht obwohl! – sie so erfrischend anders sind. Das Buch wird ein fester Bestandteil unserer Bibliothek im Rahmen der Approbation zum/zur Psychologischen Psychotherapeut:in sein. Und ich wünsche mir, dass die Bibliotheken der Kliniken, Praxen und Universitäten dieses Landes nachziehen, damit diese Familien und ihre Kinder nicht länger mit sicherlich gut gemeinten, aber doch die Situation bis hin zu lebensbedrohlichen Symptomen verschärfenden Ratschlägen nach Hause geschickt werden.

Den betroffenen Eltern und Großeltern, die dieses Buch lesen, möchte ich im Sinne der Autorin sagen: Alle wollen besondere Kinder haben. Sie haben eines. Machen sie sich, gemeinsam mit ihren Kindern oder Enkelkindern, die Welt so, wie sie ihnen gefällt! (Pippi Langstrumpf hatte eben doch Recht. Immer schon!) Dieses Buch wird ihnen bei der Gestaltung einer wunderschönen Villa Kunterbunt, ihrer ganz eigenen, eine große Hilfe sein.

Berlin, Mai 2024
Dipl.-Psych. András Wienands
Gesellschaft für Systemische Therapie und Beratung

Vorwort

> »Die meiste Zeit war ich wütend. Auf das Leben. Ich habe mich sehr allein gelassen und fehl am Platz gefühlt. Anders zu sein ist NICHT TOLL, es hat sich NICHT TOLL angefühlt! Ich hab mich von Papa und Dir total gegängelt gefühlt. Nichts hat mir wirklich Spaß gemacht. Und am allerschlimmsten war die Schule.«
>
> (Different Planet – »Die Zeit davor«)

Als mein Sohn mir diese schmerzhaften Sätze um die Ohren feuert, ist er 12 Jahre alt, und wir reden über die Kratzer, die die lange Zeit bis zur richtigen Diagnose auf seiner Seele hinterlassen hat. Die Diagnose *Asperger-Syndrom* wurde etwa drei Jahre vor diesem Gespräch gestellt.

Seitdem hat sich viel für uns verändert. Er und wir wissen heute, warum er sich anders fühlt. Und wir wissen, wie er Hilfe erfahren kann, und er erfährt sie auch. Heute ist er ein glücklicher Junge.

> »Ich fühle mich insgesamt besser. Im Gegensatz zu früher liebe ich die Schule. Und zu Hause fühle ich mich irgendwie richtiger.«
>
> (Different Planet – »Ohne Asperger wäre ich vielleicht ein schlechterer Mensch«)

Kratzer auf den Seelen der eigenen Kinder sind kaum zu ertragen. Sie pochen in stillen Stunden in einem selbst, sie lassen einen nicht schlafen und nicht zur Ruhe kommen. So ging und geht es mir, und so geht es denen, die ich als *meine Community* beschreibe. Wenn ich morgens aufstehe, viel zu früh, übernächtigt und rastlos, dann finde ich häufig traurige Mails, meistens von Müttern, die emotionale und praktische Unterstützung suchen. Und jemanden, der ihnen Mut zuspricht.

Dieses Buch soll genau das tun: Mut zusprechen, Wege aufzeigen, Unterstützung anbieten. Denn ist man als Einzelner oder als Familie nicht nur besonders, so wie jede und jeder von uns, sondern dazu noch *anders*, kann der Weg zum richtigen Platz im Leben auch mal steinig sein.

Es werden Möglichkeiten aufgezeigt, wie besonders Familien ihr tägliches (Er)leben gestalten können, wenn bei einem

Familienmitglied eine Diagnose aus dem autistischen Spektrum oder der Verdacht auf eine solche vorliegt.

Dann braucht es nicht nur eine gehörige Portion Alltags-Mut, sondern auch praktische Hinweise, wie man als *System Familie* die Steine des Alltags so einbauen kann, dass sie irgendwann in das eigene Zuhause passen.

Das Buch soll auch die Wahrnehmung dafür öffnen, dass autistisches Erleben nicht per se ein Problem sein muss. Viele Autist:innen finden heute einen passenden Weg für sich. Dazu gehört aus meiner Sicht ein gutes Verständnis des Phänomens selbst, sodass ein positiver Blick auf die individuellen Bedürfnisse, die damit einhergehen, möglich wird.

Geschrieben habe ich dieses Buch aus der Perspektive einer autistischen Mutter mit zwei autistischen Kindern, die unterschiedlicher kaum sein könnten.

Mein älterer Sohn erhielt im Jahr 2018 die Diagnose *Asperger-Syndrom.* Einige Jahre danach wurde ich selbst getestet und als autistisch erkannt und diagnostiziert, ebenso wie nicht viel später mein jüngerer Sohn. Er weist zudem die Merkmale eines Profils auf, das als *Pathological Demand Avoidance (PDA)* bezeichnet wird, und das ich im letzten Kapitel des Buches näher beleuchte.

Aus der Auseinandersetzung mit dem Spannungsfeld zwischen den als *neurodivergent* bzw. *neurotypisch* bezeichneten Polen des Menschseins, der bisher vorwiegend theoretisch gelebten Inklusion im Alltag und dem, was als *Normalität* gilt, entspringen die meisten Beiträge auf dem im Jahr 2020 von mir ins Leben gerufenen Blog *Different Planet.*[1] Dort berichte ich über das Leben als Familie im Autismus-Spektrum und halte regen und beratenden Austausch mit einer stetig wachsenden Gemeinschaft.

Einige der im Buch zitierten Texte sind vor der Einführung des Begriffs *Autismus-Spektrum* entstanden, sodass vielfach die Bezeichnungen der Subtypen *frühkindlicher Autismus, Asperger-Syndrom* und *atypischer Autismus* zu finden sind.[2]

Berlin, Mai 2024
Katrin Hansch

1 Verfügbar unter: www.differentplanet.de.
2 Einige der Blogbeiträge wurden zur besseren Lesbarkeit für dieses Buch geringfügig modifiziert.

Mut zum anderen Leben – eine Einstimmung

Ein Leben zu führen, in dem das eigene *Ich* ständig angepasst oder sogar verdrängt wird, bedeutet nach meiner Erfahrung kein glückliches Leben. Abgesehen davon, dass dies vermutlich für alle Menschen gilt, hat es für sog. *neurodivergente* Kinder und Erwachsene eine besondere Bedeutung. Denn eine Neurodivergenz wie Autismus ist kein separater Teil der Persönlichkeit oder des Charakters, den man als abgetrennt betrachtet oder erlebt, sie ist vielmehr eine Art *Grundausstattung des Seins*. Man geht durch jeden Schritt des Alltags als Autist:in. Diese Grundausstattung zu verdrängen oder anzupassen ist aus meiner Sicht nahezu unmöglich – zumindest auf Dauer. Dass sich Symptome, die mit dem autistischen Dasein einhergehen und die manchmal auch belastend sein können, (therapeutisch) lindern lassen, ist durch die Akzeptanz der autistischen Grundausstattung keinesfalls ausgeschlossen.

Die Sichtweise auf Autismus als Grundausstattung des Seins meint nicht, dass alle Menschen, die als autistisch gelten, deswegen gleich sind. Autismus ist wie ein bestimmtes Betriebssystem, auf das die Individualität aufgespielt ist. So, wie auch *neurotypisch* – also das, was als das vermeintliche *Normal* gilt – als ein Betriebssystem betrachtet werden kann und ebenso eine Grundlage der individuellen Ausgestaltung darstellt.

Das *autistische Betriebssystem* kann mit sich bringen, dass nicht alles so verläuft, wie bei den meisten anderen. Es kann dazu führen, dass ein Kind tagtäglich von einem Erwachsenen durch den Unterricht begleitet wird, damit es ebenso lernen kann, wie seine Mitschüler:innen. Oder es kann bedeuten, dass zu Hause die Uhren nicht auf *spontan*, sondern auf *minutiös durchgeplant* stehen. Und es kann auch dazu führen, dass insbesondere die Eltern autistischer Kinder ein ganz anderes Leben führen als andere – denn möglicherweise werden ihre kleinen Herzensmenschen niemals zu Kindergeburtstagen gehen wollen, nicht auf Klassenfahrten fahren, keine Feriencamps besuchen und auch als Teenager keine Sozialkontakte pflegen. Sie verbringen möglicherweise jeden Nachmittag, jedes Wochenende und jeden Ferientag im heimischen Umfeld und benötigen den Kontakt zu ihren Eltern.

Und hier kommt der Mut ins Spiel: Es braucht Mut für die Akzeptanz, dass es niemals so sein wird, wie man womöglich dachte, und dafür, dass man sich vielleicht tagtäglich auch nach außen erklären muss: »Nein, danke, meine Tochter hat sich über die Einladung gefreut, aber sie möchte lieber nicht kommen«, »Meinem Sohn ist grade alles zu viel, er ist total überreizt, er kann für ein bis zwei Tage nicht in die Schule kommen, und auf den Schulausflug in der nächsten Woche auch nicht«, »Nein, wir können am Wochenende nicht zur großen Grillparty mit Live-Band kommen. Und auch nicht am nächsten Wochenende und auch nicht am übernächsten«.

Das alles annehmen zu können und zu wollen, erfordert nach meiner Erfahrung richtig viel Mut.

Dieses Buch soll aber auch Lust machen! Denn das etwas andere (Er)leben mit oder als Autist:innen kann ein sehr schönes sein, wenn man es zulässt und aus der passenden Perspektive daraufschaut.

»Lerngeschenk« – so nennt eine Freundin ihren autistischen Sohn. Und ja: Man kann lernen, Autismus zu verstehen. Und nicht zu selten helfen einem besonders die Kinder dabei. Wenn man sie lässt.

Für meinen Mann und mich gehörte auf dem langen Weg zum Mut für und zur Lust auf ein autistisches Familienleben genau dieses Lernen und das Verstehen des theoretischen Konstrukts *Autismus* definitiv dazu. Beides hat uns dabei geholfen, unser Familienleben passend zu gestalten. Im Austausch mit anderen Neurodivergenten und ihren Angehörigen stelle ich immer wieder fest, dass dieses Verstehen der wissenschaftlichen Konzepte, die zu den unterschiedlichen neurodivergenten Phänomenen existieren, auch anderen hilft. Es schafft ein Gefühl von Kompetenz für den Alltag.

Und darum geht es in diesem Buch: um den Alltag – den ganz normalen Wahnsinn des täglichen Menschseins.

Mit Erfahrungsberichten und Hintergrundinformationen soll das Buch nicht nur zur Aufklärung über das Phänomen *Autismus* beitragen, sondern den Leser:innen helfen, einen emotionalen und praktischen Umgang damit im Alltag zu entwickeln.

Im Vordergrund stehen dabei die Möglichkeiten der individuellen Lebensgestaltung mit dieser Besonderheit – denn jedes Leben ist anders und jede:r Autist:in ist anders. Es gilt das altbekannte Motto eines unbekannten Urhebers: »Kennste einen Autisten, kennste einen Autisten.«

1 AUTISMUS: EIN SPEKTRUM DER VIELFALT

>> *Was ist eigentlich diese Krankheit, die Mark[3] hat?«, fragt mich mein damals 5-jähriger Neffe. Er meint damit den kurz zuvor diagnostizierten Autismus meines älteren Sohnes.*

»Weißt Du«, sage ich, »eigentlich ist es keine Krankheit. Autismus ist nichts, was man hat oder was geheilt werden muss oder kann. Autismus beschreibt eher eine Art des Erlebens und des Seins.«

»Du meinst: ER BLEIBT SO?!«

Mein Neffe schaut mich mit weit aufgerissenen Augen an.

Ich lache. »Ja!«, sage ich. »Er ist, wie er ist. Er ist super. So wie du! <<

1.1 Vielfältige Wahrnehmungsmöglichkeiten von Autismus

Mein älterer Sohn war in der Zeit, in der seine Testungen liefen, kein glückliches Kind, und das hat man gemerkt, jeden Tag. Er war anstrengend und träge gleichzeitig, für ihn lag kein Sinn in seinem Tun. Ich habe permanent an ihm herumerzogen, und so haben wir

3 Name geändert.

ständig gestritten. Es war grauenhaft und wegen vieler Dinge mache ich mir bis heute Vorwürfe.

Heute sind wir uns einig, mein Großer und ich: Es war nicht der Autismus, der ihn unglücklich gemacht hat. Es waren die Rahmenbedingungen. Die Unkenntnis über sein inneres Erleben, das wirre Bemühen seiner Mutter, ihn ins *normale* System zu quetschen, und das Nicht(an)erkennen seiner Bedürfnisse.

Erst das echte, wahre Verstehen des *individuellen Autismus* meines Sohnes und der Bedürfnisse, die für ihn und uns daraus resultieren, hat dazu geführt, dass aus einem unglücklichen Kind ein glückliches und aus einer belasteten Familie eine wurde, die sich auch wieder den schönen Seiten des Lebens widmen kann.

Eine gesicherte Diagnose und damit die Möglichkeit der zunächst abstrakten und theoretischen Auseinandersetzung mit dem Phänomen Autismus haben meinem Mann und mir dabei geholfen, uns mit dessen *individueller Übersetzung* in unseren Alltag und der Gestaltung des *geschützten Raums*, den unser zu Hause heute darstellt, zu beschäftigen. (Auf die Gestaltung dieses *geschützten Raums* gehe ich in Kapitel 3.4 näher ein.)

> »Ich hab mich total fehl am Platz gefühlt. Irgendwie wusste ich, dass ich schon einen Platz bekommen könnte. Ich wusste nur nicht, wie. Aber ich hab nie gezweifelt, dass ihr mich wirklich liebt.«
> (Mark, drei Jahre nach der Diagnose über die Zeit davor)
> (Different Planet – »Die Zeit davor«)

Nicht selten bekommen Eltern, die gerade beginnen, sich mit der Möglichkeit zu beschäftigen, dass ihr Kind autistisch sein könnte, oder die erst kürzlich eine entsprechende Diagnose erhalten haben, den aus meiner Sicht nicht besonders passenden Hinweis, dass man seine Kinder einfach nur ausreichend lieben und so annehmen müsse, wie sie sind, dann regele sich der Rest schon von ganz allein. Doch Autismus *regelt* sich nicht. Er ist da, und er bleibt als Grundlage der Wahrnehmung ein Leben lang bestehen. Und gut für seine Kinder zu sorgen, indem man sich mit ihren Besonderheiten und Bedürfnissen intensiv auseinandersetzt, steht der ausreichenden Liebe zu ihnen meines Erachtens nicht entgegen.

Dass wir, mein Mann und ich, unsere Kinder bedingungslos liebten und lieben, bildet für mich die Basis, auf der alles Weitere aufbaut:

- die kontinuierliche Neugestaltung und Anpassung unserer Abläufe und Kommunikation zu Hause,
- das Beantragen von Schul- und Eingliederungshilfe,
- die Suche nach einer Grund- und weiterführenden Schule, an der sie gesehen und akzeptiert werden,
- das regelmäßige Rückkoppeln mit Ämtern, Lehrer:innen und Ärzt:innen,
- das Beantragen der Nachteilsausgleiche,
- die Anpassung unserer Arbeitszeiten und vieles, vieles mehr.
- All das konnten wir erst zielführend umsetzen, als wir nach und nach erfassten, was Autismus ist – um uns dann mit diesem Wissen dem zuzuwenden, was ein Leben im Autismus-Spektrum für unsere Familie konkret bedeuten kann.

Die Idee, einfach nur ausreichend zu lieben, hatte zumindest mich bis dahin auf den berühmten »Ich bin an allem schuld und mache alles falsch«-Irrweg geführt.

1.2 Ist unser Kind vielleicht autistisch? – Die Sehnsucht nach einer Erklärung

Kurz bevor unser kleinerer Sohn vier Jahre alt wurde, sagte eine Erzieherin aus dem Kindergarten mit leuchtenden Augen zu mir »Philipp[4] hat heute das erste Mal mit mir gesprochen, es war sehr süß! Überhaupt fängt er jetzt an, mit uns Erwachsenen zu kommunizieren.«

Ich war völlig entsetzt! Zu dem Zeitpunkt war er doch bereits seit knapp zwei Jahren in diesem Kindergarten!

Der Kleine tat sich wirklich schwer, im Kindergarten anzukommen. Bis er drei wurde, lag er eigentlich immer nur im sog. kleinen Zimmer und spielte mit Autos, am liebsten allein, Tag für Tag. Er nahm auch nicht an den Geburtstagsfrühstücken oder der Faschingsfeier teil. Er blieb dann lieber in »seinem« kleinen Zimmer und spielte

4 Name geändert.

dort. Er schien dabei nicht unglücklich zu sein, er wollte nur nicht bei den anderen mitmachen. Natürlich habe ich mal darüber nachgedacht, den Kindergarten zu wechseln, aber mein Bauchgefühl sagte mir, dass es nicht an diesem Kindergarten liegt, sondern eher am »Prinzip Kindergarten«.

Zum dritten Geburtstag unseres Kleinen zeigte sich mal wieder das Ausmaß meiner eigenen Unbelehrbarkeit. Unbedingt wollte ich, dass er auch mit einem Frühstück im Kindergarten feiert – so wie es die anderen Kinder auch tun *(Sei normal! Sei normal!)*. Natürlich hat der kleine Kerl mir tausend Mal gesagt, dass er das gar nicht will. Das sei furchtbar laut und furchtbar wild, alle liefen durcheinander, und außerdem gebe es immer Salami. »Ach«, denkt sich die renitente Mama, »es wird ihm schon gefallen, wenn er erstmal mit der Krone auf dem Kopf dort sitzt.« Ich sollte meine Strafe bekommen: An mich geklammert saß er halb auf seinem Stühlchen, halb auf meinem Schoß, aß nichts, lächelte nicht und wartete, bis es vorbei war. Ich verbrachte die Zeit hockend und verkrampft neben ihm am Stühlchen und war um ein ausgeglichenes Lächeln bemüht. Als meine Beine irgendwann komplett eingeschlafen waren, sind wir nach Hause gegangen.

Was hatte das alles zu bedeuten? Haben wir nicht ein autistisches Kind, sondern zwei? Aber er ist doch so ganz anders als sein großer Bruder! Und viele der als typisch beschriebenen Symptome passen auch einfach nicht!

(Different Planet – »Kennste einen Autisten, kennste einen Autisten«)

Einfach irgendwie anders

So wie es uns zunächst mit unserem älteren und später dann mit unserem jüngeren Sohn ging, geht es den meisten: Da ist Verunsicherung, besonders zu Beginn der Auseinandersetzung mit den Symptomen von Autismus, und da sind Zweifel, ob die Beschreibungen, die zu lesen oder zu hören sind, wirklich zu dem kleinen Geschöpf, das gerade so friedlich neben einem schläft, passen. Oder zu dem großen Geschöpf, mit dem man zusammenlebt, oder auch zu sich selbst.

Zu dieser Unsicherheit gesellt sich häufig die Sehnsucht nach einer greifbaren Erklärung für das, was zu Hause passiert und einfach irgendwie anders ist als bei anderen. Auch Ablehnung, Wut oder Trauer über die Möglichkeit dieser Diagnose können auftreten – und manchmal schüttet sich alles gleichzeitig über einem aus: Verunsicherung, Zweifel, Sehnsucht, Trauer, Scham, Schuld, Wut, Hoffnung und vieles mehr vermischen sich dann zu einem inneren Gefühlsbrei.

Bei mir hat es viele Jahre gedauert, bis ich zu der Einsicht kam, dass sich diese Gefühle nicht dauerhaft unterdrücken lassen, und dass sie alle berechtigt sind. Als ich nicht mehr anders konnte, als sie zuzulassen, haben sie mir durch ihre Wucht sogar dabei geholfen, den *richtigen* Weg für meinen Umgang mit all dem zu finden, was da passierte.

Der *richtige* Weg ist wohl immer nur der eigene, ganz individuelle – und weil diesen vorher noch niemand gegangen ist, findet man ihn nicht so leicht.

Besonders in der Zeit, in der ich immer wieder versucht habe, die Symptome, mit denen Autismus und sich ähnlich darstellende Phänomene beschrieben werden, mit dem zu vergleichen, was ich bei unserem Großen wahrnahm, war ich durch und durch verunsichert, welchen Schritt ich als nächstes gehen könnte und wie daraus ein ganzer Weg werden könnte.

Im Rückblick auf diese Zeit, die für mich im Jahr 2016 begann, denke ich, dass es guttun kann, das Folgende zu beherzigen, wenn man diese Phase gerade durchlebt:

Anregungen für die Phase der Zweifel und der Sehnsucht nach einer Erklärung

Autismus kann die Erklärung für den Eindruck sein »Bei uns ist irgendwas anders als bei anderen«. Es kommen aber auch viele andere Gründe in Frage, denn Autismus ist im Alltag häufig nur schwer erkennbar. Die zugeordneten Symptome treffen niemals alle zu. Manche sind einfach nicht vorhanden, andere werden stärker oder schwächer gezeigt bzw. vom Umfeld wahrgenommen, und wieder andere sind nur in einigen Phasen spürbar und in anderen gar nicht.

Einige Merkmale werden von den Betreffenden gut ausgeglichen oder überdeckt. Selbst Fachpersonen können sie ohne Testungen nur schwer erkennen (Preißmann 2020).

Besonders bei bereits erwachsenen und spätdiagnostizierten Autist:innen können die Symptome einer Folge- oder Begleiterkrankung die autistischen Merkmale so dominieren, dass diese kaum noch wahrzunehmen sind (Preißmann 2020).

Sollte sich die Vermutung bestätigen: Autismus ist keine Strafe! In Autist:innen schlummern ebenso viele Fähigkeiten, Begabungen und Potentiale wie in Nichtautist:innen – auch zum Glücklichsein!

Autist:innen sind lebendige, ganzheitliche Menschen mit unterschiedlichen Charaktereigenschaften, Biografien, Talenten und Einstellungen, genauso wie Nichtautist:innen. Es gibt nicht *den* Autisten oder *die* Autistin.

Licht ins Dunkel bringen

Der beste Weg, den Zweifeln zu begegnen und Licht ins Dunkel zu bringen, ist der Gang zur Fachärztin oder zum Facharzt.

Der zuständige medizinische Fachbereich ist die *Psychiatrie.* In (kinder- und jugend)psychiatrischen Praxen kann in aller Regel der Wunsch nach Beratung und einer autismusspezifischen Diagnosestellung erfüllt werden.

Mithilfe wissenschaftlicher Testverfahren, die dort von geschulten Fachpersonen durchgeführt werden, wird bei einem begründeten Verdacht untersucht, ob es sich tatsächlich um Autismus handelt.

Mit Kindern kann alternativ ein sog. *Sozialpädiatrisches Zentrum (SPZ),* von denen es ca. 160 in Deutschland gibt, aufgesucht werden. Eine weitere Möglichkeit sind *spezialisierte Ambulanzen von Kliniken*, die häufig ebenso eine Erwachsenendiagnostik anbieten.

In der Realität ist dieser Rat – zur Fachärztin oder zum Facharzt, einem SPZ oder in eine Klinik zu gehen – leider nicht ganz leicht umzusetzen, denn diese sind fast überall gnadenlos überlaufen. Kinderärzt:innen bzw. Hausärzt:innen können i.d.R. nicht autismusspezifisch untersuchen.

Mittlerweile bieten auch *psychologische Praxen* vermehrt eine Autismus-Diagnostik an. Da Psycholog:innen im Gegensatz zu Psychiater:innen keine Ärzt:innen sind, werden die Kosten dafür in aller Regel nicht von den Krankenkassen übernommen und damit auch nicht eventuelle Anschlusstherapien.

1.3 Autismus als Diagnose

Um eine greifbare Vorstellung davon zu bekommen, was Autismus ist, wie er sich anfühlen und zeigen kann und wie man ihn als Familie möglicherweise (er)lebt, unternehmen wir im weiteren Verlauf dieses Kapitels zunächst immer wieder Ausflüge in die Theorie rund um Autismus.

Das Phänomen Autismus wird zunehmend intensiv beforscht (Freitag et al. 2017). Das gilt für seine Ursachen und Häufigkeiten, für seine unterschiedlichen Erscheinungsformen, mögliche Einflussfaktoren sowie Folge- und Begleiterkrankungen und sog. *Differentialdiagnosen*, also Symptome, Krankheiten oder Störungen, die von Autismus abzugrenzen sind (Kamp-Becker, Stroth u. Stehr 2020, S. 457 ff.).

Da der Fokus dieses Buches auf dem alltäglichen Leben mit Autismus liegt, beschränken sich die Einblicke in die wissenschaftlichen Erkenntnisse auf die aus meiner Sicht dafür notwendigen Aspekte.

Spektrum? Störung? Oder einfach nur anders als die Norm(alität)?

Das Fachwissen um die Besonderheiten, die das autistische Sein mit sich bringt, wächst aufgrund der intensiven Beforschung stetig. Gleichzeitig mehren sich persönliche Blogs, Social-Media-Profile und Publikationen von Autist:innen und ihren Angehörigen, sodass auch die Sichtweisen und Anliegen von Menschen, die Autismus im Alltag (er)leben, eine immer breitere Aufmerksamkeit erfahren. Diese persönlichen und sehr individuellen Darstellungen helfen dabei, die Vielschichtigkeit autistischen Erlebens kennenzulernen – hier werden die wissenschaftlichen Erkenntnisse lebendig.

Eine gewisse theoretische Lebendigkeit erhält Autismus bereits über die Bezeichnung *Autismus-Spektrum-Störung (ASS)*, die aktuell bevorzugt verwendet wird. Sie stammt aus den medizinischen Handbüchern zur Diagnose, auf die später in diesem Kapitel eingegangen wird.

Der Begriff Spektrum soll abbilden, dass Autismus ein breitgefächertes Phänomen mit potenziell *von der Norm abweichendem Erleben und Handeln* ist, das in den Alltagsstrukturen der vermeintlichen *Normalität* zu unterschiedlichen Problemen führen kann.

Erhält eine Person die ärztliche Diagnose *Autismus*, so wurden die Anzeichen ihres Erlebens und Handelns in verschiedenen Testungen untersucht und die Ergebnisse mit denen der Allgemeinheit verglichen. Daraufhin wurde festgestellt, dass sie bei der getesteten Person nicht den durchschnittlichen Ergebnissen der Bevölkerung entsprechen, sondern davon auffällig abweichen. Je nach angewendetem Verfahren kann eine nötige Anzahl von Merkmalen festgesetzt sein, bei denen eine signifikante Abweichung vorliegen muss (Maus 2020, S. 23 ff.).

Mit einer sicheren Diagnose ist aus meiner Sicht ein wichtiger, erster Schritt getan. Es gibt allerdings nicht wenige, die sich bewusst dagegen entscheiden, eine Diagnose einzuholen. Das hat manchmal rationale Gründe, manchmal ist es ein Bauchgefühl und häufig eine Mischung aus beidem. Meines Erachtens ist es absolut richtig, sich in dieser Frage selbst zu vertrauen und seinen eigenen Weg zu finden. Häufig höre ich auch von Eltern, dass sich möglicherweise betroffene Kinder gegen die Testungen sperren. In diesem Fall ist es nach meinem Empfinden ratsam, das Einholen einer Diagnose zu überdenken und (zunächst) von ihr abzusehen.

Weshalb es für unsere Familie wichtig und richtig war, ärztlich gesicherte Diagnosen stellen zu lassen, wird im Verlauf des Buches erläutert.

Wie vergeben Ärzt:innen eine Autismus-Diagnose?

Für das Ausstellen einer ärztlichen Diagnose nutzen Psychiater:innen zwei verschiedene internationale Manuale, also wissenschaftliche

Handbücher, in denen die Diagnosen kodiert sind. Diese stellen auch die Basis für die erwähnten Testverfahren dar (Maus 2020, S. 23 ff).

Eines der in Deutschland verwendeten Manuale ist die *ICD (International Statistical Classification of Diseases and Related Health Problems, dt.: Internationale Statistische Klassifikation der Krankheiten und verwandter Gesundheitsprobleme)*, die von der World Health Organization (*WHO*) herausgegeben wird und in Deutschland verbindlich für die Vergabe von Diagnosen ist.

ICD-10: Einteilung in Subtypen

In Deutschland ist derzeit noch die 10. Version der ICD gültig, die im Jahr 1994 erstmals von den Mitgliedstaaten der WHO verwendet wurde.

Autismus wird in dieser ICD-10 im Kapitel *Psychische und Verhaltensstörungen* bei den *Tiefgreifenden Entwicklungsstörungen* eingeordnet und in die Subtypen *frühkindlicher Autismus, Asperger-Syndrom und atypischer Autismus* kategorisiert (BfArM 2018).

ICD-11: Autismus als Spektrum

Die 11. Version der ICD ist im Jahr 2022 international in Kraft getreten, doch liegt sie u. a. für Deutschland bislang noch als Entwurfsfassung vor. Sie wird derzeit übersetzt und evaluiert, um vermutlich im Jahr 2027 in Deutschland verbindlich zu gelten.

Autismus ist hier als *Autismus-Spektrum-Störung bei Mentale-, Verhaltens- oder Neuronale Entwicklungsstörungen* eingeordnet. Die Einteilung in die Subtypen wird aufgegeben und eine andere Form der Unterscheidung gewählt, die am Ende dieses Kapitels gezeigt wird (BfArM 2024).

DSM: Autismus-Spektrum-Störung seit 2013

Das zweite Manual ist das *DSM (Diagnostic and Statistical Manual of Mental Disorders, dt.: Diagnostischer und statistischer Leitfaden psychischer Störungen)*, es wird herausgegeben von der Amerikanischen Psychiatrischen Gesellschaft (*APA*).

Das DSM ist in Deutschland nicht verbindlich.

In seiner seit 2013 gültigen 5. Version, dem DSM-5, wird die Bezeichnung *Autismus-Spektrum-Störung* bereits verwendet und auch hier ist keine Einteilung in die aus der ICD-10 bekannten Subtypen vorgenommen (APA 2015).

Eine Diagnose nach ICD-10: Subtyp statt Spektrum

Mit der Diagnose nach ICD-10 geht die Zuordnung zu einem der drei Subtypen *frühkindlicher Autismus, Asperger-Syndrom* oder *atypischer Autismus* einher. Die wahre Geschichte eines Jungen im Kindergartenalter veranschaulicht einige ihrer Hauptmerkmale:

> Momme, heute acht Jahre alt, wurde an einem heißen Sommertag in Berlin geboren. »Die Säuglingszeit war total entspannt, er war ein fröhliches, aufgewecktes und friedliches Baby. Ein richtiger Friedensstifter!«, erzählen seine Eltern begeistert. »Er ließ sich problemlos überall hin mitnehmen, er lachte, konnte fotografiert werden, kuschelte, spielte mit seiner großen Schwester und deren Freundin. Über zweieinhalb Jahre lief einfach alles großartig.
>
> Dann luden uns die Kindergartenerzieherinnen zum Gespräch: Er lebt in seiner eigenen Welt, sagten sie, er ist abwesend und hat kaum Kontakt zu anderen Kindern, außerdem spricht er kaum.«
> Die Eltern trauten ihren Ohren nicht! Beschrieben die da grade ihren Momme?? Er spielte doch zu Hause, auch mit einem Freund, und er kommunizierte mit ihnen, seinen Eltern – zudem zeigte er sich interessiert an vielen Dingen. Sie verstanden die Welt nicht mehr. Konnte das wahr sein?
>
> Sie begannen, genauer hinzusehen. Ja, doch, da war was anders. Sie suchten Rat bei der Kinderärztin und entschieden sich dann gemeinsam zu einem Besuch des Sozialpädiatrischen Zentrums (SPZ). Schnell bestätigte sich der Verdacht auf Autismus – auch, wenn einige Sachen so gar nicht ins autistische Lehrbuchbild passen wollten: Zum Beispiel isst er abwechslungsreich und gut und er kuschelt gern!
>
> Aber wir wissen ja: »Kennste einen Autisten, kennste einen Autisten.« Nicht alle zeigen alles.
> Momme erhielt nach den entsprechenden Untersuchungen die Diagnose Asperger-Syndrom. »Er war ja knapp drei Jahre unauffällig, er konnte eigentlich nur ein Aspi sein«, erzählen seine Eltern. Aber

im weiteren Verlauf erscheint die Diagnose dann doch nicht mehr so richtig passend. Wenn man es genau nimmt, wurde er ja doch noch vor seinem dritten Geburtstag auffällig. Als er so in Vorbereitung auf die Schule von Fachlehrern in der Kita beobachtet wurde, sahen diese bei ihm ungenügende sprachliche Mittel – was nicht zur Definition des Asperger-Syndroms passt.

»Sie konnten in ihm unter keinen Umständen einen Asperger erkennen«, erzählt Mommes Mama weiter, »und wenn ich manch andere Asperger so sehe, kann ich das auch verstehen.« Seine Diagnose wurde in frühkindlichen Autismus geändert, bei dem der Spracherwerb per Definition entweder deutlich verzögert einsetzt oder ganz ausbleibt. Doch wieder wurde die Diagnose angezweifelt. Ist er vielleicht ein hochfunktionaler Autist, bei dem Sprache und Kognition zwar auffällig spät einsetzen sollen, sich dann aber später einem für Asperger typischen Verlauf angleichen? Oder fasst man Momme als atypischen Autisten auf, weil er so viele autistische Symptome zeigt, aber keine der anderen Diagnosen so recht passen will?«

Für Eltern ist sowas vom Prinzip her egal. Mommes Mama, sein Papa und seine Schwester lieben ihn so, wie er ist. Doch sind am Ende alle froh, als er die endgültige Diagnose als frühkindlicher Autist erhält und damit Unterstützungsleistungen für ihn beantragt werden können.

(Different Planet – »High-Function-WAS???«)

In der ICD-10 wird Autismus wie gesagt nicht als Spektrum verstanden. Vielmehr werden hier einleitend die maßgeblichen Besonderheiten für die gesamte Symptomgruppe beschrieben und anschließend die Subtypen *frühkindlicher Autismus, Asperger-Syndrom* und *atypischer Autismus* abgegrenzt, sodass der diagnostizierende Arzt bzw. die diagnostizierende Ärztin eine Zuordnung vornehmen kann.

Mommes Geschichte soll verständlich machen, was in den letzten Jahren im Forschungsbereich festgestellt wurde: Eine sichere Kategorisierung in Subtypen scheint nicht mit wissenschaftlich nachweisbarer Gültigkeit möglich zu sein. Offenbar sind die Übergänge zwischen den Subtypen fließend. Autismus wird dadurch in der ICD-11 als *Spektrum* beschrieben (Kamp-Becker, Stroth u. Stehr 2020, S. 458).

Gleichzeitig – und mindestens gleich bedeutsam – mit der Diagnose gilt meines Erachtens, was bei jeder Besonderheit, Einschränkung, Begabung, Krankheit, Behinderung, Störung und auch bei Gesundheit gilt: Die wissenschaftlich festgelegten Kriterien, die es zur Einordnung, Abgrenzung oder Behandlung benötigt, sind *ein* wichtiger Teil – die *subjektive Übersetzung* in den eigenen Alltag ist der andere. Denn kein Bandscheibenvorfall, keine Migräne, kein ADHS, keine Allergie, keine Depression, nicht einmal ein Vitamin-D-Mangel, die Pubertät, eine Hochbegabung oder aber pures Wohlbefinden wird von zwei Menschen gleichermaßen *er*lebt oder *ge*lebt. Die jeweils aktuellen gesellschaftlichen und sozialen Normen, die im Moment gültigen medizinischen Definitionen und, nicht zuletzt, die eigene Einstellung zu Gesundheit und Krankheit und der Umgang damit prägen das subjektive Erleben (Faltermaier 2020).

Autistisch zu sein bedeutet für jede:n etwas anderes.

1.4 Mögliche Symptome von Autismus – klar definiert und schwer zu verstehen

Sucht man in Büchern, Zeitschriften oder dem World Wide Web nach einer Beschreibung autistischer Symptome, wird man schnell fündig. Die meisten seriösen Veröffentlichungen halten sich da natürlich an die wissenschaftlichen Kriterien. Ich habe oft und viel dazu gelesen – doch meistens nichts verstanden, weil die Beschreibungen so allgemeingültig sind. Ich möchte versuchen, sie nach einer kurzen abstrakten Einleitung lebendiger und damit greifbarer werden zu lassen.

Ein Hinweis vorab: Erkennt man alle oder einige der Merkmale bei sich oder anderen wieder, so ist das kein Beweis für eine autistische Störung. Und nimmt man die Symptome nicht wahr, garantiert das auch nicht, dass keine autistische Störung vorliegt. Denn individuelle Wahrnehmung ist naturgemäß subjektiv und kontextabhängig. Sie zeigt vor allem, welchen Ausschnitt eines großen Bildes jemand erkennen kann, und weniger, wie das Bild *wirklich* oder *objektiv* ist.

Soziale Interaktion, Kommunikationsmuster und eingeschränkte, sich wiederholende Verhaltensweisen und Interessen

Die Hauptkriterien für das Vorliegen von Autismus sind in der ICD-10 zunächst in drei Symptomkategorien eingeteilt, bevor anschließend die Subtypen konkreter beschrieben werden. Die drei Kategorien lauten *soziale Interaktion, Kommunikationsmuster* und *eingeschränkte, sich wiederholende Verhaltensweisen und Interessen* (Tebartz van Elst 2022, S. 75 ff.). In diesen müssen ab der frühen Kindheit auffällige Abweichungen auftreten, auch wenn sie erst im Rückblick zuzuordnen sind (»Ach, deswegen hat die Lilly früher immer ...!«).

Die ICD-11 wird die soziale Interaktion und die Kommunikationsmuster voraussichtlich verschmelzen lassen, sodass dort zwei, anstelle von drei Hauptkategorien beschrieben sein werden.

Damit ändern sich nicht die maßgeblichen Hauptsymptome, mit denen Autismus für Ärzt:innen messbar gemacht werden soll. Doch ihre Unterscheidung und Zuordnung erfolgt dann mithilfe der neu definierten Kategorien (Move 2023).

Alltagstaugliche Beispiele für die möglichen Symptome

Die ICD-10 sagt bei der relevanten Codierung *F84 Tief greifende Entwicklungsstörungen*:

> » *Diese Gruppe von Störungen ist gekennzeichnet durch qualitative Abweichungen in den wechselseitigen sozialen Interaktionen und Kommunikationsmustern und durch ein eingeschränktes, stereotypes, sich wiederholendes Repertoire von Interessen und Aktivitäten. Diese qualitativen Auffälligkeiten sind in allen Situationen ein grundlegendes Funktionsmerkmal des betroffenen Kindes.* « (BfArM 2018)

Diese kurze und abstrakte Beschreibung der Abweichungen muss potentiell auf alle Autist:innen passen.

Für Menschen, die keine Mediziner:innen oder andere Expert:innen im Bereich Autismus sind, ist dies nur schwer greifbar. Einige

Beispiele sollen helfen, die wissenschaftlichen Beschreibungen des Manuals besser zu verstehen.

Soziale Interaktion

> »Ist das ein wertschätzendes Lächeln? Oder ein hämisches? Hat in seiner Stimme Wut mitgeklungen? Oder eher Trauer? Vielleicht war es auch Verwunderung?! Unterbricht sie ihren Satz, weil sie fertig ist, oder soll ich warten, bis sie weiterspricht? Steht der dunkelhaarige Mann einfach etwas herausgerückt, aber dennoch in der Schlange an, oder wartet er noch auf jemanden, und ich kann an ihm vorbeigehen?«

So oder so ähnlich versuchen viele Autist:innen die sozialen Signale zu deuten. Der Prozess ist ihnen dabei ebenso bewusst oder unbewusst wie Nichtautist:innen. Da die Informationen zwischenmenschlicher Zeichen für sie häufig rätselhaft sind, sind ihre Reaktionen nicht selten ebenso rätselhaft oder werden als unpassend wahrgenommen – und Missverständnisse sind vorprogrammiert.

Autistische Menschen senden diese sozialen Signale i.d.R. auch seltener als Nichtautist:innen, sodass sie gleichermaßen ein Rätsel für andere sein können (Freitag et al. 2017).

> »Max sitzt immer alleine da und guckt den anderen zu!«, berichtet die Oma ihrer Schwiegertochter, nachdem sie Max einige Male aus der Schule abgeholt hat. Sie macht sich Sorgen um den kleinen Kerl. Findet er denn gar keine Freunde? Er ist doch ein prima Junge!

Im Kindes- und Jugendalter haben Autist:innen häufig Schwierigkeiten mit Gleichaltrigen. Die Wechselseitigkeit eines sozialen Kontakts, sowohl bei der Entstehung als auch bei der Aufrechterhaltung, stellt sie vor verwirrende Herausforderungen. Sie wählen dann entweder das Alleinsein, den Kontakt zu Erwachsenen oder manchmal zu deutlich älteren oder deutlich jüngeren Kindern (Freitag et al. 2017).

> Mamas Freundin ist spontan zum Kaffee vorbeigekommen und sitzt auf Annas Stammplatz am Küchentisch. »Anna!«, ruft sie, »dich habe ich ja lange nicht gesehen, wie groß du bist! Wie geht

es dir und was macht die Schule? Du bist doch jetzt in die 4. Klasse gekommen, oder?«

Au weia, denkt Anna, und versucht, den Anblick der nicht sehr vertrauten Person auf ihrem Platz zu verarbeiten. Und so viele Fragen. Anna überlegt sich, dass sie am besten der Reihe nach antwortet. Das erste war keine Frage, anschließend gab es drei. Was die Schule macht, weiß sie eigentlich gar nicht. Können Schulen etwas machen? Eigentlich sind damit ja die Gebäude gemeint. Gebäude machen ihrer Kenntnis nach nichts.

»Anna!«, reißt ihre Mutter sie irgendwann aus ihren Gedanken, »möchtest du vielleicht wenigstens Hallo sagen?«

»Hallo«, stammelt Anna also und blickt weiter verunsichert auf die Szenerie.

Veränderungen in sozialen Situationen verunsichern Autist:innen häufig, und spontane Reaktionen, die von Nichtautist:innen als passend empfunden werden, fallen ihnen dann schwer (Freitag et al. 2017). Annas Mutter und ihre Freundin hätten ein – wenn auch zögerliches und schüchternes »Hallo, ja, geht ganz gut« vermutlich als passend eingeschätzt. Erlebt aber haben sie ein schweigendes, vielleicht sogar ausdrucksloses Kind, das – von außen nicht wahrnehmbar – intensiv über seine Antworten nachdenkt.

Kommunikationsmuster

»Mamiiii! Tucken! Da – Wauwau!«, ruft die kleine Clara ihrer Mama zu, die neben mir auf dem Sofa sitzt. »Es ist so süß«, sagt sie zu mir, »seit Clara vor einigen Wochen zu sprechen begonnen hat, macht es noch mehr Spaß!« Schön, denke ich sehnsüchtig, und gucke meinen gleichaltrigen Paul an, der sich auch kurz nach seinem zweiten Geburtstag noch nicht anschickt, mit mir zu sprechen ... Der Hund, der seine Freundin Clara so in Entzückung versetzt hat, scheint ihn nur kurz von seinem Spiel abzulenken.

Zwei Jahre später hole ich Paul aus dem Kindergarten ab. Die Erzieherin sagt zu mir: »Dein Kleiner ist so lustig! Er hilft uns oft beim Tischdecken und Abräumen und dann erzählt er uns Geschichten wie ein Großer – was der alles schon kennt und weiß! Mit den anderen Kindern bleibt er nach wie vor schüchtern, aber mit uns blüht er auf. Und er wirkt irgendwie immer schon so … so … reif.«

Ja, denke ich schmunzelnd, das passt zu meinem Pauli. Schüchtern mit den Kindern, aber mit den Erwachsenen will er mitreden.

Autistische Kinder lassen ihre Eltern häufig auf die ersehnten ersten Worte warten – um dann aber richtig loszulegen und sich dann auch meistens ungewöhnlich auszudrücken. Die Sprache erscheint dann unpassend zum Alter – sie kann z. B. *altklug* wirken. Die Sprache kann aber auch ganz ausbleiben.

Ebenso sind Gestik und Mimik häufig schwach ausgeprägt. Viele Autist:innen erzählen, ohne dass sich in ihren Gesichtern viel Ausdruck zeigt und ohne mit ihren Händen und Armen begleitende Bewegungen zu machen.

Es kann ihnen auch Schwierigkeiten bereiten, wenn ein:e Gesprächspartner:in einen Themenwechsel vornimmt. Allerdings können sie selbst Meister:innen in spontanen Themenwechseln sein, um immer wieder auf ihre Interessen zurückzukommen (Freitag et al. 2017).

Eingeschränkte, sich wiederholende Verhaltensweisen und Interessen

6 Uhr morgens, der Wecker klingelt. Die Geschichtslehrerin Elke steht auf, zieht ihre Hausschuhe an und geht direkt ins Bad, um ihren Morgenmantel überzuziehen. Dann macht sie einen Kaffee. Ein Schuss Milch, ein Teelöffel Zucker. Das Duschen dauert ca. 4 Minuten, bis sie angezogen ist, braucht es weitere 15. Die Kleidung hat sie sich abends bereitgelegt. Anschließend isst sie ein weißes Brötchen, immer um 6.30 Uhr. Mit Butter und Honig die eine Seite, mit Frischkäse die andere. Um Punkt 7 Uhr verlässt sie das Haus. Jeden Tag, von Montag bis Freitag.

Viele ihrer Kolleg:innen machen das sehr ähnlich – fast jede:r hat diese Routinen, die Struktur und Sicherheit geben. Doch für Elke kommt es einer mittleren Katastrophe gleich, wenn die Routine gestört wird. Wenn das Telefon klingelt, der Nachbar oder die Post. Wenn sie die Zeit überschreitet und erst um 6.37 Uhr ihr Brötchen essen kann. Dann wird sie nervös, unsicher und fängt an, alles hundert Mal zu kontrollieren: Ist der

> Kühlschrank wirklich geschlossen, der Hahn im Bad zugedreht, die Kaffeemaschine aus? Wo ist mein Portemonnaie und muss ich nicht schon längst los?

Der Unterschied besteht nach meiner Erfahrung nicht nur darin, dass Routinen bei Autist:innen noch feiner durchgeplant und strenger eingehalten werden, sondern hauptsächlich in der innerlich erlebten Katastrophe, wenn diese Routinen gestört oder gar nicht eingehalten werden können. Die schulterzuckende »Na-gut-dann-ist-es-heute-eben-anders«-Fähigkeit fehlt ihnen. Nichtautist:innen haben in diesen Situationen flexiblere Strategien, um damit klar zu kommen (Tebartz van Elst 2022, S. 81).

Bei einigen autistischen Personen betrifft das auch ihre intensiven Interessensgebiete. Sie verbeißen sich regelrecht in diese und haben dann wenig andere Gesprächsthemen, denn sie können sich nicht von ihnen trennen. In ihnen finden sie Ruhe, Fokus und Struktur (Freitag et al. 2017).

> »Hör doch mal auf, immer deine Hände vor meinem Gesicht herumzuschütteln! Was soll denn das? Du machst mich irre damit!«, fährt der Papa den 5-jährigen Nils entnervt an. Er muss zur Arbeit und ist spät dran. Er muss Nils in den Kindergarten bringen und irgendwie klemmt jetzt der blöde Reißverschluss von Nils' Jacke. Und dessen neuerliche Angewohnheit, ständig mit den Händen vor seinem Gesicht herumzufuchteln, besonders wenn es schnell gehen muss, treibt ihn zusätzlich auf die Palme.

Das ständige Wiederholen auffälliger und selten zur Situation gehöriger Körperbewegungen kommt bei Autist:innen häufig vor. Manche Kinder und Erwachsene wedeln mit den Händen, wenn sie z. B. aufgeregt oder angespannt sind. Andere machen eine Art ständiger Greifbewegungen, um die innere Spannung abzubauen, manche hüpfen unablässig auf der Stelle und wieder andere zeigen das typische Schaukeln mit dem Oberkörper (Freitag et al. 2017). Auch von der Notwendigkeit, sich in Stresssituationen körperlich gewissermaßen komplett zu verknoten, habe ich bereits erzählt bekommen. Beobachtet habe ich auch Kinder, die sich kurz vor oder nach herausfordernden Situationen mehrfach um die eigene Achse drehen oder eine kurze Strecke hin und her sprinten. Auch sitzend rhythmisch auf dem Stuhl zu hüpfen, scheint eine hilfreiche Kompensationsbewegung zu sein.

Die Variation scheint hier kaum Grenzen zu kennen.

Erwachsene Autist:innen bleiben mit dieser körperlichen Art, sich selbst zu regulieren, meistens lieber unentdeckt, um nicht aufzufallen. Kinder zeigen sich damit noch unbefangener, solange sie nicht vom Umfeld lernen, dass dieses Verhalten unerwünscht ist. Besonders als Elternteil, Erzieher:in oder Lehrer:in sollte man an dieser Stelle nicht vergessen, dass man es der betreffenden Person mit einem negativen Feedback nicht abgewöhnt. Er oder sie wird diese Form der Selbstregulation entweder so variieren, dass sie weniger wahrnehmbar wird, oder sie im Verborgenen durchführen (Roy u. Strate 2023).

Ist das schon alles?

Nein, noch lange nicht. Es gibt noch viele weitere Besonderheiten im autistischen Spektrum. Auch an Beispielen aus dem Alltag mangelt es nicht. Doch dies sind die maßgeblichen Hauptkriterien, deren Vorliegen die Basis für eine Diagnose bildet und die in den Testungen untersucht werden.

Im weiteren Verlauf des Buches finden sich noch viele weitere Geschichten aus dem Leben, die die Besonderheiten veranschaulichen.

Wann dieses von der *Norm* abweichende Verhalten zum Vorschein kommt, ist sehr unterschiedlich – und niemals wird man ständig alle in Frage kommenden Symptome bei jeder bzw. jedem beobachten können. Ich höre Betreffenden oder ihre Eltern nach der Diagnose häufig sagen: »Ich habe mich schon lange gewundert!« Dieses frühe und langanhaltende, oft diffuse Wundern scheint eine Art gemeinsamer Nenner oder Anhaltspunkt zu sein.

Bei unserem älteren Sohn haben wir uns bereits sehr früh über so einiges gewundert, doch als autistische Merkmale konnten wir die Besonderheiten erst im Anschluss an die Diagnose einsortieren.

Bei unserem jüngeren Sohn wurden wir schon schneller aufmerksam, z. B. als er nonverbale Antworten wie Kopfnicken auch mit zwei Jahren noch nicht verstand oder merkwürdige, stereotype Körperreaktionen wie *Fingerflippen* gezeigt hat, wenn ich ihn beispielsweise bat, kurz zu warten, bis jemand anderes ausgeredet hatte.

Autist:innen und Menschen, die mit Autist:innen leben oder arbeiten, haben nach meiner Kenntnis zu großen Teilen bereits das Verständnis des Spektrums übernommen, anstatt sich bzw. den oder die Betroffene:n als Subtyp zu begreifen.

Doch um zu verstehen, was da eigentlich in dynamischen Prozessen ineinanderläuft, kann es nützlich und interessant sein, die zukünftig wahrscheinlich veralteten Einteilungen zu kennen. Darüber hinaus bieten die Erläuterungen der Subtypen einen guten Überblick über die Bandbreite möglicher Symptome.

Der *frühkindliche Autismus* wird vor allem daran erkannt, dass die relevanten Symptome von Geburt an in Erscheinung treten. Eltern stellen in diesem Fall schnell fest, dass sich ihr Kind in Bezug auf seinen Ausdruck (z.B. Mimik, Gestik, Blickkontakt, soziales Lächeln) nicht wie andere entwickelt und dass auch sein emotionales Erleben von dem anderer Kinder abzuweichen scheint. Das Einsetzen der Sprache kann deutlich verzögert sein.

Häufig wird mit dem frühkindlichen Autismus eine unterdurchschnittliche Intelligenz assoziiert. Das ist aber kein Kriterium für diesen Subtyp. Es gibt ebenso frühkindliche Autist:innen mit durchschnittlicher oder überdurchschnittlicher Intelligenz.

Da Leo Kanner das Phänomen bereits im Jahr 1944 als Erster beschrieb, wird manchmal auch die Bezeichnung *Kanner-Autismus* verwendet (Tebartz van Elst 2022, S. 94 ff.).

Die Hauptabgrenzung zum *Asperger-Syndrom* ist, dass die beschriebenen Merkmale hier erst ab dem dritten Geburtstag offensichtlich werden. Sprache und Kognition (z.B. Aufmerksamkeit, Orientierung, Nachdenken, Planen) müssen sich für diese Diagnose bis dahin *normal* entwickelt haben.

Das Sprechen setzt beim Asperger-Syndrom i.d.R. relativ spät, aber vor dem dritten Geburtstag, ein, um dann sehr fein ausgebildet und hoch entwickelt zu wirken. Der Sprachstil erscheint *erwachsen* oder *altklug*, mindestens jedoch altersunangemessenen.

Die Intelligenz ist bei diesem Subtypen zumeist durchschnittlich bis überdurchschnittlich. Besonders auffallend kann ein ausgeprägtes Gedächtnis sein.

Geregelte Abläufe, wie z. B. die Schule oder feste Strukturen zu Hause, werden von Asperger-Autist:innen meistens sehr gut angenommen. Soziale Situationen innerhalb dieser festen Strukturen, wie z. B. die Schulpausen, freies Spiel im Sportunterricht, Gruppenarbeiten o. Ä., bleiben für die Betroffenen jedoch häufig schwierig.

Durch ihre gute Intelligenz werden diese Schwierigkeiten von ihnen in aller Regel gut kompensiert und sogar überdeckt. Sie fallen dann zunächst kaum auf. Dies wird in Kapitel 4.1 unter dem Stichwort *Masking* weiter vertieft.

Motorische Ungeschicktheit und isolierte Spezialinteressen und -fähigkeiten sind häufig, wenn auch nicht notwendig für die Diagnose.

Benannt ist dieser Subtyp nach Hans Asperger, einem österreichischen Kinderarzt (Tebartz van Elst 2022, S. 96 ff.).

Abgesehen von dem Wunsch, sich mehr einem Spektrum als einem fest kategorisierten Subtyp zuordnen zu wollen, distanzieren sich viele diagnostizierte Asperger-Autist:innen aufgrund Aspergers umstrittener Rolle im Dritten Reich von der Bezeichnung (Mueller 2023).

Der sog. *hochfunktionale Autismus* wird häufig gemeinsam oder sogar synonym mit dem Asperger-Syndrom betrachtet. Die Entwicklung verläuft hier wie beim frühkindlichen Autismus, also mit Verzögerung von Spracherwerb und kognitiver Entwicklung. Im Erwachsenenalter lassen sich Sprache und kognitive Fähigkeiten jedoch nicht mehr vom Erscheinungsbild des Asperger-Syndroms unterscheiden (Universitätsklinikum Freiburg 2020).

Der hochfunktionale Autismus ist in der ICD-10 nicht namentlich als Subtyp erwähnt.

Unter *atypischem Autismus* werden alle diejenigen erfasst, die entweder das gesamte Bild des frühkindlichen Autismus erfüllen, dies jedoch erst nach dem dritten Geburtstag offensichtlich wird, (Remschmidt 2008a) oder die eine Vielzahl von Symptomen zeigen, aber nicht alle nötigen Kriterien für die Diagnose frühkindlicher Autismus oder Asperger-Syndrom erfüllen.

Typisch sind hier auch zusätzliche Symptome, die über die einer Autismus-Spektrum-Störung hinausgehen, wie z. B. Tics, Wahrnehmungsstörungen u. a.

Auslöser autistischer Symptome können beispielsweise auch Epilepsie oder Entzündungen des Gehirns nach dem dritten Geburtstag sein. Dann wird die Bezeichnung *Sekundärer Autismus* verwendet. Die Symptome der Betroffenen können auch in diesen Fällen so bedeutend werden, dass eine medizinische Diagnose notwendig wird, um sie angemessen unterstützen zu können (Tebartz van Elst 2022, S. 99).

Die eigene Brille

Ehrlich gesagt: Mein Mann und ich haben auch nach dem mantramäßigen Lesen der autismusassoziierten Symptome und Beschreibungen der Subtypen unsere Kinder niemals wirklich darin wiedererkannt. Aus meiner Sicht liegt das vor allem daran, dass sie – wie wir alle – menschliche Wesen mit einem individuellen Charakter, mit Stärken, Schwächen und Reaktionen auf uns und ihr erweitertes Umfeld sind. Als ihre Eltern haben wir sie als Individuen mit all diesen Facetten und vor allem durch unsere Mama-Papa-Brillen wahrgenommen – eine objektive Beurteilung ist uns nicht möglich.

Erst die fachärztlichen, autismusspezifischen Untersuchungen, die quasi *am Charakter vorbei* und ohne subjektive Brille beurteilen, haben die Zweifel gelichtet und uns auch die Unterschiede ihrer individuellen Ausprägungen im Spektrum zeigen können.

Dennoch lesen wir auch jetzt noch, Jahre nach den Diagnosen, gerne die Beschreibungen nach, denn nicht zu selten möchten wir verstehen, ob es sich bei einer bestimmten Verhaltensweise um eine autistische Besonderheit oder aber um ein Symptom einer Entwicklungsstufe, wie z. B. der Pubertät, handeln könnte, um entsprechende Möglichkeiten zur Reaktion zu überdenken.

1.5 Was sich mit der ICD-11 ändert

Informiert man sich als Eltern oder Betroffene:r in der aktuellen Literatur und dem World Wide Web zu Autismus, so begegnet man mittlerweile fast ausschließlich Beschreibungen und Erklärungen, die sich aus dem Verständnis eines *autistischen Spektrums* ergeben, und die Auffassung, einem klaren Subtyp zu entsprechen, verblasst so langsam. Manchmal ist auch beides miteinander vermischt, weil eigentlich die ICD-10 noch verbindlich gültig ist, das subjektive Verständnis aber offenbar bereits dem Entwurf der ICD-11 entspricht.

Um gewappnet zu sein, verstehen zu können und in zielführenden Austausch gehen zu können, wenn dies nötig wird, ist es hilfreich, die Hauptunterschiede der Definitionen von Autismus in den beiden Versionen der ICD kennen. Die aus meiner Sicht wichtigsten Veränderungen der Neubeschreibung in der ICD-11 stelle ich daher nachfolgend vor.

Ein Spektrum mit fließenden Übergängen statt Subtypen

Die ICD wurde (unter anderem) im Bereich der Entwicklungsstörungen überarbeitet und führt in ihrer 11. Version die *Autismus-Spektrum-Störung* ohne Benennung der drei bisherigen Subtypen auf.

Sollte sie so in Kraft treten, wie sie derzeit als Entwurf vorliegt, stünde damit die Dynamik der autistischen Erscheinungsformen im Vordergrund.

Mein Mann und ich haben lange darüber gerätselt, wie der Begriff des *autistischen Spektrums* gemeint sein könnte. Wir sind dazu übergegangen, unser eigenes Bild dazu zu entwickeln. Ich selbst stelle mir dieses Spektrum horizontal vor und vergleiche es zum besseren Verständnis mit anderen Merkmalen, die zum Menschsein gehören – zum Beispiel mit der Sehfähigkeit. Jeder Mensch kann sich vermutlich auf einem horizontalen Spektrum in Bezug auf seine Sehfähigkeit irgendwo einordnen. Bei 0 %, bei 100 % oder irgendwo dazwischen. Mit meiner Kurzsichtigkeit, meiner verkrümmten Hornhaut und der fortschreitenden Weitsichtigkeit würde ich mich irgendwo im bescheidenen mittleren Bereich einordnen. An manchen Tagen sehe ich eigentümlicherweise besser – vielleicht, weil das Licht heller ist, ich besser geschlafen habe, oder weil die Schrift besser lesbar ist. Die äußeren Umstände spielen also auch eine Rolle dabei, wie sehr ich mich beeinträchtigt fühle. Das trifft auf autistische Symptome ebenso zu: Passende Rahmenbedingungen können das Erleben verbessern, und unpassende können es verschlechtern.

Eine Einordnung in eine bestimmte Kategorie – *Ich sehe wie Typ A, B, C oder gar D* – ist für die Feststellung, *dass* ich eine Sehhilfe in Form einer Brille oder Kontaktlinsen erhalten sollte, nicht nötig. Nötig ist sie ausschließlich dafür, *wie* die Sehhilfe gestaltet sein muss, damit sie mir hilft.

Das Wichtigste jedoch ist die Erkenntnis, dass ich überhaupt Hilfe im Alltag brauche. Und es ist wichtig zu verstehen, dass sich diese Hilfebedürftigkeit je nach der äußeren Situation und dem inneren Befinden sowie im Laufe des Lebens verändern oder unterschiedlich äußern kann. Die Form der Hilfe muss dann ebenfalls entsprechend angepasst werden.

Dass der Vergleich von Autismus und Sehfähigkeit ein wenig hinkt, weil Letzterer eindeutig messbare Dioptrien-Werte zugeordnet werden können, ist klar. Dennoch kann ich mir das Sehen auf einem horizontalen Spektrum gut vorstellen, und dass jeder Mensch dort irgendwo hingehört. Ebenso leicht fällt mir die Vorstellung, dass auf dieser horizontalen Linie ein Punkt markiert ist, an dem der Bereich der Sehstörung beginnt, und auch, dass es innerhalb des als Störung definierten Bereichs fließende Übergänge gibt: Kurzsichtigkeit, Kurzsichtigkeit mit beginnender Weitsichtigkeit, Weitsichtigkeit usw.

So ist es für mich mit Autismus auch: Blickt man auf die zuvor beschriebenen Symptomkategorien, hat jeder Mensch in den drei Hauptkategorien besser oder schlechter ausgeprägte Kompetenzen, sicher auch tagesformabhängig. Stellt man sich Autismus ebenso wie die Sehfähigkeit auf einer horizontalen Linie vor, ist auch auf dieser irgendwo der Beginn des von der *Norm(alität)* abweichenden Bereichs markiert. An diesem Punkt beginnt der als *Störung* definierte Bereich.

Kommt man diesem Bereich in seinen individuellen Ausprägungen sehr nah, spricht man von *autistischen Zügen* (Tebartz van Elst 2022, S. 100). Liegt man im definierten Störungsbereich, wird eine *Autismus-Spektrum-Störung* diagnostiziert und man kann Hilfen erhalten – zumindest theoretisch.

Übrigens verhält es sich letztlich mit vielen Merkmalen so: Intelligenz, Körpergröße und -gewicht, Ängste, depressive

Verstimmungen, Hormonkonzentrationen, Anzahl der Blutkörperchen – da fällt jeder bzw. jedem sicher eine Menge ein, um sich ein Spektrum vorstellen zu können. Sicher kann man sich auch ein vertikales, rundes, eckiges oder sogar dreidimensionales Spektrum vorstellen.

Wichtig zu verstehen ist, dass Autismus keine isoliert zu betrachtende, extrahierbare Krankheit ist, die manche Menschen *befallen* hat und andere nicht. Jeder Mensch ist zwischen 0 % und 100 % autistisch, so wie jeder Mensch zwischen 0 % und 100 % sieht. Ob man in einen Störungsbereich fällt oder nicht, kann herausgefunden werden, sofern man das möchte.

So verstehe ich das *autistische Spektrum*. Geholfen hat mir und auch meinem Mann bei der Entwicklung unseres eigenen Verständnisses dieses Spektrums das Buch *Autismus, ADHS und Tics* des Psychiaters und Neurowissenschaftlers Tebartz van Elst.

Neues Verständnis und Beschreibung der Symptome

Das Verständnis der Symptome von Autismus hat sich wie gesagt weiterentwickelt, sodass die bisher drei Kategorien durch die Zusammenfassung zu zwei Kategorien neu geordnet und beschrieben werden (Roy u. Strate 2023).

Soziale Interaktion und Kommunikation werden nicht mehr getrennt betrachtet

In der kleinen Geschichte von Paul, der im Kindergarten lieber den Erzieher:innen beim Tischdecken half, als mit den anderen Kindern zu spielen, um dabei von seinen Interessen zu erzählen, beschreibe ich seine Abweichungen im Kommunikationsmuster zur Veranschaulichung dieser ICD-10-Kategorie. Soziale Kommunikation wurde hier von der sozialen Interaktion getrennt betrachtet. In der ICD-11 sollen die beiden Kategorien verschmelzen. Sie werden zusammengefasst unter *Wechselseitige soziale Interaktionen und soziale Kommunikation.*

Laut ICD-11 ist

> » *[d]ie Autismus-Spektrum-Störung [...] gekennzeichnet durch anhaltende Defizite in der Fähigkeit, wechselseitige soziale Interaktionen und soziale Kommunikation zu initiieren und aufrechtzuerhalten [...]* « *(BfArM 2024).*

Pauls eher untypisches Verhalten, als Kindergartenkind lieber nicht mit den Gleichaltrigen zu spielen, um stattdessen bei den Erwachsenen zu sein, die ihm gerne zuhören, könnte dieser Kategorie zugeordnet werden. Das altersgerechte Aufnehmen und Aufrechterhalten wechselseitiger sozialer Interaktion und Kommunikation bereitet ihm Probleme.

Eingeschränkte, sich wiederholende und unflexible Verhaltensmuster, Interessen oder Aktivitäten

Weiter heißt es in der ICD-11:

> » *[...] sowie durch eine Reihe von eingeschränkten, sich wiederholenden und unflexiblen Verhaltensmustern, Interessen oder Aktivitäten, die für das Alter und den soziokulturellen Kontext der Person eindeutig untypisch oder exzessiv sind.* « *(BfArM 2024)*

Die strengen Routinen von Elke aus einem der vorherigen Beispiele könnten ein Symptom dieser Kategorie sein.

Bedeutung der äußeren Anforderungen im Lauf des Lebens

Sowohl in der ICD-10 als auch in der ICD -11 müssen die Abweichungen gleichermaßen im Kindesalter begonnen haben. Sie können dennoch erst später verständlich und einzusortieren sein.

Die ICD-11 fügt an dieser Stelle einen aus meiner Sicht sehr wichtigen Punkt hinzu:

> » *Der Beginn der Störung liegt in der Entwicklungsphase, typischerweise in der frühen Kindheit, aber die Symptome können sich auch erst später vollständig manifestieren,* wenn die sozialen Anforderungen die begrenzten Fähigkeiten übersteigen *[Hervorhebung der Verfasserin].* « *(BfArM 2024)*

Der letzte Halbsatz ist meines Erachtens sehr hilfreich, um zu verstehen, weshalb sich die Symptome so unterschiedlich zeigen können: Würden Autist:innen ein Leben ohne soziale Reize führen, träten viele Probleme, unter denen sie leiden, einfach nicht auf. Dann würden keine Hilfestellungen und damit auch keine Diagnosen benötigt.

Ein Leben ohne soziale Reize ist i. d. R. jedoch weder realistisch noch gewünscht und die sozialen Anforderungen nehmen im Verlauf zu. Beispielsweise mit Eintritt in den Kindergarten, dem Schulbeginn, einem Umzug, Schul- oder Jobwechsel, der Geburt eines Geschwisters oder später eines eigenen Kindes und vieles mehr. Das nötige Mitschwingen mit diesen Veränderungen des Lebens lässt die *abweichenden Fähigkeiten zu wechselseitiger sozialer Interaktion und Kommunikation und zur Flexibilität des Verhaltens oder der Interessen* häufig erst so richtig offenbar werden. Individuelle Schwierigkeiten wurden bis dahin möglicherweise kaum wahrgenommen.

Eventuell liegt hier eine Erklärung für die häufige Irritation, die eine Diagnose auslösen kann: *Es lief doch alles so gut. Der Junge war doch immer so fröhlich und ist gerne zum Kindergarten gegangen. Das Mädchen war doch immer gerne bei uns zu Hause und hat gut kommuniziert.* Ja, stimmt – bis der beste Freund umgezogen ist, die Lieblingserzieherin gekündigt hat oder neuerdings Papa das Anziehen und In-die-Schule-Bringen übernimmt, weil Mama zu ihrer neuen Arbeitsstelle so früh losfahren muss. Solche Veränderungen führen manche Kinder und Erwachsene an ihre Grenzen und lassen sie bis dahin ungekannte Symptome entwickeln.

Autismus als relatives Problem

Die Bedeutung der äußeren Einflüsse verdeutlicht, weshalb Autismus kein prinzipielles Problem und auch keine Krankheit ist, sondern ein Phänomen, das durch den Vergleich mit der Norm entsteht und individuell problematisch werden kann.

Als Beispiel: Kann die Mehrheit der kindlichen Bevölkerung unproblematisch mit dem Schuleintritt mitschwingen und sich innerhalb von – sagen wir vier bis sechs Monaten – an die neuen

Umstände anpassen, so ist es eine *von der Norm abweichende Fähigkeit und Verhalten*, wenn ein Kind mit dieser Veränderung anhaltend nicht klarkommt.

Das Problem ist durch *die soziale Anforderung Schule* und den Vergleich mit den anderen entstanden.

Hier schließt sich meines Erachtens auch der Kreis zur Betrachtung von Autismus als Spektrum und der Erklärung, weshalb Autismus so individuell ist und nicht jede:r ständig alle Symptome zeigt – es kommt darauf an, welche individuelle Kapazität aktuell für die Bewältigung einer jeweiligen sozialen Situation vorliegt.

An dieser Stelle möchte ich den unbedingten Wunsch äußern, sich selbst oder andere aufgrund einer Autismus-Diagnose *nicht* als krank zu empfinden oder durch Festlegungen oder Zuschreibungen zu stigmatisieren. Vielmehr geht es darum, den Menschen als Ganzes zu erfassen und die individuellen Lebensumstände so zu gestalten, dass die Herausforderungen zu bewältigen sind und ein Platz im Leben gefunden werden kann.

So wie ein gehbehinderter Mensch nicht per se einen Treppenlift benötigt, ist für autistische Kinder nicht automatisch ein:e Schulhelfer:in nötig, etwa weil sie nicht lernfähig wären. Sie sind lernfähig – sie lernen jedoch meist anders als die Mehrheit der Schüler:innen. Ähnlich wie der Treppenlift erst durch die Anforderung *Treppen* notwendig wird, benötigen autistische Schüler:innen die Schulhilfe aufgrund der Anforderung *normales Schulsystem*, dessen Didaktik und soziale Anforderungen den Fähigkeiten der Mehrheit entsprechen, doch für Autist:innen i. d. R. unpassend sind. Sie benötigen also nicht Hilfe beim Lernen als solches, sondern bei der bestimmten Art zu lernen.

Selbstverständlich kann auch bei Autist:innen eine Lernbehinderung vorliegen. Dann kommt – ebenso wie für nichtautistische Kinder mit Lernbehinderung – eine entsprechende Förderschwerpunktschule in Frage (Schuster u. Schuster 2022). Und natürlich gibt es auch autistische Schüler:innen, die ganz ohne Schulhilfe auskommen.

Unser Großer hat sich nie so engagiert und wirksam Schulstoff angeeignet wie in der Zeit des sog. *Lockdowns*, den die COVID-19-Pandemie ausgelöst hat. Ein dosierter Online-Unterricht, gepaart mit

Autodidaktik, das ist *seine* Art, effektiv zu lernen. Natürlich gibt es auch hier große Unterschiede, doch man kann annehmen, dass eine flexiblere Gestaltung der Rahmenbedingungen die Notwendigkeiten für personelle Unterstützung verändern könnte, und das ganz sicher nicht nur für Autist:innen.

Doch eine Veränderung im Bildungsbereich braucht viel Zeit und Mühe. Und echte Inklusion.

Veränderungen der Symptome je nach Umgebung und Situation

Weiter lautet es in der ICD-11:

> »*Die Defizite sind so schwerwiegend, dass sie zu Beeinträchtigungen in persönlichen, familiären, sozialen, erzieherischen, beruflichen oder anderen wichtigen Funktionsbereichen führen, und sind in der Regel ein durchgängiges Merkmal der Funktionsweise der Person, das in allen Bereichen zu beobachten ist,* auch wenn sie je nach sozialem, erzieherischem oder anderem Kontext variieren können *[Hervorhebung der Verfasserin].*« *(BfArM 2024)*

Hier wird deutlich, dass Autismus sehr unterschiedlich in Erscheinung treten kann. Die Besonderheiten zeigen sich zwar übergreifend, doch sind sie stark veränderlich: Bei einem autistischen Einzelkind in einer Schulklasse mit 18 Schüler:innen und mit Eltern, die intensiv auf die Bedürfnisse des Kindes eingehen, würden sich die autistischen Merkmale vermutlich ganz anders äußern, wenn es in einer Klasse mit 28 Schüler:innen wäre und mehrere Geschwister hätte, deren Bedürfnisse zu Hause ebenso Berücksichtigung finden.

Gleiches gilt vermutlich auch für nichtautistische Kinder und für nichtautistische Merkmale.

Übertragen auf Alltagssituationen und Eigenschaften, die alle Menschen betreffen können, könnte man die Aussagen dieses Abschnitts so interpretieren, dass bspw. der Morgenmuffel der Familie zu einer dauerhaften Herausforderung für sich selbst und sein Umfeld werden kann, wenn man ihm den werktäglichen Frühstücksdienst auferlegt; eine Person mit stark ausgeprägtem Ordnungssinn bringt der Beruf des Horterziehers oder der Horterzieherin vermutlich an die Grenzen ihrer Bewältigungsstrategien, und ein hundeängstlicher Mensch wird seine Angst bei einem Spaziergang durch ein Hundeauslaufgebiet deutlich stärker spüren und zeigen als bei einem Ausflug bei dem ihm kein Hund, oder zumindest kein nicht angeleinter, begegnet.

Autistische Merkmale, hier als Defizite beschrieben, beeinträchtigen die Funktionsweise der Betreffenden und ihr Umfeld also abhängig von Situation und Umgebung. Damit stößt man aus meiner Sicht auf einen Ansatz zur effektiven Unterstützung der Alltagsgestaltung: Passt man die Umgebung und/oder die Situation bedürfnisorientiert an, ist ein großer, hilfreicher Schritt getan. Das ist die Grundidee der Inklusion.

Diesen Absatz der ICD-11 finde ich wichtig, denn er trägt zum Verständnis bei, dass Autismus eine Form des Seins ist und keine zu extrahierende Krankheit mit allgemeingültig manifesten Symptomen. Die autistischen Merkmale sind in den Betreffenden zwar verankert, doch treten sie abhängig von der Situation und dem Umfeld mehr oder weniger stark hervor.

An dieser Stelle möchte ich offenbaren, dass ich ein wenig damit hadere, wie selbstverständlich die Bezeichnungen *schwerwiegende Defizite* und *Beeinträchtigungen der wichtigen Funktionsweisen der Person* angewandt werden. Das schürt eine für mich unpassende Auffassung von menschlicher Entwicklung, die den als Norm erfassten Bereich verlässt, denn so wird Diversität nicht als etwas beschrieben, das in der Natur des Menschen liegt, sondern als krankhaft, ja defizitär.

Möglicherweise muss das in einem Klassifikationssystem für medizinische Diagnosen – also der ICD – derzeit aus bestimmten Gründen einfach so sein. Doch vielleicht könnte die Beschreibung – und damit auch die Auffassung – von Autismus eines (inklusions-utopischen) Tages in etwa so aussehen:

Die individuellen persönlichen Merkmale sind intensiv erhalten geblieben und durchgängig wahrnehmbar. Die Betreffenden verfügen in der Regel über große Kapazitäten für eine tiefgehende und dauerhafte Beschäftigung mit ihren jeweiligen Spezialbegabungen und -interessen, während sie soziale Interaktion und Kommunikation zumeist weniger nachfragen. In Umgebungen und Situationen, die ihre hochsensible Wahrnehmung und Fähigkeit zur fokussierten Konzentration berücksichtigen, werden sich die Merkmale positiv entfalten. Kann keine Berücksichtigung stattfinden, werden für die Betreffenden und ihr Umfeld intensive externe Hilfeleistungen nötig, um für sie Möglichkeiten zur Anpassung an die Rahmenbedingungen zu schaffen und diese zu unterstützen.

Inklusive Ansätze, also solche, die die Umgebung und die Situation variieren anstatt die betreffenden Personen verändern zu wollen, gibt es durchaus bereits: In einigen Schulen dürfen Autist:innen geräuschhemmende Kopfhörer tragen, Prüfungsleistungen auch mündlich statt schriftlich oder umgekehrt erbringen, sie erhalten bei Bedarf eine Zeitverlängerung oder dürfen ein Diktiergerät nutzen. Doch wird größtenteils erwartet, dass sich Autist:innen – und alle anderen auch – an den Kontext anpassen, weil dieser nicht bedürfnisorientiert gestaltet werden kann. Das führt dazu, dass intensive Hilfestellung (wie z. B. durch Schulhelfer:innen) mindestens im Bildungssystem durchgängig nötig ist, damit das Recht auf Teilhabe auch gelebt werden kann.

Doch mit dem Wissen, dass autistische Merkmale abhängig vom Kontext auftreten, kann man als Familie oder Einzelperson eine entsprechende Haltung einnehmen und die Umgebungen und Situationen, auf die man selbst Einfluss hat, passend variieren.

Autismus und Intellekt

Der letzte Satz für die generelle Beschreibung einer Autismus-Spektrum-Störung in der ICD-11 lautet:

> »*Personen, die dem Spektrum angehören, weisen ein breites Spektrum an intellektuellen Funktionen und Sprachfähigkeiten auf.*« *(BfArM 2024)*

Dieser letzte Satz weist aus meiner Sicht auf einen weiteren, zentralen Umstand hin: All die Abweichungen, Symptome oder Merkmale von Autismus sind NICHT an die Intelligenz einer Person gekoppelt. Ein normal intelligentes, sozial gut unterstütztes autistisches Kind kann ein herausragendes Zeugnis in der Schule haben, so wie ein:e erwachsene:r Autist:in in einem für ihn oder sie passenden Umfeld brillante berufliche Leistungen erzielen kann. Sind sie jedoch nicht erkannt und nicht unterstützt, müssen sie den meisten Teil ihrer Kapazitäten auf die Bewältigung der sozialen Situation verwenden. Dann sehen Zeugnisse und Ergebnisse im Beruf möglicherweise anders aus.

Dass AUCH Autist:innen eine Intelligenzminderung oder eine Hochbegabung aufweisen können, ist selbstverständlich.

Veränderte Unterscheidung der Ausprägungen einer Autismus-Spektrum-Störung

Die ICD-11 wird auch nicht ohne eine Einteilung des autistischen Spektrums bzw. ohne Unterscheidung verschiedener Ausprägungen der ASS bleiben. Doch soll die Typisierung zukünftig anders und analog zum DSM-5 ausgedrückt werden. Anschließend an die übergreifende Beschreibung der ASS wird hier künftig die Entwicklung von Intelligenz und Sprache, und nicht wie noch in der ICD-10 die Subtypen, betrachtet werden:

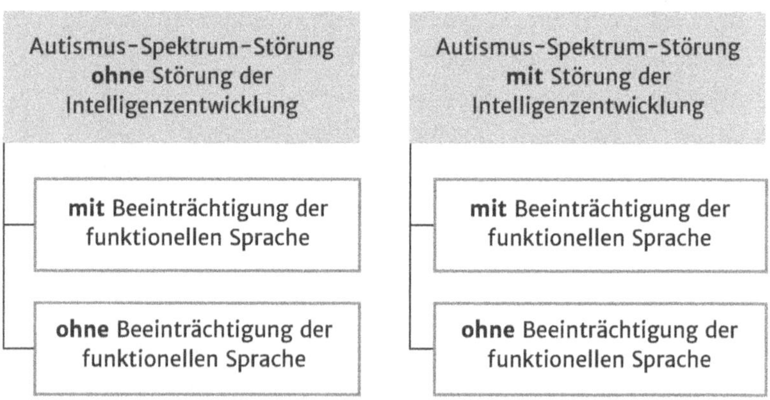

Abbildung 1: In der ICD-11 vorgesehene Kriterien zur Differenzierung der ASS

Demnach werden zunächst die beiden Merkmale *Intelligenzentwicklung* und *sprachliche Beeinträchtigung* betrachtet. Zusätzlich werden ihnen vermutlich jeweils bis zu fünf Schweregrade zugeordnet, um damit die benötigte Hilfestellung skizzieren zu können.

Eine Diagnose nach ICD-11 lautete dann nicht mehr nach den Subtypen der ICD-10, sondern beispielsweise *Autismus-Spektrum-Störung ohne Beeinträchtigung der Intelligenzentwicklung, mit Beeinträchtigung der funktionellen Sprache* (Theunissen 2022, S. 16 f.).

Durch die Zuordnung eines Schweregrads – in o. g. Beispiel würde diese in Bezug auf die sprachliche Beeinträchtigung vorgenommen – kann zusätzlich verdeutlicht werden, wie gut oder schlecht die diagnostizierte Person im Vergleich zu Gleichaltrigen ihre Sprache zielgerichtet einsetzen kann (Mueller 2023).

Was ist mit der Aufmerksamkeitsdefizit-Hyperaktivitätsstörung (ADHS)?

Die ICD-10 sieht keine Doppeldiagnose von ADHS und Autismus vor, hier gilt entweder das eine oder das andere. Die ICD-11 bietet in ihrer Entwurfsfassung die Möglichkeit an, dass Ärzt:innen beide Diagnosen gleichzeitig vergeben.

ADHS wird besonders bei Kindern sehr häufig gemeinsam mit Autismus beobachtet. Die jeweiligen Symptome werden oft sehr ähnlich zum Ausdruck gebracht (Banaschewski, Poustka u. Holtmann 2011). Viele Kinder und Jugendliche, die sich später als *hochfunktionale Autist:innen* entpuppen, haben zuvor die Diagnose ADHS erhalten. Die beiden Erscheinungsbilder scheinen auf komplexe Weise miteinander verwoben zu sein (Tebartz van Elst 2022, S. 166). Bei Schulkindern kann sowohl Autismus als auch ADHS zu schulrelevanten Problemen führen, leider ist dies sogar recht häufig der Fall (Frölich et al. 2021; Schuster u. Schuster 2022). In beiden Fällen werden bspw. reduzierte soziale Kompetenz, verträumte Unaufmerksamkeit, plötzliche Wutattacken, eingeschränkte Fähigkeiten zu Gruppenarbeiten (Tebartz van Elst 2022), verminderte exekutive Funktionen (Freitag 2007), unruhiges Sitzen oder häufiges Aufstehen im Unterricht (Frölich et al. 2021) und eine eingeschränkte zentrale Kohärenz gezeigt (Dankova 2020, 112 f.). Das kann sehr belastend sein – für die betreffenden Kinder und ihre Eltern, aber auch für die Lehrer:innen und Mitschüler:innen.

Hilfestellungen, z. B. Schulung der Aufmerksamkeit im Rahmen einer Ergotherapie, Elterntrainings und ebenso Schulhilfe sowie

Nachteilsausgleiche können entlastend wirken (Banaschewski, Holtmann u. Poustka 2018).

An dieser Stelle möchte ich noch einmal meine Sichtweise unterstreichen, dass Menschen, die Symptome von Autismus oder ADHS zeigen, häufig zwar Unterstützung benötigen, um möglichst glücklich durch ein der *neurotypischen Mehrheit* entsprechendes Leben zu kommen, dass es jedoch verfehlt ist, die Betreffenden als grundsätzlich *krank*, *problematisch* oder *gestört* zu betrachten oder zu bezeichnen.

Die Umstände, auf die sie treffen, lassen sie häufig verzweifeln. Sie verstehen sehr früh, dass sie *irgendwie anders* sind. Ernsthafte und zielführende Unterstützung anzubieten, kann nicht nur ihnen selbst, sondern auch ihrem gesamten Umfeld helfen. Ein pauschales Abstempeln hilft hingegen niemandem.

Eine neue Kategorie: Soziale Kommunikationsstörung

Meine Sorge während der Testungen, besonders bei meinem älteren Sohn, war immer, dass eine – so wie ich sie nenne – *Graubereichsdiagnose* herauskommt, also eine, bei der es dann heißt: *Kann sein, muss aber nicht, so richtig klar ist es nicht.* Meine Sorge bezog sich darauf, dass wir einfach keine Hilfe finden würden, weder für unser eigenes Verständnis der aufgetretenen Probleme noch durch externe Unterstützungsmaßnahmen. Glücklicherweise waren in unserer Familie alle Testergebnisse am Ende eindeutig, sodass sich klare Handlungsoptionen für uns ergeben haben. Doch das geht nicht allen so, und Hilfe benötigen sie dennoch. Die ICD-11 bietet in ihrer Entwurfsfassung die Kategorie *Soziale Kommunikationsstörung* an, die dem entspricht, was im allgemeinen Sprachgebrauch häufig *autistische Züge* genannt wird. Damit käme man auch zu einer Diagnose und möglicher Unterstützung, sofern sie benötigt wird, auch wenn nicht alle Symptome vorliegen (Tebartz van Elst 2022, S. 100 ff.).

Fazit

An den Neuerungen in der ICD-11 gibt es zahlreiche Kritik – positive wie negative (WGAS 2022).

Es ist nicht an mir, diese zu beurteilen. Mein Anliegen bleibt es, betroffenen Familiensystemen zu helfen, sich in ihrem Leben mit Autismus kompetent zu fühlen, um sich sicherer darin bewegen zu können. Dazu gehört aus meiner Sicht, das Geschriebene und das, was mit dem medizinischen und dem privaten Umfeld besprochen werden muss, zu verstehen, zu reflektieren und für sich selbst – im Kontext des eigenen als klein oder groß empfundenen Universums – einordnen und bewerten zu können.

Wir müssen die Expert:innen für uns und unsere Kinder werden.

1.6 Ursachen von Autismus

Woher kommt denn der ganze Autismus auf einmal? Und wie ist er in meine Familie gekommen?

Da sich die allgemeine Wahrnehmung des autistischen Phänomens zunehmend verstärkt, hört man auch diese Fragen immer häufiger.

Offiziell wird in Deutschland immer noch davon ausgegangen, dass ca. jede 100ste Person unter uns autistisch ist, also ca. 1 % der Bevölkerung. Neuere Studien weisen auf mindestens doppelt so hohe Zahlen hin, darauf wird am Ende des Kapitels noch eingegangen.

Dass man sich fragt, woher eine autistische Ausprägung bei sich selbst oder bei den eigenen Kindern, Geschwistern oder anderen Familienmitgliedern kommt, ist sehr nachvollziehbar. Wie immer, wenn man von der Norm abweicht: Ob nun mit Schuhgröße 33 als Erwachsene, einer Körpergröße von 2,08 m oder einem Intelligenzquotienten von 145 – ist man anders als die anderen, ohne Einfluss darauf zu haben, fragt man sich eben WIESO.

Bezüglich einer autistischen Ausprägung gibt es nicht zu wenige Erklärungsansätze für die Ursachen. Hier gezeigt ist eine Auswahl aktueller Forschungsergebnisse zu möglichen Ursachen und Einflussfaktoren:

Forschungsergebnisse zu möglichen Ursachen und Einflussfaktoren der ASS

- Die ASS ist neurobiologisch, also im Nervensystem verankert, und besteht lebenslang.
- An der Ausbildung der ASS ist die Veränderung mehrerer Gene beteiligt.
- Unterschiedliche Umweltrisikofaktoren können Gene (u. U. permanent) verändern, und diese können dann auch vererbt werden. Bei der Entstehung von ASS scheint dies eine ursächliche Rolle zu spielen.
- Das gilt für Umweltrisikofaktoren vor und nach der Geburt.
- Die Erblichkeit der Merkmale einer ASS ist mit 64–91 % vergleichsweise hoch. Das macht sie nicht zu einer Erbkrankheit, sondern vielmehr zu einer Art ähnlicher genetischer Gestaltung unter Familienmitgliedern.
- Bisher wurde keine genetische Variation gefunden, die den Hauptanteil von ASS-Fällen erklärt.

(Kamp-Becker, Stroth u. Stehr 2020, S. 457 ff.)

Die oben erwähnten *Umweltrisikofaktoren* sind sehr uneinheitlich beschrieben. Im Fokus der Untersuchungen stehen derzeit Infektionen und die Einnahme von Medikamenten in der Schwangerschaft, Umweltgifte wie z. B. Pestizide oder Abgase, fortgeschrittenes Alter der Eltern oder auch Frühgeburt.

Ausgeschlossen sind aktuell der Konsum von Alkohol und psychosozialer Stress der Mutter in der Schwangerschaft (Neurologen und Psychiater im Netz).

Was sind KEINE Ursachen einer Autismus-Spektrum-Störung?

Noch immer plagen sich Eltern häufig mit der Frage, ob sie am Autismus ihres Kindes schuld sind. Da das Gefühl der Schuld kein guter Ratgeber auf dem Weg zu alltagstauglichen Lösungen (geschweige denn zum Seelenfrieden) ist, möchte ich versuchen, an diesem Punkt für etwas Entlastung zu sorgen:

KEINE Ursachen von Autismus nach heutigem Forschungsstand sind

- »Kühlschrankmütter«: Weder Mütter noch Väter sind aufgrund eines *ungenügenden Bindungsverhaltens* Verursacher:innen oder Auslöser:innen von Autismus bei ihren Kindern (Asperger Felder 2013, S. 36).
- Erziehungs-, Verhaltens- oder Charakterfehler der autistischen Person oder ihres sozialen Umfelds, wie z. B. Eltern, Geschwister, Erzieher:innen, Lehrer:innen, etc.
- Herkunft, Kultur, Bildungsgrad oder Einflüsse einer gesellschaftlichen Schicht (Preißmann 2020)
- Impfungen scheinen – entgegen vielen Spekulationen – ebenso keine Ursache von Autismus zu sein (Hohmann-Jeddi 2019).
- Autismus ist kein »Problem des Geschlechts«. Zwar gibt es noch immer mehr Diagnosen bei Jungen und Männern als bei Mädchen und Frauen, doch geht man derzeit von einer Verteilung von ca. 2:1 bis 3:1 aus, anstatt wie noch vor einigen Jahren von etwa 8:1 oder sogar 15:1 (männlich : weiblich) (Spektrum 2022).

Auf Autismus bei Mädchen und Frauen im Speziellen wird in Kapitel 7.1 noch eingegangen.

1.7 Häufigkeit: Wird Autismus zur Modediagnose?

Ob das passiert, kann ich nicht beantworten. Aber das Phänomen tritt definitiv zunehmend ins Bewusstsein. Neben der intensiven Forschung, den daraus resultierenden aktuellen Ergebnissen und den vielen Veröffentlichungen von Büchern, Artikeln und Social-Media-Kanälen über Autismus sowie von Autist:innen, werden die Möglichkeiten zur Diagnostik kontinuierlich besser.

Dazu kommen Personen des öffentlichen Lebens wie Greta Thunberg oder Elon Musk, die sich als Autist:innen outen, und ebenso die posthume, niemals überprüfbare Zuschreibung von Autismus an Berühmtheiten wie Albert Einstein, Wolfgang Amadeus Mozart, Andy Warhol oder Charles Darwin.

Auch die Fernsehindustrie hat durchaus Gefallen an dem Thema gefunden und veröffentlicht mit großem Erfolg Serien und Filme, in denen die unterhaltsamen Darsteller mindestens autistische Züge zeigen.

»Übertreibung macht anschaulich«, sagen meine Kinder dazu und gucken laut glucksend Sheldon und seinen Freunden aus *The Big Bang Theory* zu, wie sie von einer peinlichen sozialen Situation in die nächste geraten.

Tatsächlich ist die Häufigkeit der ASS in Deutschland derzeit noch mit 0,6–1 % der Bevölkerung angegeben. Die Präzisierung wird dadurch erschwert, dass Autismus so individuell, vielfältig und unterschiedlich ausgedrückt und gezeigt wird.

Eine aktuelle südkoreanische Studie, in der die gesamte Population 7- bis 12-jähriger Kinder auf Autismus untersucht wurde, brachte eine Häufigkeit 2,64 % hervor, also ein deutlich höheres Vorkommen als bisher. Die Ursache für diese Erhöhung wird in den vielen bisher nicht erkannten Fällen, besonders im weiblichen und im intellektuell stärkeren Teil der Bevölkerung vermutet (Biscaldi-Schäfer u. Brehm 2021, S. 22; Kamp-Becker u. Bölte 2021, S. 30).

Folge- und Begleiterkrankungen von Autismus

Autismus geht leider häufig mit sog. *Komorbiditäten*, also Folge- und Begleiterkrankungen einher. Die Ergebnisse wissenschaftlicher Untersuchungen deuten darauf hin, dass bis zu 80 % der Autist:innen ebenso unter Depressionen, Schlaf-, Angst-, Zwangs- oder Essstörungen leiden. Diese betrüblichen Erscheinungen werden in Kapitel 5 vertieft.

Das nachfolgende Kapitel widmet sich irritierenden, schmerzlichen, aber auch glücklichen Erfahrungen von Eltern *anderer* Kinder auf dem Weg zu einer Diagnose. Ihren Erlebnissen aus einer Phase großer Zweifel und Verunsicherung in Bezug auf das Verhalten und die Entwicklung ihrer Kinder und auf ihr Kompetenzgefühl als Eltern wird hier Raum gegeben.

2 NICHT NUR BESONDERS, SONDERN AUCH ANDERS

»Kannst du in mein Freundebuch schreiben?«

»Nein.«

»Wieso nicht?«

»Weil ich nicht dein Freund bin.«

Autsch. Als ich Zeugin dieses Wortwechsels wurde, war mein heute 15-jähriger Sohn gerade vier Jahre alt und ging in einen bezaubernden Kindergarten. Eine Elterninitiative mit insgesamt 16 Kindern. Ein Traum!

Mein Sohn war natürlich nicht der Freundebuch-Besitzer, sondern der Nerd, der mit dieser altklugen Bemerkung die Ehre ablehnte, sich ins Freundebuch eines Vorschülers einzutragen.

Heute weiß ich, dass mein Großer ein Asperger-Autist ist, und würde diese Situation rückwirkend als »typisch« einordnen. Seinen zurückweisenden Satz sprach er übrigens nicht im Ansatz unfreundlich. Es war einfach ... logisch. Sie waren keine Freunde. Was also hätte sein Eintrag im Freundebuch zu suchen?

Es waren immer diese kleinen Momente, die mich aufhorchen ließen. Man konnte über jeden einzelnen irgendwie schmunzeln und ihnen einen »so sind Kinder halt«-Stempel geben, aber mein Bauch und mein Hirn haben mir ein paar Mal gesagt: Merk dir das! Das ist irgendwie anders.

Ein aktives Merken war übrigens nicht nötig. Diese »Irgendwie-anders«-Situationen blieben von allein in meinem Gedächtnis kleben und wurden zu selbstverständlichen Begleitern, die immer mal anklopften, um sich in Erinnerung zu rufen.

Die Zeit im Kindergarten ging glücklich zu Ende, und wir haben dann eine Grundschule gefunden, deren geborgene Atmosphäre dem Kindergarten in nichts nachstand: einzügig, Klassen à 18 Kinder, Hausaufgabenbetreuung am Nachmittag und regelmäßig war eine zweite pädagogische Kraft im Unterricht. Der Traum für meinen damals noch als »schüchtern« und »anhänglich« beschriebenen Jungen ging nahtlos weiter.

Dann gab es auch hier bald diese kleinen Momente: Nach einigen Wochen Schule fragte ich ihn, was er in den Pausen denn immer so mache. »Nachdenken«, war seine Antwort. Entschuldigung: NACHDENKEN?? Ein sechsjähriger Junge? Warum tobt und spielt er nicht? Lässt die Energie raus?

Tja, so sind die Kinder halt, was? Jeder Jeck ist anders.

Die Krönung (bis dahin zumindest) war vermutlich die Weihnachtsfeier in der 1. Klasse: Nach einer zauberhaften Theateraufführung der Steppkes können die Kinder essen, toben und spielen, während die Eltern Zeit bekommen, sich kennenzulernen. Mein Sohn: will sofort nach Hause! Ich rede auf ihn ein wie auf eine Zicke am Strick, er möge sich mit seinen Klassenkameraden vergnügen, herumtollen und den Nachmittag genießen. Nichts geht! Keine Chance! Auf dem Weg zum Auto frage ich endlich nach dem Grund.

Seine Antwort: »Ich muss nachdenken.«

Ich: »Worüber?«

Er: »Darüber, ob Tierheime, in denen man Haustiere kaufen kann, nicht mit Sklavenhandel vergleichbar sind.«

Aha. Wir gehen wirklich besser heim.

(Different Planet – Gastbeitrag »Stadt Land Mama«)[5]

---

5 Verfügbar unter: www.stadtlandmama.de.

2.1 Ist hier etwas anders – oder mache ich alles falsch?

Die Beispiele in diesem Beitrag sind zum Schmunzeln und skizzieren die Gedankenwelt meines Großen.

Niedergeschrieben habe ich sie nach der Diagnose, also zu einer Zeit, in der ich sie bereits gut einordnen konnte. Doch gab es auf dem langen Weg bis zur richtigen Diagnose unendlich viele dieser kleinen und großen Momente, die i. d. R. leider nicht zum Schmunzeln, sondern eher zum Verzweifeln waren, und in denen ich mich irritiert gefragt habe, ob *mein Kind irgendwie anders ist* oder ob *meine Wahrnehmung spinnt.*

Diese Irritation begann bereits in seiner Säuglingszeit. Er war mein erstes Kind, ich hatte keine Erfahrung, und ich sagte mir dann oft, dass doch alle Eltern ihre eigenen Kinder *besonders* finden. Das soll auch so sein und ist richtig gut!

Häufig suchte ich dann das Gespräch mit anderen Müttern, damit ich Gewissheit finden konnte, dass alles *normal* und in Ordnung ist. Doch der Austausch mit den anderen Müttern zur Entwicklung unserer Kinder – Tagesgestaltung, Spielverhalten, Essen, Schlafen, Sprache, Interaktion, Vorlieben, Reaktionen auf die Umwelt, Gewohnheiten, etc. –, boten meistens nur weitere Nahrung für meine Irritation und selten Ansätze für das sichere Gefühl, dass auch bei uns alles *normal* ist.

Dass eigentlich alle Anregungen und Ratschläge von anderen grundsätzlich nach hinten losgingen, das habe ich auf mich bezogen. Ich war sicher, irgendetwas nicht richtig zu machen. Andere Kinder finden doch auch irgendwann einen Rhythmus! Irgendwann kann doch jedes Kind mit in den Supermarkt, ohne dass es spätestens an der Kasse völlig durchdreht und dann den restlichen Tag und die folgende Nacht noch überreizt ist. *Und wenn das nicht klappt, mache ICH doch wohl was falsch. Glasklar.*

Dieses Gefühl sitzt noch heute sehr tief.

Dass *abweichend von normal* gleichzeitig *in Ordnung* sein kann, das konnte ich damals noch nicht so sehen. Ich hatte große Angst davor, dass ich dieses diffuse *Nichtnormal* nicht schaffen würde.

Ich wollte unbedingt ein *Normal* haben, um mich sicher fühlen zu können.

Als im Jahr 2008 mein Großer geboren wurde, war Autismus noch nicht im Alltag präsent: Es gab in Deutschland keine Serien wie *Big Bang Theory* oder *Atypical* (es gab nicht mal Netflix), es gab auch keine Greta Thunberg und keinen Elon Musk. Es gab nur *Rain Man* – und dessen herausgearbeitete Besonderheiten waren in Wirklichkeit Symptome des sog. *Savant-Syndroms*, das eine Teilhochbegabung, auch Inselbegabung genannt, beschreibt.

> Inselbegabte können etwas so auffällig gut, dass dafür andere Dinge auf der Strecke bleiben, sie also gleichzeitig unter ausgeprägten Defiziten leiden. So ähnlich war es auch bei Kim Peek, dem Inselbegabten, der in acht Sekunden eine Buchseite lesen konnte – PRO AUGE! – und eine Wiedergaberichtigkeit von 98 % hatte, und dessen Leben später als *Rainman* verfilmt wurde. Und was war *Rainman*??? Richtig! Unsere erste Begegnung mit dem Thema Autismus! Diese Inselbegabten haben Teilleistungsstärken, zumeist in Verbindung mit einer Behinderung oder einer tiefgreifenden Entwicklungsstörung, in der Regel mit Autismus: 50 % der Savants sind gleichzeitig Autisten.
>
> (Different Planet – »Wenn Worte Farben haben …«)

Mein Großer konnte weder als Säugling noch sonst irgendwann in seinem Leben eine Buchseite in acht Sekunden lesen – nicht mit einem Auge und auch nicht mit beiden. Seine Teilhochbegabungen reichen vermutlich auch nicht für Hollywood – und dennoch: Ich habe mich immer gewundert. In jeder Entwicklungsphase konnte er verblüffende Dinge und gleichzeitig lag er in vielen Entwicklungsschritten unter dem Durchschnitt. Jeder vorsichtige Gesprächsversuch mit anderen Eltern oder auch Ärzten endete schnell mit »Ach, das geht doch allen so. Da muss man abwarten, das wächst sich raus«. Das sollte beruhigend sein, das weiß ich. Es war gut gemeint, und eigentlich war es auch das, was ich hören wollte. Doch bedeutete es für mich ebenso, dass ich mich täusche, dass ich falschliege oder gar verrückt bin. Immer wieder. Bis ich genau das selbst geglaubt habe.

Meine Angst und Unsicherheit vor diesem nicht greifbaren *Hier-ist-was-anders* habe ich mit viel Kraft zur Seite geschoben und mich stattdessen darin geübt, mir vor allem vor mir selbst nichts anmerken zu lassen, indem ich überall Sicherheit und Überschaubarkeit herstellte: Zu allem habe ich Pläne und Listen erstellt und eingehalten, immer alles aufgeräumt, sauber gehalten und mit einer festen Struktur versehen, innerhalb derer sich alles zu bewegen hatte. Das gab mir das Gefühl, nicht mehr so viel falsch machen zu können. Es fühlte sich sicherer an.

Dass auch ich später eine Autismus-Diagnose erhalten sollte, habe ich damals nicht geahnt. Ob, und falls ja, *wie* all das untereinander zusammenhängt? Und ob mir eine früher gestellte Diagnose hätte helfen können?

Hier ist was anders – UND ich mache alles falsch!

Vielleicht stimmt auch beides, dachte ich manchmal, wenn ich keine Kraft mehr zum Beiseiteschieben hatte: *Irgendwas IST anders* UND *ich mache alles falsch.*

Das dachte mein Umfeld auch. Glaube ich zumindest. Je älter unser Großer wurde, desto stärker wurden in meiner Wahrnehmung die Signale dafür, dass ich durch meine Art des Umgangs mit ihm seine *Besonderheiten* manifestiere und schüre, und dass auch er langsam alles Mögliche *falsch* macht.

»Es hieß immer, ich müsse mehr Grenzen setzen«

Als ich viele Jahre später begann meinen Blog zu betreiben, sollte ich durch den Austausch mit anderen Eltern, bei deren Kindern Autismus, AD(H)S, Hochbegabung oder andere Diagnosen aus dem neurodiversen Spektrum gestellt wurden, erfahren, dass ich mit all dem nicht allein bin:

»Mir als Mutter wurde suggeriert, dass ich in der Erziehung konsequenter sein müsste.«

Das ist so ungefähr der häufigste Satz, den ich von anderen lese oder höre. Das Kind signalisiert durch sein Verhalten *Mir geht es nicht gut* und die Mutter – fast immer die Mutter – bekommt gesagt, dass sie konsequenter erziehen muss.

Eine Mutter schrieb mir: »... und wie so oft zweifelte ich an meiner Erziehung. Und dass, obwohl er unser fünftes Kind ist! Der Kinderarzt riet uns zu festeren Regeln und mehr Konsequenz.«

Mit im Paket ist in aller Regel, dass das Benehmen des Kindes als *schlecht* bewertet wird:

> »Die Familienfeier wurde zur Katastrophe. Mein Schwiegervater war empört, dass M. mal wieder mit gesenktem Blick wortlos an ihm vorbeiging, anstatt ihm ordentlich die Hand zu geben. Als nächstes weigerte sich M., mit den anderen Kindern am Kindertisch zu sitzen, und zog sich damit den Unmut meiner Schwiegermutter und der anderen Eltern zu, und nach zwei Stunden begannen die üblichen Wutausbrüche und Weinkrämpfe. Ich machte alles falsch, M. machte alles falsch, ich wollte nur noch nach Hause, aber ich habe tapfer durchgehalten. Wie immer. Ich hab versucht zu lächeln, doch in mir tobte der Kampf: Was mache ich falsch? Ich muss konsequenter werden, besser erziehen, darf nicht so viel durchgehen lassen, dann wird M. sich normal benehmen. Oder ist mein Kind doch irgendwie anders und wird sich nie so benehmen wie andere? Diese nagenden Zweifel an sich selbst und der eigenen Wahrnehmung sind das Schlimmste.«

Spätestens beim Eintritt in die Schule werden die Probleme dann oft so richtig belastend:

> »Unser Kind wurde zunehmend aggressiver. Ich bekam jede Woche neue Mails der Lehrerin, wie schlecht es sich benehmen würde. Es hieß immer, ich müsse mehr Grenzen setzen, und auch unser Kind müsse sich an Regeln halten.«

Das ist aus meiner Sicht das Paradebeispiel für eine irritierende, doch gesellschaftlich gefestigte Meinung: Das Kind zeigt durch sein Verhalten, dass es ihm in der Schule nicht gut geht, und die Mutter bekommt gesagt, dass sie zu Hause konsequenter erziehen muss ...

Ein anderes Elternpaar schreibt:

> »Unser Sohn bekam immer mehr Druck, immer mehr wurde sein Verhalten als nicht angepasst kommentiert. Wir haben die Kinder- und Jugendpsychiatrie aufgesucht. Die haben alles Mögliche nur mit Tabletten versucht. Mir als Mutter wurde suggeriert, dass ich nicht konsequent erziehen würde. Seine echten Probleme hat sich dabei nie jemand wirklich angehört. Letztes Jahr habe ich mich auf

Empfehlung an einen ambulanten Psychiater gewandt. Dieser hat dann endlich mal nur unseren Sohn im Blick gehabt, mit ihm alle möglichen Tests durchgeführt und am Ende kam Asperger-Autismus heraus.

In den letzten 13 Jahren bin ich doppelt so schnell gealtert, und auch unser Sohn hat eine elende Zeit hinter sich. Aber jetzt geht der Kampf immer noch weiter. Für jede Form von Hilfe, müssen wir uns erst mal erkundigen, schlaumachen, durch den Antragsdschungel tauchen. Wir fühlen uns ziemlich allein!«

Diese Berichte und viele mehr vereint nicht nur der sachliche Inhalt. Verbunden sind sie auch durch die Zweifel, durch Wut, Trauer und Zorn, die Sorge ums Kind – und durch das schwindende Vertrauen in sich selbst. Dieser starke emotionale Stress ist u. a. die Folge der manchmal nicht enden wollenden Schuldzuweisungen des sozialen Umfelds. Besonders Mütter leiden unter diesem, denn sie neigen noch häufiger zu Schuld- und Unzulänglichkeitsgefühlen (Green 2003, S. 1366 f.).

Immer schön zum Volke winken

Ich habe meinem Orientierungssinn für die Fahrt durch mein Leben als Mutter nicht vertraut. Ich habe mir Bücher als Pläne geholt, die ich nicht verstehe, und mir von den Beifahrern die Richtung zeigen lassen. Immer weiter bin ich vom Steuer weggerutscht, habe den Driver's Seat gerne geräumt, und mich auf meine Spezialität besonnen: strahlend lächeln, Haltung bewahren und mit festem Blick nach draußen gucken. Zum Volke winken nicht vergessen.

Je schwieriger es mit meinem großen Jungen wurde, desto mehr andere Menschen habe ich befragt, hab das Steuer aus der Hand gegeben, weil ich so fest davon überzeugt war, dass ich den Weg nicht finden würde.

Die Fachärztin für Kinder- und Jugendpsychiatrie, die damals die Autismus-Diagnose stellte, die hat mal zu mir gesagt: »Die Mutter hat immer recht.« Damals, da ist der Satz, und vor allem seine Bedeutung, nicht bis zu mir durchgedrungen. Ich habe ihn gehört, aber ich konnte ihn nicht auf mich beziehen. Denn möglicherweise haben Mütter mit gutem Mütter-Orientierungssinn recht. *Aber dazu gehöre ich ja nicht.*

Das Auto fuhr also weiter und weiter mit mir durch mein Leben als Mutter. Ich habe es immer besser ausgerüstet, mit mehr und mehr Hilfsmitteln, mit mehr und mehr, was mir den Weg weisen konnte, und es schön sauber gehalten. Doch es ist wie mit dem echten Navi. Auch den letzten Rest Eigenleistung habe ich mir aberziehen lassen. Tempomat, Einparkhilfe, Erkennung des Tempolimits, Überholwarnung im Außenspiegel, rote Lichter blinken, wenn man die Spur verlässt – und wenn man vergessen hat, wohin man eigentlich noch mal wollte, steht's ja im Navi.

Es liegt an einem selbst, wie viel Fremdsteuerung man zulässt. Und im Auto mag das alles sehr hilfreich sein, wenn man selbst den Weg nicht findet. Doch wenn es um das eigene Kind geht, dann lässt sich das nicht mehr so leicht machen.

Natürlich kann und sollte man vielleicht sogar andere um Rat fragen. Doch dann bedarf es wieder eines gewissen Maßes an Vertrauen in sich selbst, weil einem am Ende aller Ratschläge, Expertisen und Diagnosen die Bewertung und Interpretation der Ergebnisse selbst obliegt. Quasi die Anwendung der Berechnungen auf die eigene Situation: Objektiv wurde das und das berechnet. Aber passt das zu meinem Kind, zu mir, zu unserer oder meiner Situation? Finde ich mich oder meine Familie dort wieder? Oder sind wir einer der statistischen Ausreißer, die gelöscht werden, damit sie das Bild nicht verzerren, sodass wir hier gar nicht gemeint sind? Verunsichert und ohne Vertrauen in sich selbst lässt sich das nur schwer entscheiden.

Die meisten Eltern autistischer Kinder eint diese anhaltende Verunsicherung. Denn begonnen hat doch alles ganz normal, damals, als das erste Mal der zweite Strich auf dem Teströhrchen zu sehen war. Und dann – BÄÄM – es wird alles anders! Gefühlt alle Kinder des Umfelds werden so und so, nur das eigene ist ganz anders. Es gewöhnt sich NICHT an die neue Umgebung.

»Etwas mehr Loslassen« (einer der schlimmsten Ratschläge überhaupt: Ein Kind, das signalisiert, dass es Halt und Nähe benötigt, darf man nicht loslassen. Ich weiß, wovon ich rede, ich habe diesen Fehler zu oft gemacht.) geht häufig völlig nach hinten los. Es findet eben KEINE Freunde in der Schule, und auch die Art der Wissensvermittlung, die bei allen funktioniert, klappt überhaupt nicht, obwohl auch der dreihundertste quälende Test eine normale Intelligenz bescheinigt. Die Didaktik und die Rahmenbedingungen funktionieren nicht. Auch in der siebenundzwanzigsten Wochenstunde Nachhilfe- und

Förderunterricht nicht, wenn sowieso längst das Urteil steht: Das Kind will nicht, ist in Wirklichkeit doch zu doof und die Eltern erziehen auch nicht richtig.

»Die Mutter hat immer recht« – heute lasse ich den Satz manchmal auch für mich gelten. Es hat dreizehn Jahre gedauert, und es gibt noch Rückschläge, aber hey: Die Pubertät hat gerade erst angefangen. Angeblich unterscheidet sich die Pubertät bei Autisten deutlich von der Entwicklung nichtautistischer Kinder. Also? Es ist Zeit, auf den Fahrersitz zu klettern, alle Pläne und Navis rauszuwerfen, die Handschuhe auszuziehen und das Steuer endlich selbst zu ergreifen. Und wenn mein Großer dann sagt »MAMA! Wir hätten eben rechts gemusst!«, kann ich ja antworten »Ich bin deine Mutter. ICH hab recht«.

(Different Planet – »... und immer schön zum Volke winken«)

Nächtliche Recherchen

Um sich selbst vollends zu verwirren, beginnen viele Eltern und Betroffene damit, in Büchern oder dem World Wide Web nach einer Erklärung zu suchen. Häufig scheint dies nachts zu geschehen. Das ging mir selbst so, und wenn ich sehe, zu welchen Uhrzeiten Mails an meinen Blog geschickt werden, weiß ich, dass ich auch damit nicht allein bin.

Dass die eigene Unsicherheit durch die Recherchen häufig nicht gelindert, sondern verstärkt wird, liegt vermutlich daran, dass die beschriebenen Symptome der unterschiedlichen *Störungsbilder* einfach niemals richtig passen wollen. Wie soll man wissen, ob sein 6-jähriges Kind, man selbst oder der/die Partner:in einfach ruhebedürftig ist, oder ob die Fähigkeit zur sozialen Interaktion so stark von der Norm abweicht, dass sie als *autistisch* eingeordnet würde?

Dennoch weiß ich selbst nur zu gut, wie stark der Wunsch nach einer Erklärung und dem Gefühl von Kompetenz für die Situation sein kann. Die Recherchen sind für viele unter uns wichtig und richtig. Nicht zu recherchieren ist also auch keine Lösung!

Noch mehr verwirrende Merkmale

Recherchiert man nun also weiter zu Autismus, findet man nicht nur Erläuterungen zu den Hauptmerkmalen, die ich im vorangegangenen Kapitel beschrieben habe, sondern i. d. R. auch zu den Konzepten *Theory of Mind (ToM), zentrale Kohärenz* und *exekutive Funktionen*. Diese gelten bei Autist:innen als eingeschränkt (Dankova 2020, S. 85 ff.).[6]

Da diese Begriffe häufig in Verbindung mit Neurodiversität thematisiert werden – auch in Gesprächen mit Ärzt:innen, Psycholog:innen und weiteren Expert:innen, bei denen man möglicherweise Rat sucht – möchte ich sie mit Beispielen aus dem Alltag etwas greifbarer machen. Dazu widme ich nachfolgend jedem der Begriffe einen Abschnitt. Eine trennscharfe Abgrenzung kann hier kaum gelingen, und auch in der Wirklichkeit sind sie für den Laien kaum voneinander getrennt zu beobachten oder einzeln zu identifizieren. Das ist auch gar nicht das Ziel. Das Ziel soll vielmehr sein, sich ein Bild von den Fachbegriffen zu machen, um das eigene Kompetenzgefühl in Bezug auf sich und/oder die eigene Familie zu stärken.

Viele Angehörige von Autist:innen, besonders Eltern, fühlen sich nicht kompetent in Bezug auf das entsprechende Fachvokabular und haben den Eindruck, auch aufgrund dieser mangelnden Kenntnis häufig von professioneller Seite nicht genügend in die Besonderheiten und Möglichkeiten für Hilfestellungen einbezogen zu werden – falls sie überhaupt Gehör finden und ernstgenommen werden (Russ 2019, S. 44).

Theory of Mind (ToM)

Schnurstracks gehe ich an einem wartenden Paar vorbei, stelle mich hinter Vater und Tochter, die gerade ihre Eistüten entgegennehmen, und konzentriere mich auf meine Bestellung (die immer die gleiche ist, sicher ist sicher). Während ich meinen Satz: »Eine Kugel Cassis im Becher, bitte«, gedanklich mehrfach wiederhole, höre ich hinter mir das Paar.

»Na, das ist ja eine eigentümliche Art, sich in der Schlange anzustellen.«

Ich erstarre kurz, drehe mich tapfer um und frage: »Hab ich mich vorgedrängelt??«

Der Mann schmunzelt. Ich vermute, er hat eine pampige Antwort erwartet, doch mein ehrliches Entsetzen stimmt ihn offenbar milde.

6 Die Fähigkeiten zu den nachfolgend dargestellten Konstrukten *Theory of Mind, zentralen Kohärenz* oder zu *exekutiven Funktionen* sind NICHT an die Intelligenz geknüpft (Dankova 2020, S. 88 f.).

»Schon gut, jetzt sind Sie ja schon dran, kein Problem.«

Ich bekomme vor Scham kaum noch Luft und bestehe darauf, dass sie vor mir bestellen.

»Überleg Dir, warum sie sonst dort stehen könnten!«, rät mein Mann mir immer. Denn das mit dem Anstellen, also Vordrängeln, passiert mir regelmäßig. Es ist schwer für mich, mich in dem Moment in die Absichten, Gedanken und Gefühlen von anderen hineinzuversetzen. Eine lose, ungeordnete Schlange ist kaum verständlich für mich. Eisdielen, Bäckertheken und Supermarktkassen sind die Orte meiner größten Missverständnisse. Mittlerweile frage ich lieber einmal zu viel als einmal zu wenig.

»Stehen Sie an?«

»Ja«, sagt die Dame mit dem vollen Einkaufswagen, »was sollte ich sonst hier tun?«

Das weiß ich nicht, denke ich mir. Und weiß es wirklich nicht.

(Different Planet – »Entschuldigung, stehen Sie hier an?«)

Die *ToM* ist eine Voraussetzung für eine situationsgemäße soziale Interaktion und Kommunikation. Nichtautist:innen erwerben diese über lebenslanges soziales Lernen. Bereits im Kleinkindalter lernen sie die Absichten anderer kennen. Sie folgen dem Blick ihrer Eltern zum Brotkasten, um später zu verstehen, dass sie beabsichtigen, das Brot zu holen. Im Kinderwagen sitzend lernen sie, dass es die Absicht all derer, die ihren vollen Einkaufswagen zur Supermarktkasse schieben, ist zu bezahlen – und vieles, vieles mehr.

Autist:innen sind weder zu selten in den Supermarkt mitgenommen worden, noch ist ihre eingeschränkte *ToM* ein Zeichen von Intelligenzminderung, sondern ihre Fähigkeit zum sozialen Lernen ist eingeschränkt. Sie haben es – trotz aller Möglichkeiten – nicht gelernt, intuitiv zu erkennen, welche Gedanken, Absichten oder Gefühle eine andere Person in diesem Moment hat. Sie befinden sich an dieser Stelle im zuvor angesprochenen Störungsbereich. Andere beschreiben Autist:innen häufig als *unbedarft, rücksichtslos, unhöflich, unbefangen* oder *blauäugig*, wenn sie sie einige Male in solchen Situationen erlebt haben. Sie können es jedoch einfach nicht besser.

Natürlich gibt es Strategien, um in diesem Bereich besser zu werden. So, wie man in der Schule Französisch-Vokabeln paukt. Manche werden dadurch richtig gut in Französisch! Doch wird Französisch deswegen niemals zur Muttersprache werden. Allein durch das Vokabellernen werden die Wörter nicht intuitiv fließen, die Sprache wird niemals in ihrem Facettenreichtum gesprochen oder verstanden werden. Selbst nach jahrelangen Sprachkursen werden Bedeutungen zwischen den Zeilen, Metaphern, subtile ironische Bemerkungen oder Redewendungen nur schwer erfasst, geschweige denn angewendet werden können.

Fragt man sich also, warum man selbst, der/die Partner:in oder das eigene Kind soziale Situationen wie Kindergarten, Schule, Ausflüge, Supermarkt, Bahnfahrt, Flugreise, Theater, Kino oder Geburtstagsfeiern entweder gerne meidet oder anschließend ungewöhnlich erschöpft ist, so könnte es sein, dass einfach die gesamte Zeit kognitive Höchstleistungen erbracht werden mussten, um unter all den »Französinnen und Franzosen, die ihre Sprache intuitiv sprechen und verstehen«, nicht aufzufallen.

Wie mit einer Fremdsprache verhält es sich für Autist:innen mit den Absichten, Gedanken und Gefühlen anderer Menschen.

Die *Empathie* ist Teil der *ToM*. Sie bezieht sich konkret auf das Erkennen und Verstehen des emotionalen Erlebens, ebenso der richtigen Reaktionen auf Emotionen des Gegenübers. »*Was fühlt mein Gegenüber?*«, ist die dahinterliegende Frage. Diese ist nicht zu verwechseln mit der Frage: »*Was würde ICH in dieser Situation fühlen, wie würde ICH reagieren?*« Dass im Bereich Empathie wenige Menschen echte Meister:innen sind, darüber besteht vermutlich Einigkeit. Doch sind Autist:innen aufgrund ihrer eingeschränkten Fähigkeit zum sozialen Lernen i. d. R. noch weniger darin geschult.

Die Einschränkung der *ToM-Fähigkeiten* bezieht sich bei Autist:innen auch auf sie selbst. Die eigenen Gedanken und Gefühle wahrzunehmen und sie auch zu verstehen *(»Mamaaaa, mein Bauch ist so kribbelig!!!!!!!!« – »Bist du vielleicht aufgeregt wegen der Schule?« – »Wieso sollte der Bauch wegen der Schule kribbeln, der weiß das doch gar nicht, Mama!!«)* ist eine Entwicklungsaufgabe, die in aller Regel automatisch bereits ab dem ersten Lebensjahr passiert. Bei autistischen Menschen bleibt dies auf der Strecke. Bei einigen mehr, bei anderen weniger.

Selbstverständlich sind die beschriebenen Merkmale nicht den autistischen Menschen vorbehalten. Auch Nichtautist:innen können hier Schwierigkeiten haben. Die Idee des Spektrums kommt an dieser Stelle wieder ins Spiel. Doch Autist:innen befinden sich bezüglich der *ToM* meist im Störungsbereich des Spektrums (Dankova 2020, S. 86).

Das Vorurteil, autistische Menschen würden keine Gefühle kennen oder wahrnehmen, trifft nach meiner Beobachtung ganz und gar nicht zu. Autist:innen fühlen häufig sehr viel und sehr intensiv! Sie denken häufig auch viel und intensiv. Einige beschreiben, dass sie regelrecht unter der nicht zu sortierenden Flut von Emotionen und Gedanken leiden. Das Buch *Der Junge, der zu viel fühlte*, das die wahre Geschichte des fünften Kindes des weltweit anerkannten Hirnforschers Henry Markram erzählt, gibt einen wundervollen Einblick in die Welt des gelebten Autismus. Markram stellt seine eigene Forschung zur Funktion des menschlichen Gehirns komplett auf den Kopf, als sich offenbart, dass sein Sohn autistisch ist.

Das Buch wird im selben Maße weltweit gelesen, wie seine Theorien zu Autismus kritisiert werden.

Zentrale Kohärenz

> *>> Drei der 21 Deckenspots im Chemieraum waren kaputt«, sagt mein Sohn nach dem Rundgang über das Gelände seiner hoffentlich neuen Schule, »in jeder Reihe einer.« – »Aha. Und wie war dein Gesamteindruck? Denkst du, dass die Schule für dich in Frage kommt?« – »Ja. Vielleicht. Weiß nicht. <<*

Na toll. Hat das jetzt was gebracht oder nicht? Soll ich das jetzt allein entscheiden? Er soll doch dahin gehen, nicht ich. Aber ich verstehe es. Ich selbst habe Schwierigkeiten mit Gesamteindrücken: Ich lese eine interessante Überschrift in der Zeitung und finde den dazugehörigen Artikel nicht. Ich gucke auf einen Stadtplan, sehe die Straße, aber ich verstehe nicht, ob sie dort hinführt, wo ich hinwill. Vor einigen Jahren war ich mit zwei Freunden für ein paar Tage in einer anderen Stadt – bis zum Ende habe ich nicht verstanden, welche U-Bahn uns zum Ziel bringen sollte. Ich kann den Blick auf Pläne nicht mit der Realität zusammenbringen. Fehlt aber irgendwo in einer Beschreibung auch nur der winzigste i-Punkt, ein einziges Komma, oder ist der Blauton auf Seite 3 marginal anders als der auf Seite 25 – DAS sehe ich sofort. Und: Es *stört* mich!

Das beschreibt so ziemlich den Kern der *zentralen Kohärenz*: Einzeln wahrgenommene Reize werden zu einem stimmigen, realitätstreuen Gesamtbild zusammengesetzt und abgespeichert. Oder eben nicht. Dann ist die *zentrale Kohärenz* beeinträchtigt. Bei Autist:innen ist das häufig der Fall.

Während Nichtautist:innen angeblich immer den gesamten Wald sehen – und dennoch auch die einzelnen Bäume wahrnehmen können – gelten Autist:innen als detailorientiert: Sie sehen lauter Bäume, aber keinen Wald, so sagt man. Es fällt ihnen schwer, viele Eindrücke zu einem gesamten zusammenzusetzen. Der Vorteil dieses Vorurteils: Sie werden sehr gerne als Spezialisten für detailorientierte Arbeiten eingestellt, z.B. im IT-Bereich. Als Experten fürs Fehlerfinden. Autist:innen suchen nämlich keine Fehler, sie finden sie. So sagt man.

Die Nachteile machen sich besonders im sozialen Kontext bemerkbar, denn hier ist die Fähigkeit zur ganzheitlichen Erfassung und Interpretation der Situation von zentraler Bedeutung (Remschmidt 2008b, S. 612).

Besonders in der Schule kann die Einschränkung der Fähigkeit zur Wahrnehmung eines Gesamteindrucks problematisch werden. Oft wird nicht verstanden, für welche Aufgaben die Arbeitsanweisung gilt, ob der Textkasten unten links noch eine Ergänzung zur Aufgabe oben rechts ist, oder ob das woanders hingehört. Welchen Teil des Tafelbilds soll ich jetzt wohin übertragen? Das ganze? Auf dieses kleine Blatt?

Ohne Schulhelfer:in sind autistische Schüler:innen mit den Anforderungen des *normalen* Schulsystems i. d. R. ziemlich überfordert. Das kann zu deutlich schlechteren Leistungen führen als eigentlich möglich – vergleichbar mit einem Kind, das eine Brille benötigt und diese im Unterricht nicht tragen kann. Wie soll es Tafelbilder erkennen und übertragen? Lesen lernen oder Räume finden?

Sehbehinderte benötigen u. U. Sehhilfen, Gehbehinderte manchmal Gehilfen und viele Autist:innen benötigen Schulhelfer:innen, um die Barrieren des genormten, nicht inklusiven Systems überwinden zu können.

Exekutive Funktionen

Paul ist 10. Sein Vater sagt:

»Hol mal bitte noch schnell deine Mütze, die liegt auf dem Board.«

Paul sucht und sucht und findet sie nicht. Papa kommt. Er nimmt sie von der Kommode.

»Mann, Paul! Hast du Tomaten auf den Augen??«

In Paul steigen die Tränen auf.

»Papa! Das ist kein Board! Das ist eine Kommode! Wie soll ich diese Scheißmütze finden, wenn du mir sagst, sie liegt auf dem Board?«

Papa motzt zurück: »Ey – du solltest deine Mütze holen. Die lag direkt hier, und ob das für dich ein Board oder eine Kommode ist, ist ja wohl egal. Wir haben es eilig, und du kannst mit 10 deine Mütze nicht alleine holen!«

Paul fängt an zu weinen.

»Das ist so ungerecht! Ich wollte es richtig machen und jetzt schimpfst du so! Es IST wichtig, was ein Board und was eine Kommode ist!«

(Different Planet – »Digga, du wirkst voll normal!«)

In Raum und Zeit verloren – so kommen Kinder, bei denen die *exekutiven Funktionen* beeinträchtigt sind, ihren Eltern häufig vor. Diese Funktionen beziehen sich auf Fähigkeiten, die mit der Ausführung von Handlungen einhergehen: die zielgerichtete Steuerung der Aufmerksamkeit, das Setzen von Zielen und das Vorausplanen bestimmter Handlungsschritte, ja zeitliches Strukturieren im Allgemeinen sowie der Umgang mit Planänderungen und Spontanität, aber auch Impulskontrolle und das Regulieren von Emotionen. All das kann mit autistischen Familienmitgliedern, bei denen i. d. R. die exekutiven Funktionen eingeschränkt sind, zum täglichen Kampf werden.

Zu Beginn des Lebens fällt es kaum auf, denn im Kindergartenalter wissen die wenigsten, dass morgen Mittwoch ist und dass man schon mal alles für den Musikkurs bereitlegen könnte. Und dass es IMMER Nudeln oder das geliebte Salamibrot sein müssen, dass keine Abweichungen akzeptiert werden, auch das ist mit drei, vier oder fünf Jahren häufig noch nicht ungewöhnlich – ebenso wie die Tatsache, dass »Unterbrich mal schnell dein Spiel und geh dir die Zähne putzen« auf wenig Gegenliebe stößt.

Mit Schuleintritt werden die Unterschiede zu Gleichaltrigen dann sichtbar, die abweichende Entwicklung wird immer auffälliger. Die Eltern schimpfen und kämpfen und versuchen, ihren Kindern beizubringen, wie man einigermaßen strukturiert durch den Alltag kommt. Überhaupt vollständig gekleidet und mit dem für den Tag richtig gepackten Ranzen in der Schule anzukommen, kann eine riesige Herausforderung sein.

Die größte Herausforderung ist, dass Autismus nicht in dem Sinne sichtbar ist. Die Betreffenden wirken *normal*, und dass sie wieder die Bücher nicht dabei, den Bus verpasst und die Kleidung nicht aufgeräumt haben oder sich weigern, spontan in den Biergarten zu gehen, anstatt zu Hause zu bleiben, wirkt wie ein bewusst provozierendes Verhalten (Remschmidt 2008b, S. 600 ff.).

Schwierige Phase oder abweichende Entwicklung?

Es soll nicht wirken, als wäre in meiner Wahrnehmung jedes Kind oder auch jede:r Erwachsene, der oder die sich durch – wie man so schön sagt – *herausforderndes* oder auch nur durch *abweichendes* Verhalten bemerkbar macht, neurodivergent; diesen Rückschluss möchte ich nicht suggerieren. Herausfordernde Phasen oder ebensolches Verhalten können ebenso durch externe Faktoren, wie z. B. Umzug, Schuleintritt, Trennung der Eltern, Trennung vom Partner, Jobverlust usw. oder auch durch Erkrankungen, Hormonschwankungen oder sonstige Umstände ausgelöst werden.

Ebenso finde ich es völlig verständlich, dass nicht sofort auf das Vorliegen einer Neurodivergenz, wie z. B. Autismus oder AD(H)S, getestet wird, weil sich jemand *mal schwierig* zeigt.

Doch finde ich es bemerkenswert, wie häufig berichtet wird, dass – wenn es zu Problemen kommt – zunächst einmal Erziehung und Charakter in Frage gestellt und keine zielführenden Optionen aufgezeigt werden.

Mich selbst betreffend kann ich nicht ausschließen, dass ich aufgrund meiner bereits festgefahrenen Verunsicherung auch hauptsächlich immer den Teil gehört und gespeichert habe, der mich und mein Kind kritisiert und bewertet hat. Vermutlich wäre ich auch damit nicht allein.

2.2 Zwischen Superkraft und Schuldgefühlen

Den entlastenden und befreienden Satz unserer Kinder- und Jugendpsychiaterin »Die Mutter hat immer recht« kann ich bis heute nicht vollumfänglich für mich gelten lassen kann. Das ist mal wieder typisch für mich – aber nicht nur für mich. Es ist typisch für viele, viele andere Mütter. Dazu muss das Kind auch nicht *anders* sein. Es ist, als ob man bei der Geburt eines eigenen Kindes nicht nur mit einer Multitasking-Superkraft, sondern auch mit einem muttereigenen Schuldgefühl ausgestattet würde. Das bedeutet nicht, dass man Schuld HAT oder bekommt, es bedeutet, dass man Schuld FÜHLT. Fast alle Mütter meines Umfelds fühlen sich auf Nachfrage für viele Dinge schuldig: weil sie so oft weg sind, weil sie so oft da sind, weil sie so viel arbeiten, weil sie nicht arbeiten, weil sie mehrere Kinder bekommen haben und daher jedem zu wenig Aufmerksamkeit schenken, weil sie nur ein Kind bekommen haben, weil sie schon wieder Chips und Gummibärchen erlaubt haben, weil sie keine Chips und Gummibärchen erlaubt haben, weil sie ihr Kind schon wieder mit Aufräumen quälen, weil sie ihrem Kind keinen Ordnungssinn beibringen, weil sie selbst sonntags natürlich wieder das kaputte Ei und das unbeliebte Brötchen nehmen, weil sie ihren Kindern keine Rücksichtnahme beibringen, und so weiter und so weiter. Und am Ende des Tages: weil sie abends todmüde ins Bett sinken, und ihre Partner:innen mal wieder zu kurz kommen.

> **#mumguilt**
>
> Auf Instagram schreibt die Mutter eines etwa zweijährigen Mädchens, dass ihr schlechtes Gewissen fast unerträglich sei: Sie hat ihre Tochter an dem Tag nun doch zur Betreuung gegeben. Fröhlich sei das Mädchen gewesen, als sie dort reinkamen; es scheint so etwas wie ihr zweites zu Hause zu sein. Die Mutter beschreibt, weshalb sie sich des *Tatbestands der Fremdbetreuung* an diesem Tag schuldig gemacht hat: Sie befindet sich im ersten Trimester einer weiteren Schwangerschaft, und die Hormone machen ihr gerade große Probleme. Außerdem habe sie eine scheußliche Erkältung, und die Tochter habe Schlafschwierigkeiten gehabt, sodass sie komplett übermüdet ist. Und nun setzt sie ihrem Unwohlsein die Krone auf, indem sich bis zum Anschlag egoistisch zeigt und das kleine Mädchen zum Spielen bringt, nur, damit SIE SICH HINLEGEN kann. Das ist natürlich unerhört! Noch einmal betont sie, dass sie gerade mental, körperlich und emotional zu kämpfen hat, und beteuert ihr Schuldgefühl.

MÜTTER! WAS IST LOS MIT UNS? Ich wette, die meisten von uns schmunzeln gerade und denken sich, dass diese Mutter wirklich mal Ruhe benötigt hat, und dass dieses ganze Schuldempfindungsdings an dieser Stelle ja nun wirklich Quatsch ist.

Doch wenn wir mal ganz tief in uns gehen und uns an ähnliche Tage erinnern: Ich bin sicher, fast jede von uns kennt dieses in uns schlummernde Gefühl, das gerne in unpassenden Momenten zubeißt und obendrein nichts, absolut gar nichts, damit zu tun hat, was man eigentlich weiß oder denkt oder über andere in der gleichen Situation denken würde.

An diejenigen unter uns, die dieses irrationale Gefühl nicht (gut) kennen: Ich beneide euch!

Den Satz »Die Mutter hat immer recht« hat die Ärztin sicher anders gemeint. Er sollte vermutlich bedeuten, dass die Einschätzung einer Mutter in Bezug auf das eigene Kind niemals falsch sein kann. Und doch hat er aus meiner Sicht etwas mit dem bei der Geburt des eigenen Kindes scheinbar mitgelieferten Schuldgefühl zu tun: Fühlt man sich sowieso bereits schuldig, erlebt dann Verunsicherung aufgrund einer abweichenden Entwicklung des eigenen Kindes und erhält dazu oft genug das Feedback, dass das Kind einen fehlerhaften

Charakter habe und/oder man selbst Erziehungsfehler begehe, werden die meisten Mütter (zurecht!) einen Charakterfehler ihres Kindes ausschließen. Und was bleibt dann als letzte Möglichkeit übrig? Dass man selbst versagt hat und schuld an der bestehenden Situation ist. Genau. Und damit verliert man schonmal vollends das Vertrauen in die eigene mütterliche Intuition.

Umso schöner sind Beispiele von Menschen, die *einfach so* auf ihre Intuition und auf ihr Herz hören:

Auf das Herz gehört

Beeindruckt hat mich die Geschichte von Bella, einer alleinerziehenden Mutter, bei deren Söhnen ADHS diagnostiziert wurde, und die sich in den wichtigen Momenten auf ihr eigenes Urteil als Mutter verlassen hat:

> Immer gab es Ärger mit den anderen Kindern, immer Streit. Natürlich schiebt sie es auf die Trennung vom Vater. Als sich die Probleme verstärken, sucht sie mit ihrem großen Sohn den Kinder- und Jugendpsychiatrischen Dienst auf. Was dann folgt, ist der übliche Wahnsinn einer Familie auf dem Weg zur richtigen Diagnose und zur richtigen Unterstützung: Tagesklinik, Therapie, andere Therapie, gute und schlechte Phasen, auch sehr schlechte Phasen. Sie muss miterleben, wie sich ihr Kind vier Monate in seinem Zimmer einschließt, Anzeichen einer Depression zeigt und sie selbst hilflos danebensteht, weil man sogar in deutschen Großstädten mehrere Monate auf den richtigen Arzttermin warten muss. Zur Schule kann der Junge kaum noch gehen, der Hausarzt hilft ihr, aber seine Mittel sind begrenzt, das Schulamt baut Druck auf – dazu kommt ihr Job, der Ex-Mann und bei alledem nicht zu vergessen: ein zweites Kind, das auch Zeit, Liebe und Aufmerksamkeit braucht.
>
> Dann endlich der erlösende Anruf: Der Große kann in der Klinik aufgenommen werden, ihm wird geholfen. Sie fahren hin, und die Klinik macht einen guten Eindruck. Und dann der Moment, der für Eltern zur Feuerprobe werden kann: »Mami. Ich kann hier nicht bleiben. Das ist nichts für mich. Bitte nimm mich wieder mit nach Hause.«
>
> Das sind für mich die entscheidenden Momente. Was hätte ich getan? Was hätte jemand anderes getan? Was wäre richtig gewesen,

und gibt es hier überhaupt *richtig und falsch*? Das sind die Momente im Leben, die dir zeigen, was es WIRKLICH heißt, erziehungsberechtigt zu sein. Die täglichen Entscheidungen für die Sportart, die Schule und wie lange man abends aufbleiben darf, sind schon anstrengend genug. Aber diese Momente, die Eltern von Kindern, die *anders* sind, naturgemäß häufiger durchmachen müssen als Eltern vermeintlich *normaler* Kinder, die gehen ans Eingemachte.

Bella jedenfalls hört auf ihr Herz und packt den Jungen samt Gepäck wieder ein. Und wird belohnt. Er findet seine Erfüllung und einen Platz im Leben: Tierpfleger möchte er sein. Er hat wieder angefangen, die Schule zu besuchen, geht heute regelmäßig zur Berufsschule und zu seinem Ausbildungsplatz. Bella steht morgens mit ihm um 5:30 Uhr auf und macht ihm ein Brot, bevor er losgeht. Sie haben einen tollen Familienhelfer bekommen, der einen guten Draht zum Kind hat und auch Bella unterstützt.

Nun endlich geht es bergauf. Bella sagt, sie nimmt einfach jeden Tag einzeln für sich. Sie schaut, was passiert. Es wird schon eine Lösung geben. Sie wirkt glücklich. Sie leben gerne zu dritt. Die Jungs gehen nicht gerne woanders hin, meistens sind sie alle bei sich und haben Full House, weil die Freundin des Großen da ist, der Kleine noch jemand einlädt, und weil Bella auch gerne Menschen um sich hat. »Es ist ziemlich unordentlich und chaotisch bei uns. Aber fröhlich!« Sie versucht, nicht ständig zu meckern und viel zu erlauben. »Nur kein Feuer«, sagt sie schmunzelnd, »wär doch schade, wenn hier alles abbrennt.« Da müssen auch die Kinder lachen. Dafür macht der Große abends plötzlich mal Crêpes für alle, die herrlich schmecken, und es brennt auch nix. Wer die Küche wieder sauber macht, wissen wir alle. Aber das stört Bella nicht.

Ich finde Bella großartig, und ich versuche, mir ein Beispiel an ihrer Gelassenheit zu nehmen.

(Different Planet – »ADHS ist, wenn sich die Eltern zu wenig kümmern, oder?«)

Bellas Geschichte zeigt, wie schwierig es sein kann, sich in den entscheidenden Momenten auf sein eigenes Urteil zu verlassen und dies dann auch nach außen zu vertreten. Ich kann mir nur so ungefähr vorstellen, wie viel Mut und Kraft es mich gekostet hätte, zu entscheiden: Ok, ich habe lange für diesen Klinikplatz gekämpft. Ich finde es richtig. Doch du willst mit mir nach Hause. Das machen wir.

Ich sage es der Klinikleitung und ich sage es unserem Umfeld, das mich dafür harsch kritisieren wird:

WAAAS? Du hast ihn wieder mitgenommen??? Er hätte es wenigstens versuchen müssen! Da hättest du konsequent sein müssen. Die wissen dort doch, was sie tun!

Dem entgegenzusetzen hatte Bella nur eines: Ich habe auf mein Herz gehört. Ich bin die Mutter. Ich habe recht.

Nachdem den Müttern nun so viel Raum gewidmet wurde, möchte ich zum Abschluss dieses Kapitels gerne auch noch einen Vater sprechen lassen.

Ein Vater reflektiert den Diagnoseweg seines Sohnes

Dass Männer und Frauen unterschiedlich sind und manchmal auch auf *unterschiedlichen Planeten* leben, ist altbekannt. Dass die pauschalen Vorurteile bzgl. dieser Unterschiede kaum zu verallgemeinern sind, auch. Zur Verallgemeinerung taugt aber vielleicht die Annahme, dass Eltern eine mögliche Erkrankung, Entwicklungsstörung oder Behinderung ihres Kindes unterschiedlich empfinden und verarbeiten.

In den mir bekannten Schilderungen ist es zudem so, dass die Mütter sich früher und intensiver damit auseinandersetzen und die Väter gewissermaßen zeitlich und inhaltlich hinterherkommen. Bei manchen Elternpaaren führt dies zu Spannungen, weil sich die eine allein gelassen fühlt und der andere von dem Thema irgendwie »genervt« ist.

Nun wollte ich mal von einem Vater aus erster Hand erfahren, wie es bei ihm war. Ganz raushalten konnte sich die dazugehörige Mutter nicht, also kam sie auch zu Wort.

»Es war ja schon ziemlich lange problematisch«, erzählt der Vater. »Immer diese Streits mit unserem Sohn und die komischen Probleme. Dazu die Überlegungen, was man selbst alles falsch macht und die gut gemeinten Erziehungstipps von anderen. Ich fing ja schon an, an Charakterfehler meines Kindes zu glauben! Anstrengend! Und plötzlich stand der Autismus-Verdacht im Raum, also Asperger. Ich wusste quasi nichts darüber und wollte es auch nicht wissen.«

»WIESO DENN NICHT???«, ist jetzt wohl die naheliegendste Frage. Und zumindest mir kommen an dieser Stelle nahezu alle Unterstellungen und Zuschreibungen in den Sinn, die Frauen für Männer manchmal so übrighaben: Verdrängung, weil es zu schmerzhaft ist. Nicht akzeptieren wollen, dass mit dem eigenen Kind was anders ist. Mangelndes Einfühlungsvermögen. Sowas halt.

»Das war einfach zum Energiesparen. Ich war beruflich viel auf Reisen, ich hatte einfach keine Kapazität für Dinge, die mal so im Raum stehen.«

Der dazugehörigen Mutter merkt man ihre Irritation an. Ihr Blick sagt sowas wie »Ich glaub dir kein Wort. Du hast das verdrängt!«.

Schwesterlich greife ich die Frage ihres Blickes auf: »Hast du das verdrängt?«

»Ja«, sagt der Papa tapfer. »Ich hatte keine Zeit und keine Ressourcen. Das war keine emotionale Entscheidung, sondern eine ganz rationale. Ich fand Asperger weder toll noch schlimm. Ich fand da gar nichts zu. Es kam in meinen täglichen Gedanken einfach gar nicht vor.«

Achtung, feld-wald-wiesen-alltagspsychologische Verallgemeinerung: DAS könnten Mütter nicht! Sie können die Gedanken an ihre Kinder nicht NICHT vorkommen lassen. Es wird hier gerade richtig interessant.

Also weiter: »Außerdem hatte ich das Gefühl, dass meine Frau richtig im Thema ist. Die kannte sich gut aus, hat die Testungen eingeleitet und hat sich intensiv gekümmert. Was soll ich da jetzt auch noch rummachen?«

»Warst du überfordert damit?«, will ich wissen.

»Ja. Aber nur zeitlich.«

Der Angeklagte wirkt glaubhaft. Vielleicht stimmt das ja. Die Mutter sieht aus, als würde sie was sagen wollen.

Ich gucke sie auffordernd an und sie sagt: »Ich war schon irritiert. Ein bisschen Feedback und Austausch hätten mir schon geholfen. Ja, stimmt, ich war komplett im Thema und hab das alles hier gemacht. Zur Sache selbst hättest du vielleicht nichts beitragen können, aber zu meiner Erleichterung.«

Nun isser doch wieder auf der Anklagebank, der arme Kerl. Ich versuche mal, ihn in den neutralen Zeugenstand zu verfrachten: »Was kam denn dann?«

»Nach den psychologischen Testungen hat zunächst ein standardisiertes Gespräch zwischen der Psychiaterin und unserem Sohn stattgefunden und dann eines zwischen uns und der Ärztin. Die Fragen haben sich richtig angefühlt. Die hatten alle was mit unserem Sohn zu tun«, berichtet der Vater.

Die Mutter springt bei: »In dem Gespräch war ich sehr froh, dass du so wenig über Asperger wusstest. Ich hab mir selbst nicht mehr ganz getraut, ob ich jetzt wirklich ehrlich antworte, oder ob ich das Gespräch in eine Richtung lenken will.«

»Die ganzen anderen Diagnosen, die vorher gestellt wurden, also Lese-Rechtschreibschwäche, Lernschwierigkeit und so – die wirkten irgendwie nicht zielführend. Aber diesmal hatte ich ein anderes Gefühl«, erzählt der Papa weiter. »Irgendwie war ich trotzdem ein bisschen überrascht, als uns im Auswertungsgespräch von der Psychiaterin gesagt wurde, dass sich der Autismusverdacht bestätigt hat. Und erleichtert! Endlich hat das Kind einen Namen! Als ein bisschen Zeit vergangen war, und ich mich auch eingelesen und informiert hatte, da habe ich es richtig genossen, dieses Gefühl, zu wissen, was los ist. Die zu nichts führenden Überlegungen, ob man selber Schuld am Verhalten und an den Problemen des Kindes trägt, die konnten damit aufhören. Und ich weiß noch, dass ich danach mal mit dem Kleinen auf dem Spielplatz war, und ich ihn plötzlich durch eine ganz andere Brille gesehen habe. Seine Andersartigkeit, sein merkwürdiges Verhalten – ich konnte das plötzlich genießen, ohne dass ich mich genötigt fühlte, das zu korrigieren.«

Die Herangehensweise an das Thema und die Einstellung dazu in der Zeit vor der Diagnose sind es, die die beiden unterscheidet. Einig sind sie sich darin, dass sich schon während der Diagnose irgendwas *richtiger* angefühlt hat als vorher. Für die Mutter bleibt schwer zu verstehen, wie er sich davor einfach nicht damit beschäftigen konnte. Ich beginne, Verständnis für ihn zu entwickeln. Was, wenn es nicht Autismus gewesen wäre? Dann hätten sich zwei Personen tief in etwas hineingearbeitet, was für sie nicht relevant geworden wäre. Ich finde überraschend, dass auch der Vater der Diagnose so viel Positives abgewinnt. Auch ich unterstelle gerne und schnell, dass jemand mit etwas nicht klarkommt, wenn er sich nicht so offensiv mit etwas beschäftigt. Das scheint nicht grundsätzlich zu stimmen. Ich zum Beispiel komme gut damit klar, dass unsere Mülltonnen regelmäßig geleert werden, obwohl ich mich noch keine Minute mit dem dahinterliegenden Prozess beschäftigt habe. *Das macht alles mein Mann.*

(Different Planet – »Ich wollte mich in Asperger nicht so reindenken«)

Das nächste Kapitel behandelt die Frage *Diagnose – ja oder nein?* Darin werden mögliche positive und negative Konsequenzen einer Diagnose vorgestellt. Außerdem wird die Sorge vor Stigmatisierung angesprochen und der Frage nachgegangen, ob, wann und wie man seinem Kind erklären kann, dass es nicht nur besonders ist – wie jedes Kind –, sondern auch *anders*.

3 DIAGNOSE – JA ODER NEIN?

Viele Betreffenden fragen sich zu Recht, welche Bedeutung eine Autismus-Diagnose hat, und welches die positiven und negativen Konsequenzen sein könnten.

Aus meiner Sicht hat man die Chance, eine Diagnose genau *mit der Bedeutung zu versehen, die man ihr zusprechen möchte.* Sie kann dadurch ganz individuell und sogar variabel sein: An einem Tag ist sie die erleichternde Erklärung für all die Zweifel und Sorgen, die man durchlebt hat, an einem anderen der nützliche Zettel, wenn man z. B. im Wartezimmer des Jugend- oder Sozialamts sitzt und Einzelfallhilfe beantragen möchte.

Traurigerweise kann sie manchmal auch die Grundlage für Scham, Stigmatisierung und Exklusion bedeuten.

Es hadern viele damit, überhaupt eine Autismus-Diagnose für das eigene Kind, sich selbst oder einen anderen geliebten Menschen anzustreben: *Wird die Erleichterung überwiegen, wenn ich endlich mir und anderen so vieles erklären kann? Oder wird meine Sorge vor Stigmatisierung oder auch mein Schamgefühl, weil ich selbst mit Autismus etwas sehr Negatives verbinde, schwerer wiegen? Welche Konsequenzen werde ich möglicherweise erfahren – wird am Ende wirklich ein großes Plus unter dem Strich stehen?*

Das sind berechtigte Fragen, und es ist wichtig, sich gut zu überlegen, ob man sich für oder gegen das Einholen einer Diagnose entscheidet, und ob man im Falle einer gesicherten Diagnose diese auch in die Krankenakte aufnehmen lässt oder sie ausschließlich für sich selbst behält.

Eine weitere Überlegung ist, ob, wann und wie man seinem Umfeld davon erzählen möchte.

Ich mache kein Geheimnis daraus, dass ich eine große Freundin davon bin, besonders Kinder diagnostizieren zu lassen, eine Diagnose in die Akte aufnehmen zu lassen und auch dem Umfeld davon zu erzählen.

Die Nennung der Gründe für meine Befürwortung all dieser Aspekte erleichtert es hoffentlich einigen Betreffenden, die individuell entstehenden Vor- und Nachteile für sich abzuwägen und zu einer für sich passenden Entscheidung zu finden.

Die mir bekannten, potenziell negativen Umstände und Konsequenzen einer Diagnose und auch des Diagnoseprozesses beschreibe ich am Ende des Kapitels. Zu Beginn wende ich mich den hilfreichen Ergebnissen zu, die aus meiner Sicht entstehen können, wenn man sich oder das eigene Kind diesem Prozess unterzieht – wie z. B. eine emotionale Entlastung oder der Anspruch auf externe Unterstützung.

3.1 Alles richtig gemacht

> »… oder *leidest* du unter dem Asperger-Syndrom?«, fragt ein erwachsener Freund meinen Großen bei einem zufälligen Treffen. Antwort meines Sohnes: »Nein, seit der Diagnose nicht mehr.«
>
> Mir standen die Tränen in den Augen! Alles richtig gemacht. Endlich mal!
>
> (Different Planet – »Diagnose: ja oder nein?«)

Dieses kleine Gespräch ereignete sich, als mein Großer neun Jahre alt und seine Diagnose noch recht frisch war. Er strahlte damals eine Art staunende Erleichterung aus, die sich auch auf uns positiv auswirkte. In unserer kleinen Familie war er der erste von dreien, der eine Diagnose aus dem Autismus-Spektrum erhielt, und wir alle waren froh, dass wir dadurch die bis kurze Zeit vorher für uns nicht fassbaren Probleme aus einer neuen Perspektive betrachten konnten.

Allein durch die Möglichkeit dieser neuen *Fassbarkeit* überwiegen für uns die Vorteile unserer klaren Diagnosen. Vielleicht haben wir zusätzlich einfach Glück gehabt, dass sie uns wirklich den Weg zu echter Unterstützung geebnet haben. Möglicherweise war das Jahr 2018 in Berlin auch einfach ein gutes, um sich i. S. Hilfestellung bei Autismus auf den Weg zu machen, wer weiß.

Der Schlüsselmoment

Die zwei Jahre vor der Diagnose waren eigentlich die schlimmsten. Rückblickend war ich in dieser Zeit ziemlich blind.

Bereits ab der ersten Klasse erschienen uns die Feedbacks der Klassenlehrerin zu unserem Großen *merkwürdig*. Das beschriebene Verhalten passte irgendwie nicht zu unserem Kind. Er denkt so *kompliziert*? Er wird *aggressiv*, wenn man versucht, ihm was beizubringen? Er zieht seine Jacke und Schuhe immer so komisch an, alles hängt auf halbmast, und er scheint es gar nicht zu bemerken?

Abgesehen davon, dass man sein Kind grundsätzlich für das klügste und tollste hält, waren die Beschreibungen einfach nicht so, dass ich meinen Sohn darin erkannt habe. Was tut man als *Working Mom*, die sich ihr Weltbild nicht verrücken lassen will? *Wächst sich raus. Fertig.*

Dann wurde sein kleiner Bruder geboren, und der Fokus war sowieso noch einmal anders gesetzt. Für alle Probleme gab es plötzlich eine super Erklärung: Er ist ja gerade mit sieben Jahren großer Bruder geworden. Doch meine Selbstzweifel wuchsen weiter, der Streit zu Hause nahm unaufhörlich zu, und immer musste der Kleine als Grund herhalten. Sicher kam das erschwerend hinzu, aber das Phänomen, mit sieben Jahren ein Geschwister zu bekommen, stand bis dahin nicht gerade im Ruf, eine der schwerwiegendsten Gefahren für die psychische Gesundheit zu sein. Und noch viel wichtiger: Mein Bauchgefühl hat mir auch etwas anderes gesagt. Mangels einer vernünftigen Erklärung habe ich aber weiter weggeguckt und mir alles schöngeredet …

Die Spitze des Eisbergs war das Halbjahreszeugnis der vierten Klasse. Nicht, dass es mich unvorbereitet traf – die Lehrerin hatte mich zwischendurch immer wieder zum Gespräch gebeten, und auch das Zeugnis wurde mit mir vorbesprochen. Es war wirklich ein schlechtes Grundschulzeugnis, besonders für ein Kind, das normal intelligent erschien.

Es war ein Schock, besonders der mündliche Zusatz der Lehrerin, dass jede Note in Wirklichkeit noch schlechter sein müsste, und dass man sich als Schule am Ende des Lateins befände. Sie wüssten jetzt auch nicht mehr weiter. Aber der größte Horror für mich war der angehängte Bewertungsbogen seiner Sozialkompetenzen.

Heute bin ich der Lehrerin dankbar. *Sie hat dafür gesorgt, dass ich endlich hingucke.*

Mein Sohn war von dem Zeugnis tief getroffen. Er lag an diesem Nachmittag in seinem Zimmer und sprach bis zum nächsten Tag kein Wort mehr.

Am nächsten Morgen fuhren wir zu meinen Eltern, um dort die eine Woche Winterferien zu verbringen. Es war so belastend, dass ich die Nächte damit verbrachte, im Internet nach Erklärungen zu suchen und mir zu notieren, wie es ihm geht. Meine Notizen von damals habe ich noch. Sie sind so grausam, dass ich kaum wage, hier alles wiederzugeben.

Ein paar Dinge vielleicht: Die Schule spiegelte, dass sie ihn für normal bis überdurchschnittlich intelligent hielten, dass er aber im Morgenkreis oder während sie einen Film guckten, komplett abwesend wäre und unaufhörlich mit dem Oberkörper schaukelte. Er hätte außerdem nie seine Materialien, Bücher oder Hefter dabei, er könnte nicht schreiben, und wenn er es doch mal täte, könnte man es nicht lesen, weil er mit einem rosa Stift auf ein weißes Blatt schriebe und das auch noch im Kreis.

Zu Hause gab es nur noch Essen und iPad. Keine Freu(n)de, keine Bewegung. Geburtstagseinladungen wurden versteckt gehalten. Außerdem kaute er mehr denn je seine Kleidung kaputt, er konnte weder einen Schnürsenkel binden noch die einfachsten alltäglichen Aufgaben selbstständig erledigen.

Nach den Ferien bat ich seine Lehrerin um ein weiteres Gespräch. Als ich zu ihr ging, wollte ich mich über den Bogen mit der Bewertung der Sozialkompetenzen beschweren. *Es war der Schlüsselmoment.* Ich sagte zu ihr: »Zu den Noten kann ich nichts sagen, aber wenn ich mir den Bogen hier so ansehe, kann ich einfach nicht glauben, dass wir über meinen Sohn reden! Sowas kann man doch nicht so ausfüllen, wenn andere das mal in die Hände bekommen, haben die doch den Eindruck, *wir haben es hier mit einem Autisten zu tun!*« BÄM! Ein Blitz durchzuckte mich. Und ich glaube sie auch.

Ich ging also zur Kinder- und Jugendpsychiaterin, bei der wir eh schon waren, erzählte ihr alles und fragte sie, ob sie einen Test in Richtung Autismus befürworten würde. Würde sie. Kurz darauf war alles klar.

Und seitdem gleicht unser Leben einem Schlaraffenland. Wir haben Schulhilfe, ein super Zeugnis, Spaß zu Hause, ganz andere Regeln im Familienleben, aber wir haben vor allem eines: einen Jungen, der sich *gesehen* und *akzeptiert* fühlt, der sich *richtig* vorkommt, der Lachen kann und wieder ein zu Hause hat, in dem er sich wohlfühlt. Der zum Fußball und zum Judo geht und der sogar manchmal, ganz selten, eine Verabredung mit einem gleichaltrigen Kind hat und die auch noch schön findet. Neulich hat er es sogar so verbalisiert: »Mama, heute habe ich mich gefühlt wie ein normales Kind. Ich hatte eine Verabredung mit einem anderen Kind und hab mich dabei wohlgefühlt.«

Ich jetzt: Tränen vor Glück!

(Different Planet – »Diagnose: ja oder nein?«)

Einfach nur genügend lieben

In den sozialen Medien habe ich für meine Berichte ausreichend Kritik erhalten. Wie kann es sein, dass eine Mutter eine Diagnose benötigt, bevor sie ihr Kind so lieben und akzeptieren kann, wie es ist? Wenn sie ihr Kind ausreichend lieben würde, hätte sich alles von selbst geklärt! Und so.

Diese Kommentare sind schmerzhaft. Wie kann es sein, dass ich diese Diagnose brauchte? Diese Frage stelle ich mir bis heute. Manchmal am Tage und sehr häufig in der Nacht. Mein Schuldgefühl in dieser Sache war zwischendurch fast grenzenlos. Wie kann das sein? Was bin ich für eine grausame Mutter?

Ja, ich berichte, wie es wirklich war und nicht, wie ich mir gewünscht hätte, dass es gewesen wäre. Und ich berichte es nicht, um Mitleid oder Absolution zu erhalten. Das hilft nämlich nicht. Ich habe mich selbst schuldig gesprochen, und deswegen hilft auch nur, wenn ich mich selbst entschulde.

Nach über drei Jahren Austausch über meinen Blog weiß ich, wie vielen es genauso geht: tagsüber versuchen, das Kind oder sich selbst *ins System zu pressen*, weil man sich aus irgendeinem Grund der Überzeugung, dass das richtig wäre, nicht entziehen kann, und nachts deswegen Schuldgefühle haben. Täglich grüßt das Murmeltier.

Vielen von *uns* hilft es zu wissen, dass man damit nicht allein ist – mir auch! Deswegen schreibe ich, wie es wirklich war.

Das alles beschränkt sich nach meiner Erfahrung übrigens nicht auf Kinder oder Erwachsene, deren Symptome als autistisch bezeichnet werden. In den vergangenen Jahren habe ich viele Menschen kennengelernt, deren Kinder oder die selbst aus den verschiedensten Gründen *nicht ins System* kommen und die dieses beschriebene innere Erleben teilen.

Welche Vorteile hat denn nun eine Diagnose?

Das neue Leben im Schlaraffenland besteht bis heute aus verschiedenen Bausteinen, die nachfolgend erläutert werden. Der Begriff *Schlaraffenland* suggeriert, dass wir auf einmal ein problem- und widerstandsfreies Leben, in dem alles wie von selbst geht, führen. Das stimmt natürlich leider nicht, doch wenn man die Katastrophe, aus der wir kamen, als Vergleichspunkt nimmt, kann ich diesen Begriff mit Fug und Recht verwenden. Neben der emotionalen Entlastung besteht unser *Vorteile-Paket* aus Sondermaßnahmen und Nachteilsausgleich in der Schule, einer Schulhilfe, die später zur Schulassistenz über das persönliche Budget wurde, einem Einzelfallhelfer, dem Pflegegrad und einem Schwerbehindertenausweis.

Emotionale Entlastung

Nachdem die Testungen bei unserem Großen durchgeführt waren und eindeutige Ergebnisse zeigten, haben wir zunächst die erwähnte *emotionale Entlastung* gespürt. Mit der Diagnose und dem beginnenden Verständnis hatten wir eine für uns fassbare Erklärung für viele Situationen und Verhaltensweisen unseres Sohnes, rückblickend und aktuell. Mein Mann und ich konnten die Zweifel an unserer

Wahrnehmung und Erziehung minimieren, und wir konnten vor allem unserem Kind eine Sichtweise anbieten, weshalb er sich so häufig *fremd*, *anders* und *falsch* vorkommt. Diese emotionale Entlastung hat zu einer deutlich besseren Stimmung zu Hause geführt.

Erklärungen für andere

Durch die Diagnose konnten wir – abgesehen von uns selbst und unserem Sohn – auch unserer weiteren Familie, unseren Freunden, den Lehrer:innen, Mitschüler:innen und deren Eltern eine Erklärung für die Probleme der Vergangenheit und die Besonderheiten der Zukunft anbieten. Auch das stellt für mich einen Vorteil dar, denn für das Umfeld brachte die Greifbarkeit der Diagnose ebenso die Möglichkeit, diese Probleme und Besonderheiten anzuerkennen.

3.2 Hilfestellungen in der Schule

Wollten wir bis dahin unserem Kind helfen, indem wir es an das System anpassen, konnten wir nun beginnen, das System den Bedürfnissen unseres Sohnes anzupassen. Das ist Inklusion.

Und ich bekenne: Ich brauchte dazu eine Diagnose, und das System brauchte sie auch. Wir konnten nun nicht nur Schulhilfe beantragen, sondern es wurden auch für den Unterricht alternative Situationen geschaffen:

Vorher: Du hast Schwierigkeiten mit der Lautstärke im Musikunterricht? Nun, da musst du durch, müssen andere auch!

Nachher: Du hast Schwierigkeiten mit der Lautstärke im Musikunterricht, weil du autistisch bist? Du kannst mit deiner Schulhelferin nach nebenan gehen und die Artenvielfalt von Streichinstrumenten herausfinden und uns nachher davon berichten.

Darüber hinaus hat die Schule drei Paar geräuschreduzierende Kopfhörer für die Klasse angeschafft, die – nicht nur von Mark – aufgesetzt werden konnten, wenn zu viele Außengeräusche das Wohlbefinden störten.

Auf Anregung der Schulhelferin durften wir für unseren Großen ein kleines Schubladenregal in den Klassenraum einbringen, dessen Fächer mit verschiedenen Farben gekennzeichnet wurden. Jedes

Fach erhielt eine Farbe, und die zog sich durch: Rot für Deutsch, Blau für Mathe, Grün für Englisch usw. Jeder Ordner, jedes Arbeitsblatt, jede Niederschrift, jede Aufgabenstellung im Hausaufgabenheft etc. wurden mit der jeweiligen Farbe versehen. Das passt nicht für jedes autistische Kind. Aber für unseres. Inklusion halt.

Maßnahmen wie diese können eine große Entlastung im Schulalltag darstellen. Plötzlich wurde ich nicht mehr dreimal wöchentlich angerufen, ich müsse mein Kind abholen, weil es mit Kopf- und Bauchschmerzen im Schulsekretariat sitzt. Heute denke ich, dass nicht nur die Maßnahmen an sich hier wirken, sondern ebenso die damit verbundenen Signale des Umfelds, mit den eigenen Bedürfnissen gesehen und angenommen zu sein, anstatt ständig aufgefordert zu werden, sich anzupassen und sein *herausforderndes Verhalten* abzustellen.

Nach meiner Erfahrung können solche individuellen Hilfestellungen mittels einer Diagnose umgesetzt werden, aber eben *nur* mit einer Diagnose. Diese ärztlich verifizierte Begründung war und ist für Sonderbehandlungen wichtig – für die Lehrer:innen, die Mitschüler:innen und auch für deren Eltern. Dafür habe ich Verständnis, denn so funktioniert unser System. Es gibt noch keine gelebte Inklusion, die ohne Diagnosen funktioniert. Es gibt noch nicht mal eine, die *mit* Diagnosen wirklich funktioniert – aber es gibt Anfänge und Ausnahmen.

Während kein Mensch verlangen würde, dass ein Kind oder ein:e Erwachsene:r die Brille absetzt, nur weil andere auch keine haben – oder andere Formen physischer Unterstützungsmaßnahmen in Frage stellen würde –, tun sich die meisten von uns beim Ausgleich mentaler Probleme immer noch schwer.

Unterstützungsleistungen, die auch *Teilhabeleistungen* genannt werden, sollen dazu führen, allen die (möglichst) gleichen Startvoraussetzungen zur Teilnahme und Teilhabe am Leben zu geben. Das inkludiert den Bildungsbereich und gilt für körperlich, geistig und seelisch behinderte Personen – oder davon bedrohte. Dieses Recht ist im Sozialgesetzbuch SGB IX festgeschrieben (REHADAT 2017).

Für Sehhilfen, Hörgeräte, Gehilfen etc. ist dies offenbar auch im Bildungssektor akzeptiert. Der Ausgleich mentaler Probleme, wie einer Reizfilterschwäche oder Defizite in der sozialen Interaktion, scheint hingegen noch unter dem Verdacht eines ungerechten Vorteils zu stehen, anstatt ebenso als Maßnahme zum AusGLEICH betrachtet zu werden. Mindestens, wenn es darum geht, dass Leistungen erbracht und mit denen anderer verglichen werden müssen.

Nachteilsausgleich

Mit der Diagnose ist es möglich, in der Schule einen Nachteilsausgleich zu beantragen. Dieser kann individuell gestaltet sein. Bei uns beinhaltete er die Befreiung von der Rechtschreibnote und die Option, Prüfungen mündlich statt schriftlich abzulegen. Eine Zeitverlängerung bei Prüfungen wäre ebenso möglich gewesen. Je nach Bundesland und Schulart variieren die Möglichkeiten etwas. Eine gute Übersicht bietet der *Grundschulratgeber.de.*

Leider höre ich jedoch viel zu oft, dass der Nachteilsausgleich entweder einfach nicht umgesetzt oder erst gar nicht gewährt wird.

Schulhilfe und Schulassistenz

Unser Großer wird nun im sechsten Jahr von einer Schulhelferin im Unterricht begleitet. Auch ich habe lange gebraucht, um zu verstehen, was sie den ganzen Tag wirklich macht und leistet – und dass sie nicht vorsagt und schummelt, sondern dass sie das ausgleicht, wobei seine autistischen Symptome ihn behindern:

Was machen denn Schulhelfer:innen so?

»Na ja … So ein bisschen wird die ja schon mithelfen« – das ist ein Satz, den ich in Bezug auf die Schulhelferin meines Großen oft höre.

Stimmt das? Nicht ganz. Die hilft nämlich nicht ein bisschen, die hilft ganz viel!

Aber was macht die denn den ganzen Tag? Braucht dieses Kind wirklich einen Babysitter, der den ganzen Tag neben ihm sitzt und ihn bedient? Ist ja wohl klar, dass er so unselbstständig bleibt. Und kommt er sich dabei nicht komisch vor?

Diese Fragen habe ich mir anfangs auch ganz oft gestellt.

Doch was die Schulhilfe angeht, bin ich mittlerweile ganz fit, denn die erlebte ich zum Zeitpunkt, als ich diesen Beitrag für meinen Blog verfasste, nicht nur bereits seit zweieinhalb Jahren, ich erkläre sie seitdem auch permanent. Und ich höre der Schulhelferin auch gut zu, wenn sie es anderen erklärt: Ämtern, Diensten, Lehrer:innen, Schüler:innen, Eltern. Das muss man nämlich ständig, weil man Gelder für die Finanzierung beantragen muss, und weil mein Sohn auf eine Regelschule geht. Da ist es nur verständlich, dass man dort erst mal aufklären muss.

Es beginnt damit, dass unser Großer – wie die meisten Autist:innen – eine Vertrauensperson in größeren sozialen Gruppen benötigt. Um es mit den Worten des Gutachtens zu sagen: »[...] in größeren sozialen Gruppen führt diese [autistische Störung] jedoch zu einer emotionalen Dekompensation [...]« Um es mit meinen Worten zu sagen: Stünde die Schulhelferin morgens nicht vor dem Schulgebäude, würde er sich gar nicht reintrauen. Zu groß wäre das Risiko, vor lauter Reizen den Überblick zu verlieren, sich zu verlaufen und in Panik auszubrechen.

Ebenso unterstützt sie ihn bei Handlungsplanung und dem Herstellen der zentralen Kohärenz. Um wieder das Gutachten zu zitieren: Es ist ihm kaum möglich, diese ohne Unterstützung herzustellen, besonders dann nicht, wenn er durch äußere Reize (Stimmen, Lichter, Gerüche) schon beeinflusst ist. Also hilft die Schulhelferin: »Wir wechseln zum Musikraum, der Lehrer ist schon da, und du benötigst jetzt in diesem Moment deinen Musikhefter. Der Unterricht beginnt.«

Während andere eine Handlung aus dem sich ergebenen Gesamtbild ableiten, fokussiert unser Sohn jedes Detail: Das Licht ist heller als im Flur, Max raschelt an seinem Ranzen herum, die Tische stehen nicht in einer Reihe, es riecht nach Leberwurstbrot, an der Leiste fehlen drei Kacheln, die zweite Lamelle am Vorhang ist verdreht, letzte Woche stand hier noch eine Trommel, an der Decke leuchten vier Reihen à sechs Spots.

Nun beginnt der Unterricht. Mein Sohn läuft ab Minute eins auf Hochtouren. Reizbewältigung, zuhören, denken, melden, sprechen – alles gleichzeitig. Er beginnt, auf seinem Stuhl zu hibbeln, seine Kleidung anzukauen, unregelmäßig zu atmen. Im Gutachten heißt es dazu: »[...] und einem verstärkten Auftreten der Grundstruktur bei nicht mehr vorhandener Anpassungsstrategie.« Jetzt ist die Schulhelferin wieder gefragt. Sie sitzt ein Stück hinter ihm, sie stärkt ihm im wahrsten Sinne des Wortes den Rücken. Sie legt ihm die Hand auf die Schulter. Er registriert sie und kommt langsam wieder etwas runter.

Es bleibt ein wildes, lautes Durcheinander. Zu viel für meinen Sohn. Die Schulhelferin merkt es im rechten Moment, schnappt ihn, nickt dem Lehrer zu, und sie gehen raus. Einfach mal die Flure langgehen, zehn Minuten Auszeit. Gleich geht es wieder, dann gehen sie zurück. Später wird die Schulhelferin den Lehrer fragen, ob sie irgendwas verpasst haben, vielleicht eine Aufgabe, die bis zur nächsten Musikstunde erledigt werden soll?

Als nächstes sollen Noten von der Tafel ins Notenheft abgeschrieben werden. Jetzt wird es echt schwierig. Die Tafel ist doch viel größer als das Notenpapier! Wie hängt denn das zusammen? Die Tafel sieht doch auch ganz anders aus! Die Schulhelferin schnappt sich das Notenpapier und überträgt das Tafelbild. Nachher werden sie nur eine kurze Mittagspause machen, und anschließend wird sie ihm erklären, was sie da übertragen hat. Und während alle anderen das Tafelbild abschreiben, erhält er ein separates Übungsblatt, damit er was Sinnvolles tun kann.

Mein Großer hat diese typische Asperger-Schrift. Große, zackige Buchstaben. Sie hüpfen auf den Zeilen herum, manchmal fallen sie übereinander her, oder nur ein Buchstabe verselbstständigt sich und springt irgendwo aufs Blatt. Eine sog. Dyspraxie haben 80–90 % aller Asperger. Der Körper macht nicht, was er soll. Viele haben eine richtige motorische Einschränkung, so wie Mark. Er strengt sich wirklich an, aber das Schreiben bleibt eine unglaubliche Qual. Auch für die, die es lesen sollen. In Diktaten durfte er bisher in Lückentexten beweisen, dass er die Wörter, die überprüft werden sollten, beherrscht. Das kann er durchhalten. Dazu hat er ja auch all die Jahre Ergo- und Lerntherapie gemacht.

Aufsätze hat die Schulhelferin bisher geschrieben. »Hilft sie da nicht doch immer ein bisschen mit?« Bestimmt. Ist aber egal, denn er ist von der Benotung der Rechtschreibung freigestellt. Da kann sie bei »nämlich« das »h« gleich weglassen. Den Inhalt hat Mark ihr unter Aufsicht diktiert, und der wurde auch benotet. In Englisch ist die Lehrerin oft mit ihm nach nebenan gegangen und hat ihn abgefragt. Man kann anstelle eines schriftlichen

Vokabeltests ja auch mündlich buchstabieren. Die Schulhelferin hat so lange die übrige Klasse beaufsichtigt.

Eine Frage blieb bisher unbeantwortet: »Stört es ihn denn gar nicht, dass ihn jemand den ganzen Tag unterstützen muss? Dass er irgendwie schon dadurch auffällt, dass ein Erwachsener bei ihm sitzt?« Nein, tut es nicht. Wir haben ihn schon öfter dazu befragt. Er kann sich nicht vorstellen, dass das jemand merkwürdig findet, denn er würde es bei anderen ja auch nicht merkwürdig finden. Das ist Autismus, das ist sein Vorteil. Soziale Naivität nennt man das. Wird leider oft ausgenutzt. Aber das ist wieder ein anderes Thema ...

(Different Planet – »Der schummelt doch!«)

Aus dem *Vorteile-Paket* hat uns die Schulhilfe am weitesten gebracht. Mark hat außer seinen autistischen Symptomen eine stark eingeschränkte Handmotorik, die ihm das Schreiben, so wie es in der Schule erforderlich wäre, unmöglich macht. Klavierspielen, Ergotherapie, Lerntherapie und viele, viele Spiele zum Üben der Feinmotorik haben nicht dazu geführt, dass er motorisch ausreichend schreiben kann, auch nicht auf einer Tastatur. Mit Hilfe einer spezialisierten Ergotherapeutin haben wir sogar einmal ausprobiert, ob er möglicherweise die linke Hand nutzen könnte, doch mussten wir nach einigen Jahren einsehen, dass entweder eine andere Person für ihn schreiben oder aber auf lange Sicht eine andere Möglichkeit zur Kompensation gefunden werden muss.

Irgendwann wollte ich ihn auch nur noch beschützen. Er hatte sich so viel gequält. Jetzt musste Schluss damit sein, seine Energie (und meine und die der Therapeut:innen) zu 90 % in Dinge zu stecken, die kaum Aussicht auf Erfolg hatten. Es war höchste Zeit, dass wir begannen, seine Stärken zu stärken, und aufhörten, seine Schwächen mit Aktionismus-Schleifchen aufzuhübschen.

Zunächst übernahm also die Schulhelferin das Schreiben; ergänzt hat sie dies ggf. durch eine individuelle Umgestaltung der Arbeitsmaterialien – immer in Abstimmung mit den Lehrer:innen. Zudem moderierte sie auch die zunehmend durchgeführten Gruppenarbeiten. Mark war dann in einer kleinen Gruppe, vielleicht nur zu zweit, unterstützt durch die Schulhelferin bei der sozialen Interaktion: wechselseitiges Sprechen, Anschließen an das, was der andere gesagt hat, Themenwechsel – alles oft schwer für Autist:innen.

Mittlerweile ist unser Großer in der 10. Klasse, und er und die Schulhelferin haben in Gemeinschaftsarbeit mit der Schule einen Weg gefunden, wie er sich selbst helfen kann: Er diktiert immer häufiger in ein Gerät, das mit einem mobilen Drucker verbunden ist. Dadurch kann er selbstständiger und unabhängiger werden. Zusätzlich ist auch die Gestaltung des Unterrichts in der 10. Klasse anders. Die Jugendlichen entscheiden zunehmend selbst über den Umfang der eigenen Notizen im Unterricht, und Mark macht sich immer häufiger alleine Stichpunkte, die zu seiner handmotorischen Kraft passen. Es müssen auch keine ordentlich geführten Hefter mehr abgegeben werden. Die äußeren Umstände des Systems Schule werden in den höheren Klassenstufen immer passender für ihn.

Da bei ihm keine weitere Einschränkung, wie z.B. eine Intelligenzminderung oder eine Lernbehinderung, vorliegt, musste und konnte er nach wie vor die Regelschule besuchen. Eine andere Möglichkeit gibt es zumindest in Berlin bzw. Brandenburg nicht. Er blieb also auch als diagnostizierter Autist an der Regelschule[7].

Da in Berlin die Grundschulzeit erst nach der 6. Klasse – nicht wie in den anderen Bundesländern bereits nach der 4. – endet, hatten wir nach der Diagnose bis zum Beginn der 5. Klasse noch etwas Zeit, um Schulhilfe zu finden und um uns mit dem zukünftigen Klassenlehrer zu besprechen, ohne einen Schulwechsel vornehmen zu müssen. Das war natürlich ein Segen und hat für Stabilität gesorgt.

Die offenen Ohren und das wertschätzende Umfeld unserer Schule kann ich gar nicht ausreichend würdigen. Mir kam das damals *normal* vor, doch heute weiß ich, dass das leider eine Ausnahme ist! Wir haben einfach Glück gehabt, dass sofort die Bereitschaft da war, den Schulalltag für unser Kind im Sinne des Rechts auf Teilhabe zu gestalten.

Nachdem die Schule die Schulhilfe also im Eilverfahren beantragt hatte und diese auch in einem Umfang von zunächst 10 Wochenstunden genehmigt worden war, hat die Schulleitung über einen

7 Liegt zusätzlich eine Intelligenzminderung oder eine andere Beeinträchtigung vor, kann ggf. eine Sonderschule mit entsprechendem Förderschwerpunkt besucht werden. In Deutschland gibt es neun Förderschwerpunkte (IFBC 2023).

Träger eine entsprechende Person gesucht. Bereits die zweite Person hat hervorragend zu uns gepasst: eine fröhliche und zugewandte Mutter von drei Kindern, die eine Auszeit von ihrem eigentlichen Beruf als Anwältin suchte und die Tätigkeit einer Schulhelferin höchst spannend fand.

Zusätzlich konnten wir mit der Schule vereinbaren, dass die dort tätige Lerntherapeutin die zehn offiziell bewilligten Stunden nach Bedarf um weitere Stunden als zweite Schulhelferin ergänzt. Die Mehrkosten mussten wir selbst tragen, doch war uns die unbedingte Notwendigkeit dieser Maßnahme bewusst. Mark sollte eine echte Chance bekommen, Bildung zu erhalten. Und man ist eben nicht nur an 10 Wochenstunden autistisch, sondern immer. 24 Stunden am Tag, 7 Tage die Woche, ein Leben lang.

Schutz der Seele

Die Schulhilfe hat für mich als Mutter einen Aspekt, der alle klar sichtbaren Unterstützungsmaßnahmen überwiegt: Da ist jemand, der mehr den kleinen, großen Jungen als den autistischen Schüler Mark sieht. Jemand, der früh genug merkt, dass er gleich durchdreht, der ihm Stabilität und Sicherheit in der erschöpfenden und verunsichernden Flut von Reizen bietet, die er nicht selbst sortieren kann. Und jemand, der ihn beschützt, wenn Gleichaltrige ihre Mobbing-Opfer suchen – und diese bevorzugt in autistischen Kindern finden. Letztere verstehen die sozialen Regeln nicht, sie merken oft viel zu spät, dass man sich über sie lustig macht und sie ausnutzt, sie können sich gegen die Verletzungen kaum wehren. Da ist jemand, der eine zarte Seele vor neuen Kratzern beschützt. Denn das ist Autismus auch: eine (drohende) seelische Behinderung (autismus deutschland 2012; Preißmann 2012, S. 248 ff.).

Schulassistenz über das Persönliche Budget

Der Prozess, nach dem Schulwechsel zur 7. Klasse einen geeigneten Weg zu finden, um weiterhin Schulhilfe zu erhalten, war mühsam. Welche Schulart und welche konkrete Schule könnten geeignet sein? Wie geht die Schulhilfe weiter? Welchen Umfang wird unser Großer benötigen?

Es gab viele Widerstände. In Berlin lebend haben wir eine Schule in Brandenburg ausgewählt. Es gab ein monatelanges Hin und Her, welches Bundesland für die Kostenübernahme zuständig ist. Das Verfahren zog sich, und unsere Hauptsorge war, dass Mark zum Schulstart keine:n geeignete:n Schulhelfer:in haben würde. Es wäre damit sofort katastrophal losgegangen. Keinen Fuß hätte er ohne Vertrauensperson in diese neue Welt aus Reizüberflutung für alle Sinne gesetzt, und das zurecht. Es wurde anstrengend und kleinteilig, doch um es kurz zu machen: Die Lerntherapeutin der Grundschule, die ihn nun bereits seit zwei Jahren als zweite Schulhelferin begleitet hatte, bot an, bei der Schule zu kündigen und Marks Schulassistenz auf dem Gymnasium zu übernehmen. Wir konnten unser Glück nicht fassen! Der Prozess blieb zwar ausgesprochen mühsam, doch kurz vor Schulstart haben wir als Familie die neue, alte Schulhelferin als unsere Arbeitnehmerin angestellt, die Mark seitdem an 30 Wochenstunden begleitet. Das Jugendamt unseres Wohnsitzes hat mit uns einen Vertrag über das sog. *Persönliche Budget* geschlossen, das auch im Sozialgesetzbuch SGB IX verankert ist (BMAS 2023a). Nach jeweiliger Abrechnung werden uns die Kosten erstattet, die den maximalen Bewilligungsumfang nicht überschreiten.

Die von uns damals ausgewählte Schule, ein Regelgymnasium, hatte noch nie als autistisch diagnostizierte Kinder mit Schulhelfer:innen beschult, sie wollten es aber gerne mit uns versuchen. So richtig glücklich schienen sie dann nicht, als wirklich immer jemand mit im Unterricht saß. Wir mussten sehr viel erklären und rechtfertigen, doch das haben wir als selbstverständlich angesehen und gemeinschaftlich mit der Schule auch immer wieder einen Weg gefunden. Nach ca. 1,5 Jahren, also im Verlauf der 8. Klasse, stellten wir jedoch fest, dass wir zwar eine sehr gute Schule ausgewählt hatten, aber dass ihre Struktur weniger Flexibilität zuließ, als aus unserer Sicht nötig war, um Mark seinen Wunsch nach Bildung und Teilhabe in vollem Umfang umsetzen zu lassen. Er absolvierte also zunächst eine Probewoche auf einem anderen Gymnasium, auf das er daran anschließend auch wechselte – immer in Begleitung seiner Schulhelferin.

Was machen Schulhelfer:innen denn NICHT?
Marks Schulhelferin unterrichtet nicht. Sie ist keine Lehrerin, auch keine Nachhilfelehrerin. Sie spricht nicht für ihn, wenn er sich im Unterricht meldet, und sie hält nicht sein Referat – das bereitet sie auch nicht inhaltlich vor. Und sie ist am Nachmittag nicht bei uns zu Hause, um seine Hausaufgaben zu erledigen.
Sie kompensiert ausschließlich die *autistischen Abweichungen* im System Schule (autismus deutschland 2021, S. 44 ff.).

3.3 Pflegegrad

Beide Kinder bleiben also zu Hause. Ich bin kurz vor dem Durchdrehen. Der dritte Tag zu Hause. Der dritte Tag, der ganz anders geplant war: Büro, Sport, Keller ausmisten. So steht es auf meiner Liste, und nix davon wird klappen.

Ich widme mich also am Küchentisch meinen liegengebliebenen E-Mails und bemitleide mich selbst.

Die wichtigsten Mails für die Arbeit sind jetzt erst mal erledigt. Dann fange ich wohl mal an, meine Pflegearbeit aufzunehmen. Am besten beginne ich mit der Abrechnung für das Jugendamt. Oder sollte ich lieber heute die Konferenz mit den Lehrern meines Sohnes vorbereiten? Ich könnte auch schon mal damit beginnen, die Förderziele aufzustellen. Au weia, dieses spezielle Kästchenpapier muss ich ja noch besorgen, das normale ist einfach nicht das richtige für ihn. Oder – jetzt, wo er schon zu Hause ist – könnten wir auch mal die Bedienung des Diktiergeräts üben, damit er bald eine sinnvolle Alternative zum Schreiben hat. Vielleicht rufe ich auch erst mal bei seiner Ärztin an, das Gutachten muss ja aktualisiert werden. Und ich wollte ja auch noch bei der Pflegeversicherung was nachfragen.

Morgen kann er aber wieder zur Schule. Hoffentlich gelingt heute Abend das Einschlafen einigermaßen, und wir müssen nicht bis 22 Uhr vorlesen ... Seinen Ranzen für morgen packen wir am besten schon deutlich vor dem Abendessen gemeinsam, sonst wird das wieder so eine Riesenaktion. Hauptsache, er geht morgen dann auch. Manchmal, wenn der Abstand so groß geworden ist, tut er sich richtig schwer, sich innerlich wieder auf die Situation Schule einzustellen. Was schreib ich da bloß als Begründung auf die

Entschuldigung der letzten Tage? Drohender *Overload*? Ich weiß nicht … Ich werde mich mal beim Klassenlehrer erkundigen, was er dazu meint.

(Different Planet – »Mama, ich hab dich lieb!«)

Ist man erziehungsberechtigt für ein Kind, das sich anders entwickelt als andere, kann es sein, dass man seinen Alltag noch deutlich mehr auf die Bedürfnisse seines Kindes ausrichten muss, als es sowieso bei Eltern schon der Fall ist. Abgesehen von den regulären, gefühlt permanenten Atemwegs- und Magen-Darm-Infekten der Kindergarten- und (Grund-)Schulzeit, kommen all die Spezialbedürfnisse hinzu, die zeitlich und emotional viele Ressourcen fressen. Eine geregelte Erwerbstätigkeit ist in diesem Fall nicht selbstverständlich, womit i.d.R. auch negative Auswirkungen auf das Einkommen vorprogrammiert sind.

Helfen können hier u. a. die Leistungen der Pflegeversicherungen, denn besteht eine Autismus-Diagnose – und mittlerweile erhalte ich immer mehr Kenntnis davon, dass bereits eine Verdachtsdiagnose ausreichend ist – kann ein Pflegegrad beantragt werden. Die Leistungen bestehen aus monatlichen Zahlungen, Hilfsmitteln und Beratungsleistungen (Bundesweites Pflegenetzwerk).

Für die meisten Familien stellen diese Leistungen eine enorme Entlastung dar, denn bei einem autistischen Kind kann der Pflegeaufwand einen großen Umfang einnehmen: die niemals endenden Termine bei Schulen und Ämtern, die Anträge, die gestellt werden müssen, die nötigen Besuche bei Ärzt:innen und Therapeut:innen und in aller Regel auch die eingeschränkte soziale Entwicklung eines Kindes, sodass es weder einen Hort noch Feriencamps besucht und auch keine Hobbies außerhalb der eigenen vier Wände entwickelt. Die regelmäßig nötigen Ruhezeiten von der Schule, in denen das Kind zu Hause betreut werden muss, sind ebenfalls nicht zu unterschätzen.

Es gibt außerdem einen Anspruch auf die sog. *Verhinderungspflege*. Hier werden in einen festgelegten Rahmen Fremdbetreuungskosten übernommen, denn auch und vielleicht sogar besonders Eltern von pflegebedürftigen Kindern benötigen manchmal Auszeiten! Ein

Spaziergang am See, eine Pizza beim Lieblingsitaliener oder sogar mal eine Nacht auswärts, um richtig zu schlafen, an etwas anderes zu denken und einfach mal kurz auf Pause zu drücken (Röder 2024).

Wie bekommt man den Pflegegrad?

Ist man gesetzlich krankenversichert, hat man gewissermaßen automatisch auch eine soziale Pflegeversicherung. Privat Krankenversicherte schließen die Pflegeversicherung dementsprechend privat ab.

In aller Regel finden sich die Anträge für einen Pflegegrad auf den Homepages der Krankenkassen zum Ausdrucken oder zum online Ausfüllen. Der Anfang ist schnell gemacht, und ich höre hier selten von problematischen Prozessen. Die Antragstellung für den Pflegegrad funktioniert nach meinen Erfahrungen in Deutschland gut, und ich kann es allen Betreffenden empfehlen, denn Hilfe kann man auf diesem langen Weg gut gebrauchen.

Schwerbehindertenausweis

Ebenso sinnvoll ist ein *Schwerbehindertenausweis*. Er kann zu Steuererleichterungen und finanzieller Entlastung im Alltag führen, bspw. durch das kostenlose Nutzen der öffentlichen Verkehrsmittel mit einer Begleitperson. Der Prozess ist etwas aufwändiger als bei der Beantragung des Pflegegrads, doch auch hier wurde bei uns jedes Mal positiv entschieden. Der Antrag kann in aller Regel beim zuständigen Versorgungsamt gestellt werden. Hinter diesem Begriff verbirgt sich zumeist eine amtliche Stelle der Stadt oder des Bezirks, in dem man lebt.

Eine gute Informationsquelle zur diesbezüglich aktuellen Rechtsprechung bietet autismus Deutschland e. V., Bundesverband zur Förderung von Menschen mit Autismus, der (auch) hierzu ein Merkblatt veröffentlicht hat (Frese 2022, S. 1 ff.).

Einzelfallhelfer

Was ist das denn jetzt noch?

Bei uns ist das ein wunderbarer Mann, ein klinischer Psychologe, der seit über 30 Jahren mit autistischen Kindern und Jugendlichen arbeitet und der nun auch im sechsten Jahr einmal in der Woche zu uns kommt und – zunächst nur bei unserem Großen, doch mittlerweile ist der Kleine häufig integriert – für gute Impulse sorgt. Anfangs hat er Mark einmal wöchentlich von der Schule abgeholt, um dann mit ihm soziale Situationen zu üben: in der Eisdiele ein Eis bestellen, ins Jugendfreizeitheim gehen und überlegen, wie man es anstellt, wenn man irgendwo mitspielen möchte. Oft reden sie auch nur, spielen Schach, gehen spazieren, machen eine Radtour oder spielen Fußball. Sie machen gemeinsam das, was gerade Thema ist. Die beiden sind ein echtes Team geworden.

Und es ist noch mehr: Die gesamte Familie wird unterstützt. Der Einzelfallhelfer führt Gespräche mit uns in unterschiedlichen Besetzungen, er hilft spielerisch ganz viel bei der Kommunikation und Interaktion der beiden Jungs, und ich habe ihn nicht zu selten angerufen, wenn ich Wegweisung brauchte. Wenn Mark nicht mehr konnte, wenn er nicht aus seiner Überreizung herauskam und ich nicht mehr wusste, wie ich ihm helfen sollte, hat er mir Handlungsoptionen aufgezeigt und mir beim Entscheiden geholfen. Ohne es so recht zu merken, hat unsere Familie in den vergangenen fünf Jahren viel von ihm gelernt. Auch mit unserer Schulhelferin bildet er ein gutes Team, und so werden die Maschen des Auffangnetzes um uns herum immer fester und stützender.

Verantwortlich ist hierfür der sog. *Soziale Dienst* des Jugendamtes, in dessen Zuständigkeitsbereich unser Wohnsitz liegt. Dort treffen wir uns zweimal jährlich, legen die Ziele für das kommende Jahr fest und besprechen die Ergebnisse des vergangenen. Die zentrale Figur: Mark. Er muss mit dabei sein, die Ziele gemeinsam mit uns festlegen und auch mitunterschreiben.

Bzgl. der Ansprechpartner:innen gibt es regionale Unterschiede. Die Zuständigkeit liegt jedoch beim jeweiligen Jugendamt. Die hier angesprochene Hilfeart erfolgt nach §35a des Sozialgesetzbuches SGB VIII (Frese 2018; Kunkel 2015).

3.4 Der geschützte Raum

Seit bald sechs Jahren versuchen wir, unser zu Hause in einen *geschützten Raum* zu verwandeln. Das soll der Ort sein, an dem jede:r von uns so sein darf, wie er/sie ist. Klappt das? NEIN – das ist völlig utopisch. Wir leben hier mit einem klassischen Autisten in der Pubertät, einem PDA-Kind im Grundschulalter, einer spät diagnostizierten autistischen Mama und einem neurotypischen Papa als tapferer Außerirdischer.

Dass das Projekt *Geschützter Raum* vollumfänglich klappt, ist chancenlos, aber es klappt an jedem Tag doch einiges davon.

Gerne gebe ich ein paar Beispiele, wie unser *geschützter Raum* konkret aussieht. Doch ich warne vor: Der oder die ein oder andere wird völlig entsetzt sein. Das ist ok, denn unser geschützter Raum ist kein *Best-Practice-Modell* und keine *Benchmark*. Er ist unser kleines Inklusions-Utopia, und jede andere Familie kann diesen – falls sie es überhaupt möchte – vollkommen anders gestalten.

Also: Bei uns zu Hause ist es freiwillig, ob Hausaufgaben gemacht werden. Die Kinder müssen lernen, ihre Energieressourcen einzuteilen, das ist besonders im autistischen Spektrum eine sehr wichtige Lernaufgabe. Es kann sein, dass sie mit der letzten Reserve den Schultag geschafft haben und zu Hausaufgaben nicht mehr in der Lage sind, außer unter Tränen und Erschöpfung und mit der Konsequenz, anschließend drei Tage zu Hause bleiben zu müssen, weil sie überreizt sind. In aller Regel erledigen sie ihre Hausaufgaben, oft in der Schule, aber manchmal auch zu Hause, was ich eigentlich nicht möchte, weil zu Hause zu Hause ist und nichts mit Schule zu tun haben soll.

Manchmal helfe ich auch bei den Hausaufgaben, die für mich eigentlich Schulaufgaben heißen. Aber ich bin eine schlechte Hilfe – didaktisch unfähig, ungeduldig, und auch meine Energie hat eben gerade so für meinen eigenen Schulabschluss gereicht. Mein Mann ist darin besser, aber er kommt abends auch oft erst, wenn sowieso nichts mehr geht. Manchmal aber auch doch, und dann sind die Kinder sehr erleichtert, dass Papa da ist, der immer noch irgendwo einen geladenen Reserveakku hat und nicht sofort die Nerven verliert …

Wir investieren auch keine Energie mehr in die Gestaltung eines für uns illusorischen *friedlichen und ordentlichen Familienabendessens*. Meistens gibt es bei uns so viele Gerichte, wie Personen teilnehmen. Oft essen wir zu unterschiedlichen Zeiten und nicht zu selten auch in getrennten Räumen. Manchmal gucken wir beim Essen eine Serie auf dem Tablet. Warum? Niemand hier mag das gleiche. Und schon gar nicht am gleichen Tag. Manch einer von uns kann an stressigen Tagen gar nicht essen, wenn andere im Raum sind. Andere haben Unverträglichkeiten und wieder andere lieben Brathering in Tomatensauce aus der Dose, wovon mindestens zwei Familienmitgliedern bereits beim Anblick umgehend übel wird. Was also soll es? Ich liebe die Abende, an denen vier Gerichte auf dem Tisch stehen, alle wirklich mal zusammen am Tisch sitzen und die Serie im Tablet dafür sorgt, dass der stressreduzierende »Auf-dem-Stuhl-Hibbel«-Drang des Einen nicht den davon überreizten Anderen vertreibt.

Auch die Kleiderwahl ist so ein spezielles Thema. Der Kleine kann keine *richtigen* Hosen anziehen. Nur Sporthosen und notfalls *richtige* Hosen mit Gummizug sind für ihn erträglich. Hemden dürfen keinen Kragen haben. Jacken müssen komplett geschlossen werden, und ist der Pullover am Arm auch nur einen halben Zentimeter zu lang, kann er nicht getragen werden. Es geht nicht. Der Große hasst Jacken und alles, was warmhalten könnte. Alle Versuche, die Kinder *ordentlich* und *angemessen* zu kleiden, endeten in Tränen, Streit und dem sinnlosen Aufbrauchen von Energie, die wir dringend woanders benötigen.

So führt es sich fort, in vielen kleinen und großen Dingen. Bei uns steht der Erste um 4 Uhr auf, und nicht zu selten geht der Letzte um 2 Uhr ins Bett. Wir sind so verschieden, unsere Tics und Zwänge, Besonderheiten und Schrullen stehen einander eigentlich ständig im Weg. Doch um Ressourcen zu bilden, die uns gestatten, aufeinander Rücksicht zu nehmen und das Leben *da draußen* zu bewältigen, müssen wir uns so oft es geht so sein lassen, wie wir sind. Es ist nicht leicht, aber wir werden immer besser.

Zu guter Letzt: Benötigt man für das Einrichten des geschützten Raumes wirklich eine Diagnose?

Ich brauchte sie. Plus sehr viel Zeit, um mich von den geltenden Normen und Regeln einigermaßen freizumachen. Freizumachen von dem, worin ich über 40 Jahre Schutz, Geleit und Struktur gefunden hatte. Ja, als ich das alles dann über Bord werfen sollte und wollte, benötigte ich eine Diagnose. Und Zeit. Jetzt versuchen wir zu Hause Inklusion. Tut richtig gut.

3.5 Der Weg zum Ziel

Ich möchte hier nicht behaupten, dass der Weg von der Diagnose bis zur Entfaltung ihrer positiven Konsequenzen ein Strandspaziergang war. Er glich eher einem verzweifelten Kampf durch einen dichten Urwald. Bewaffnet mit einer Machete, von der ich nicht wusste, wie man sie einsetzt, arbeitete ich mich willkürlich um mich schlagend auf ein Ziel zu, das ich gar nicht kannte. Den Weg kannte ich übrigens auch nicht, aber daran war ich schon gewöhnt.

Ich habe mich auch eigentlich nie gefragt, was mich am Ziel erwarten würde und ob ich dort jemals ankommen würde. Alles, was ich wusste, war, dass es SO nicht bleiben konnte. Egal was kommen würde, schlimmer konnte es nicht werden.

Ich glaubte damals, im Jahr 2019, nachdem ich den dichtesten Teil des Urwalds gelichtet und die gruseligsten Gegner einigermaßen gezähmt hatte, dass es so schön und einfach bleiben würde: alle Hilfen da, Kind glücklich, alles erledigt.

Dass in der Realität wie in einem alten Atari-Spiel immer wieder neue Steine auf einen hinabzufallen drohen, die man sisyphos-gleich kontinuierlich aufs Neue auffangen, beurteilen, weglegen, zerschlagen oder umgestalten muss, das war mir damals noch nicht klar. Losgegangen bin ich damals mit Kraft und Wut, wild entschlossen, das Ziel zu erreichen.

Heute weiß ich: Ich komme nicht zu einem endgültigen Ziel, das gibt es leider gar nicht. Ich werde für immer auf dem Weg bleiben. Ich übe mich täglich darin, mit vorsichtigen und manchmal sehr kleinen Schritten einen Weg zu finden, der sich sicher und *gut* anfühlt, und der zu meiner Familie passt. Und dabei nicht ständig auf die Wege anderer zu schielen und zu denken: *Die machen das richtiger, ich mache es vielleicht besser auch so.*

Nachteile einer Diagnose

Leider fürchten viele Betroffene auch Nachteile aufgrund einer Diagnose. Die gibt es auch, das ist nicht zu leugnen. Stigmatisierung, Diskriminierung und Ablehnung statt Hilfestellung – auch das sind Konsequenzen einer Autismus-Diagnose. Traurig, aber wahr.

Für viele beginnt die Ablehnung im privaten Umfeld, das besonders für Kinder gerne die passenden Ratschläge bereithält:

- *Mein Kind hat auch Probleme in der Schule. Hol ich deswegen gleich eine Modediagnose ein und besorg ihm einen Babysitter für den Unterricht? Lern doch zu Hause ein bisschen mit ihm!*
- *Konzentrationsprobleme haben doch viele Kinder in dem Alter! Ein Nachteilsausgleich wird nur dazu führen, dass er sich darauf ausruht und sich noch weniger anstrengt.*
- *Wenn du ihn ein paar Mal seine Bücher vergessen lässt, wird er schon anfangen, sich besser zu organisieren!*

Besonders vor der Diagnose habe ich mich von solchen Ratschlägen stark verunsichern lassen, und auch heute fühle ich mich davon noch angegriffen. Ich bin müde davon, mich anderen zu erklären. Doch wenigstens bin ich mittlerweile sicher, dass diese Sichtweisen von anderen zwar auch einen möglichen Weg darstellen, aber dass es nicht *mein* Weg ist. Er passt nicht zu mir und meiner Familie.

Unser Weg soll *schön* sein, es soll uns *gut* gehen.

Damit greife ich noch einmal die Intention dieses Buches auf: die Leser:innen zu ermutigen, den eigenen Weg zu finden und ihn so zu gehen, dass er sich *richtig* und *gut* anfühlt. Was auch immer das bedeuten mag.

Denn dieser lange Weg kann wirklich beschwerlich sein. Auch bei positiver, vielleicht sogar unterstützender Reaktion des privaten Umfelds, lauern in der Schule die nächsten Baustellen, und mögliche Hilfestellungen werden einfach nicht umgesetzt:

> » *Wie alles war auch das ein Kampf. Es war so schwer, die Diagnose für meinen Sohn zu bekommen, und später hat sie ihm in der Schule auch nicht viel geholfen. Unsere Tochter haben wir dann gar nicht mehr testen lassen* «,

erzählt mir die Mutter zweier Teenager.

Leider ist das kein Einzelfall. In den sozialen Medien werden besonders aus dem Bereich Schule deutlich mehr negative Erfahrungen als positive geteilt.

Und selbst wenn die Unterstützungsmaßnahmen angeboten und auch tatsächlich gelebt werden, ist eines sicher: Obwohl sich Autismus nicht *rauswächst*, werden alle Unterstützungsleistungen in regelmäßigen Abständen auf den Prüfstand gestellt. Es werden immer wieder aktualisierte Gutachten, erweiterte Bestätigungen oder für Kinder auch erneute Prüfungen durch den Kinder- und Jugendpsychiatrischen Dienst angefordert. Der Weg hat kein Ende.

Frustrierende Tests

In der Literatur findet man viele Beschreibungen und Erläuterungen zum Ablauf der Testungen, doch habe zumindest ich bisher nirgendwo eine Bemerkung dazu gefunden, dass diese Tests u. U. als stressig und frustrierend erlebt werden können. Aber: Meine Kinder haben sie beide hinter sich und ich auch. Und ich möchte es hier klar aussprechen: Sie sind stressig und bis zu einem gewissen Grad auch frustrierend. Doch wie sollte es sonst funktionieren, wie sollte man die problematischen Bereiche sonst herausfinden? Möchte man beispielsweise erfahren, ob ein:e Proband:in Probleme mit sozialer Interaktion hat, muss man ihn oder sie einer möglichst komplexen sozialen Situation aussetzen. Wie ganz genau die Testungen bei meinen Kindern abliefen, weiß ich nicht. Ich persönlich musste bei meinen Testungen Bildgeschichten erklären, aus kleinen Gegenständen eine Alltagsgeschichte erspinnen, lockere Gespräche über meine Interessen führen, meinen Alltagsablauf erzählen, meinen Lebensweg und vieles mehr. In einem weiteren Termin wurde mein Mann zu einem sehr ausführlichen Leitfadeninterview gebeten. Wir waren zu diesem Zeitpunkt schon seit über zwanzig Jahren ein Paar, und natürlich war die Art meines Umgangs mit den großen Stationen des Lebens (wie die Geburt unserer Kinder oder die Wiederaufnahme meiner Erwerbstätigkeit) dabei ein großes Thema, ebenso wie der schleichende Verlauf meiner zu diesem Zeitpunkt zahlreichen Begleiterkrankungen, wie Depressionen, Ängste, Zwänge und eine ordentliche Essstörung.

Bei diesem Interview war ich auch dabei und sollte und durfte ebenso antworten. Die Fragen waren teilweise so überraschend, wie unsere Antworten darauf erstaunlich waren. Es war lang, anstrengend, stressig, unangenehm und gleichzeitig erhellend und erleichternd. Die Fragen fühlten sich an wie für mich gemacht. Das waren sie natürlich nicht in diesem Sinne. Sie waren gemacht, um erwachsene Autist:innen zu erkennen.

Sowohl die Kinder als auch ich haben die Testungen als sehr behutsam durchgeführt erlebt, und dennoch: Es müssen mehrere Termine wahrgenommen werden und mitunter sind es verschiedene Tester:innen, die diese durchführen. Die Tests dauern lange, der eigene mentale Ausgangszustand ist i. d. R. nicht gerade der beste, und oft hat man auch schon eine Odyssee aus verschiedenen Tests und Untersuchungen hinter sich.

Der Prozess auf dem Weg zur Diagnose kann auch Spaß machen. Besonders mein kleiner Sohn kam von dem ein oder anderen Test sehr glücklich zurück. Schließlich hatte sich ein Erwachsener eine gute Stunde lang exklusiv mit ihm beschäftigt. Doch dass die Untersuchungen auch stressen können, das sollte man wissen, sowohl als selbst Betroffene:r als auch als Angehörige:r, besonders als Erziehungsberechtigte:r.

Probleme mit Verbeamtung, privaten Krankenversicherungen und Co.

Möchte man als Autist:in verbeamtet werden, ist man verpflichtet, die Diagnose anzugeben – im schlechtesten Fall kann die Verbeamtung aufgrund dieser sogar abgelehnt werden (Mueller 2022). Private Krankenversicherer schrecken ebenfalls häufig vor behinderten Menschen zurück, also auch vor Autist:innen, und können die Aufnahme in ihr System aufgrund der Diagnose verweigern (Preißmann 2020).

Und wenn es eines Tages ganz schlecht läuft, kann die Diagnose sogar in einem Sorgerechtsstreit gegen einen wirken (Mueller 2022).

In einer Zeit, in der Diversität gefeiert und die Rechte von Menschen mit Behinderung immer weiter gestärkt werden (sollen), erscheint das schier unglaublich. Einerseits werden einem mit der

Diagnose sehr gute Unterstützungsleistungen angeboten, besonders Kindern, doch dann ereilt einen das böse Erwachen, weil man nicht verbeamtet wird, nicht privat krankenversichert werden kann und am Ende noch die eigenen Kinder verliert?

Was mich angeht: Ich bin nicht bereit, das so hinzunehmen und die Besonderheit Autismus deswegen zu verstecken. Dadurch wird sich der Umgang mit Autismus nicht normalisieren. Es ist wichtig, gemeinsam dafür zu sorgen, dass ein Umdenken stattfindet, und ich glaube fest daran, dass dieses Umdenken auch passieren wird.

3.6 Sorge vor Stigmatisierung

Die Begriffe Stigma und Stigmatisierung möchte ich eingangs kurz klären: Ein Stigma ist gewissermaßen eine offensichtliche Kennzeichnung einer Person, die das Umfeld darauf hinweist, dass diese Person auf negative Weise von der Norm abweicht. In der Antike wurden u.a. Verbrecher:innen oder Verräter:innen sichtbar gebrandmarkt, im frühen Christentum wurden vor allem religiöse Abnormitäten stigmatisiert. Die Soziologen Goffmann und Hohmeier erklärten die beiden Begriffe in den 1960er- bzw. 1970er-Jahren als Merkmal bzw. als Bewertungsprozess des Nichtnormalen einer Person. Damit verbunden ist, dass dieses Nichtnormal als negativ betrachtet, und vor allem, dass das Individuum hinter dem Stigma unsichtbar wird (Russ 2019, S. 27 f.).

Kurz gesagt: Das Stigma Autismus veranlasst das Umfeld ggf. dazu, eine Person ausschließlich – oder mindestens hauptsächlich – als Autist:in zu erfassen und darin auch deren Begrenztheit zu sehen.

Die Person wird nicht mehr vorrangig als selbstbewusster, schüchterner, dunkelgelockter, strohblonder, kreativer, technokratischer, lustiger, ernster, hochbegabter oder nicht so begabter Mensch mit autistischen Symptomen wahrgenommen, sondern als Autist:in. Punkt.

Komisch, dass er so viel lacht, Autist:innen verstehen doch gar keinen Humor. Oder: *Klar ist die gut in Mathe, sie ist ja Autistin.*

Die Angst, dass all die individuellen Besonderheiten, die jeder Mensch hat, autistisch oder nicht, hinter dem Wundmal unsichtbar werden, ist mehr als nachvollziehbar. Und Vorurteile können hartnäckig und langlebig sein. Die Sorge ist also sehr berechtigt. Wer möchte schon von seinem Umfeld nur anhand eines einzigen Merkmals beurteilt werden?

Die Sophia und der Max sind autistisch. Die werden sicher Programmierer:in, das können die doch immer.

Aha, gut zu wissen. Sogar, wenn dieser Beruf für Sophia und Max in Frage käme: Solange sie in ihrem Recht auf Teilhabe am Bildungssystem behindert sind, werden sie gar nichts. Und ob man es glaubt oder nicht: Manche werden auch Umweltaktivistin, Schauspieler, E-Auto-Hersteller oder Verhaltensforscherin für Rinder.

Die meisten sind übrigens einfach irgendwo unter uns. Sie schreiben Bücher und Blogs, arbeiten in Behindertenwerkstätten, Universitäten oder Supermärkten, in Controllingabteilungen, als Musiker:in, Maler:in oder Lehrer:in, haben blonde, braune oder gefärbte Haare, sind hetero-, homo-, bi- oder asexuell, divers, non-binär, männlich oder weiblich, humorvoll, schüchtern, oft krank, strotzen vor Gesundheit, lieben Gummibärchen, verabscheuen Burger, bevorzugen Ketchup, würden niemals eine Tomate anrühren, kochen gerne, meiden Podcasts, mögen Fernsehen – oder leiden unter psychischen Erkrankungen, finden ihren Platz im System nicht und wählen ggf. den Rückzug aus dem Leben.

Das Erleben von Stigmatisierung kann nicht nur Ängste und Stress auslösen, es kann auch zur Behinderung der Teilhabe führen (Huber, Kawohl u. Kurt 2015, S. 6 f.). Leider entwickeln 80 % aller Autist:innen im Laufe ihres Lebens psychische Begleiterkrankungen, und trotz guter Bildung (50 % erreichen das Abitur, 39 % ein abgeschlossenes Hochschulstudium) finden nur von 42 % von ihnen einen Arbeitsplatz (Riedel et al. 2016).

Aufgrund der deutlich verminderten Lebensqualität, die Autist:innen und ihr (familiäres) Umfeld i. d. R. erfahren, kommt der hohen Anfälligkeit für psychische Erkrankungen von Autist:innen derzeit in der Forschung eine zunehmende Relevanz zu, das könnte der versöhnliche Teil der Nachricht sein (Autistica, S. 4; Falter-Wagner 2020, S. 18; Kamp-Becker, Stroth u. Stehr 2020, S. 457 ff.).

Über die Stigmatisierung der autistischen Person hinaus werden auch Eltern autistischer Kinder häufig stigmatisiert. Dies äußert sich dadurch, dass ihnen bspw. suggeriert oder offen vorgeworfen wird, Schuld an der abweichenden Entwicklung ihres Kindes zu tragen oder ihr Kind nicht im Griff zu haben (Schulze 2005, S. 134 f.). Das in Kapitel 2 aufgezeigte Schuldgefühl und die Zweifel an den eigenen Kompetenzen als Eltern hängen offenbar stark mit dem Thema Stigmatisierung zusammen.

Zu Stigmatisierung generell, aber auch in Bezug auf autistische Symptome, gäbe es noch unendlich viel zu sagen und zu schreiben, doch es würde den Rahmen dieses Buches sprengen.

Bezüglich meiner Familie kann ich sagen, dass unser Großer auch schon vor der Diagnose gebrandmarkt war: als unbeschulbar und nicht ins System integrierbar. Als Kind mit herausforderndem Verhalten und ohne Perspektive an einer Regelschule. Das war für uns viel schlimmer als das Stigma Autismus. In den vergangenen sechs Jahren mit Diagnose haben wir viel Energie investiert, um ein Umfeld zu schaffen, in dem auch das Individuum Mark gesehen wird und nicht ausschließlich der Autist Mark.

Unser Kleiner ist vom gleichen Dilemma bedroht. Seine Klassenlehrerin gibt am Ende dieses Schuljahres die Klasse ab, vermutlich an eine:n andere:n tolle:n Lehrer:in, der oder die aber vermutlich nicht selbst ein autistisches Kind zu Hause hat und nicht instinktiv auf seine Bedürfnisse so eingehen möchte oder kann, weil es auch noch andere Schüler:innen gibt, die Beachtung brauchen. Und das ist richtig so!

Doch diesmal möchte ich einen Schritt voraus sein. Noch ein Kind so leiden zu sehen wie meinen Großen, das verkrafte ich nicht.

Mein persönliches Fazit ist: Die Diagnose macht uns nicht zu Autist:innen, wir sind es, so oder so. Und der offenbar menschlichen Tendenz zur Stigmatisierung wird man immer wieder begegnen – weil man autistisch ist oder weil man vermeintlich bewusst herausforderndes, provozierendes Verhalten an den Tag legt oder Eltern hat, die einfach mal gar nichts im Griff haben. Mit und ohne Diagnose sind alle Formen der Bewertung durch das Umfeld möglich.

Soll ich meinem Kind die Diagnose mitteilen?

Das werde ich sehr häufig gefragt, und leider ist meine Antwort furchtbar unbefriedigend: Ich weiß es nicht! Bei Mark war es richtig. Es ging ihm grauenvoll, er musste viele Testungen über sich ergehen lassen, und er hat explizit nach den Ergebnissen gefragt – die Diagnose hat ihn dann unendlich erleichtert!

Bei seinem kleinen Bruder bin ich mir nicht so sicher. Er besucht dieselbe Grundschule wie Mark, und seine Klassenlehrerin stellte im ersten Schuljahr Auffälligkeiten fest. Im Laufe des zweiten Schuljahres nahmen diese zu, und die Anzahl seiner Fehltage wuchs auf ein problematisches Ausmaß. Seine Klassenlehrerin und unsere Psychiaterin kannten unsere Familie zu dieser Zeit bereits seit sechs Jahren, sodass ein intensiver Austausch unter uns dazu führte, zunächst dem Verdacht auf eine *Auditive Verarbeitungs- und Wahrnehmungsstörung* nachzugehen und nach deren Ausschluss einen Autismus-Diagnoseprozess durchführen zu lassen.

Doch gibt es einen großen Unterschied: Dem kleinen Mann ging es viel besser als seinem Bruder zum selben Zeitpunkt in dessen Entwicklung. Die Klassenlehrerin, die eine Mischung aus gelebter Inklusion, offenem Herzen und Professionalität ist, hat Philipp aufgrund ihrer Vorkenntnisse im Unterricht sehr gut unterstützt und gewissermaßen instinktiv bereits die Funktion seiner Schulhelferin übernommen. Ist das eine gute Nachricht? Ja! Unbedingt! Denn so erhielt er die Chance, sich nicht so falsch zu fühlen, wie es sein Bruder vor der Diagnose durchleben musste. Zusätzlich ist bei uns zu Hause ja bereits vieles auf einen inklusiven Alltag ausgelegt, sodass Philipps Wohlbefinden deutlich höher ist als Marks damals. Der Nachteil ist natürlich, dass die sog. *unsichtbare Behinderung* noch unsichtbarer wird.

Natürlich hat er nach den Testungen gefragt, was rausgekommen sei. Und ich sagte ihm: Du bist so wie Mark und ich. Anders als Papa. Nicht besser oder schlechter.

Doch es hat bei ihm nicht zu der Erleichterung geführt, wie wir sie bei seinem Bruder erlebt hatten. Es gab keine anschließende Veränderung, wir lebten ja schon *anders*, er wurde bereits *gesehen*. Und Schulhilfe müssen wir noch beantragen und finden.

Aus meiner Sicht weiß er nicht nur nichts mit der Diagnose anzufangen, er ist damit auch überfordert.

Diese Einsicht verdeutlicht, dass es für das eine Kind richtig sein kann, die Diagnose zu kennen, und für ein anderes (vorerst) nicht.

Wie sage ich es meinem Kind?

Das ist eine sehr häufig gestellte Frage. Eine Best Practice gibt es auch hier nicht. Aus meiner Sicht hängt die Antwort darauf nicht nur vom Alter und vom Seelenzustand des jeweiligen Kindes ab, sondern auch davon, wie es gelingen kann, dass es einen Nutzen davon hat.

Marks Spezialinteresse waren damals Autos, er war neun Jahre alt, er hatte vieles hinter sich und viele, viele Fragen vor sich. Ich habe ihm gesagt, dass die Tests ergeben haben, dass er genauso viele PS unter der Haube hat wie andere, doch dass sein Motor einen anderen Weg hat, diese PS auf die Straße zu bringen. Anschließend haben wir noch lange und viel darüber gesprochen. Tage, Wochen und Monate. Aber es dauerte nicht sehr lange, bis in ihm und uns Erleichterung und ein Gefühl von Erlösung einsetzten.

Ob, wann und wie man seinem Kind mitteilt, dass seine Individualität einen Beinamen hat, muss man als Bezugsperson selbst entscheiden. Wenn ja, dann möglichst so, dass es sich schön und gut anfühlt.

Mir ist bewusst, dass ich letztlich mehr Vor- als Nachteile für das Einholen einer Diagnose aufgeführt habe. Die Frage nach der Bedeutung und den möglichen Vor- und Nachteilen einer Diagnose habe ich nicht neutral beantwortet. Im Gegenteil: Meine Antwort ist eindeutig subjektiv und durch meine Erfahrungen gefärbt.

Sicher gibt es noch viele weitere Aspekte, die berücksichtigt werden sollten oder könnten, um für sich selbst zu einer klaren Antwort auf die Frage *Diagnose – ja oder nein* zu kommen.

Nun soll es aber darum gehen, wie sich der Alltag in ganz konkreten Situationen anfühlen kann, wenn man die Welt mit dem autistischen Betriebssystem erlebt. Das nachfolgende Kapitel vermittelt eine Vorstellung davon.

4 KLEINE UND MITTLERE HERAUSFORDERUNGEN – AUTISMUS IM ALLTAG (I)

Nun steht man also da, mit seiner Weisheit. Mein Kind ist autistisch. Mein:e Partner:in ist autistisch. Ich bin autistisch.

Und jetzt???

Na ja – nicht viel. Der frisch diagnostizierte Mensch ist der gleiche wie vor der Diagnose. Er hat sich nicht verändert oder plötzlich eine Krankheit bekommen, die es nun zu kurieren gilt. Er ist in seiner individuellen Ganzheit dieselbe Person – aber mit neuen Chancen.

Wieso???

Der Mensch, von dem wir nun wissen, dass er autistisch ist, darf ab jetzt autistisch sein! Das ist die gute Nachricht.

Und die schlechte?

Es ist nicht immer leicht, im Alltag autistisch zu sein. Es ist aber immer noch leichter, als im Alltag NICHT autistisch zu sein, wenn man Autist:in ist.

Wieso sollte es schwer sein, im Alltag autistisch zu sein, wenn man doch autistisch ist?

Je nach Ausprägung, Umfeld und Alter bei der Diagnose haben viele Autist:innen besonders *bis* zur Diagnose versucht, *richtig* und *normal* zu sein, oder sie wurden aufgrund der Umstände bzw. von den Menschen in ihrem Umfeld immer wieder dazu aufgefordert, sich der *Normalität* anzupassen. Um dazuzugehören und nicht negativ aufzufallen, haben sie sich angewöhnt, ihre Besonderheiten hinter einer Fassade zu verbergen, indem sie das Verhalten anderer kopieren und imitieren. Diese Anpassungsstrategie wird als *Masking* bezeichnet (Whitehead 2023, S. 206).

Charakteristisch beim *Masking* ist, dass das kopierte bzw. imitierte Verhalten für die Person eigentlich unnatürlich ist. Es wird gelernt wie eine Fremdsprache und auch so angewendet. Sich zu maskieren wird aus unterschiedlichen Gründen als notwendig empfunden. Autist:innen nutzen es, um Schutz darin zu finden oder auch Handlungssicherheit. Doch es ist gleichzeitig unendlich anstrengend und führt in aller Regel irgendwann zu psychischen Problemen bis hin zum autistischen Burn-out (Friedrichs 2021, S. 18 ff.).

4.1 Masking: Warum Autisten manchmal gar nicht autistisch wirken

Anna ist 15 und geht aufs Gymnasium. Sie ist das, was man bis vor einiger Zeit Asperger oder hochfunktionale Autistin nannte. Jetzt sagt man einfach Autistin. Sie spricht, sie ist kontaktfähig und sie hat keine Intelligenzminderung. Sie kennt ihre Diagnose seit sieben Jahren. Ihr Autismus ist ein Teil von ihr. Nicht der wichtigste, aber eben doch ein Teil ihrer Identität. Sie weiß, dass sie sich deswegen manchmal so fremd unter Leuten fühlt. Dank dieses Wissens kann sie mit vertrauten Menschen offen darüber reden, mit ihrer Inklusionshelferin soziale Situationen üben und dank ihres Schulhelfers eine reguläre Schule besuchen. Das wollte sie immer: dazugehören – um jeden Preis!

In Kindergarten und Schule kam sie sich am Anfang fremd vor. Sie war irgendwie nicht Teil der Gruppe. Unsicher und zurückgezogen war sie. Dabei wollte sie doch so sehr dazugehören. Dann lernte sie von den anderen. Sie verstand zunehmend die sozialen Regeln. Sie hatte Freundinnen und machte alles so wie sie. Das war super! Alles klappte, sie gehörte dazu. Ein tolles Gefühl.

Auch jetzt, mit 15, will sie dazugehören. So sein wie die anderen. Ein paar ihrer Klassenkameraden fragen sie, ob sie mit in die

Schulmensa kommt. Ja! Unbedingt! Vor allem, weil Jan mitkommt, der Junge aus der Parallelklasse, den findet sie nett. Er sagt: »Ich muss noch meine Jacke holen.« Sie wartet. Als er zurückkommt, trägt er einen Mantel. Er wollte doch seine Jacke holen! Sie ist total verunsichert. Weiß er denn nicht, was ein Mantel und was eine Jacke ist? Oder hat er gedacht, er hätte seine Jacke dabei? Oder findet er sie nicht und hat sich den Mantel jetzt von jemandem geliehen? Soll sie ihre Hilfe beim Suchen anbieten? Sie ist innerlich unruhig – kann er so jetzt in die Mensa gehen?? Zum Glück sagt er: »Wollen wir gehen?« Puh. Sie hat zwar keine Ahnung, was jetzt mit seiner Jacke ist, aber das verdrängt sie.

Zu ihrer Erleichterung stehen für heute Nudeln mit Tomatensauce auf dem Speiseplan, das hat sie gleich heute früh geguckt, wie immer. Die gibt es hier öfter. Sie kennt das richtige Ausgabefenster, sie ist mit dem Geruch, dem Aussehen, dem Geschmack und der Konsistenz vertraut. Ihr Körper reagiert auch gut auf das Gericht. Sie entspannt sich auf dem Weg. Alles wieder unter Kontrolle. In der Mensa plötzlich ein Schild: Freut euch – heute Bolognese statt Tomatensoße. Oh nein! Wie riecht das? Wie sieht die Sauce aus? Wird sie mit der Konsistenz zurechtkommen? Wie reagieren denn die anderen?? Sie WILL dazugehören und sie WIRD dazugehören!

Die anderen sind hoch erfreut! »Geil Alter, Bolo ist mein Leibgericht!«, hört sie Karl sagen. Ina sagt: »Boah, zum Glück Bolognese!« Auch Jan strahlt. Okay. Durchatmen. Die Planänderung wirst du überleben, denkt sie sich. Sie sagt: »Bolognese ist cool.« Jan nickt begeistert. Anna ist sich sicher, dass sie das Richtige gesagt hat. Sie gehört dazu. Gut gemacht! Beim nächsten Mal wird es nicht mehr so schlimm sein.

Ein paar Wochen später werden sie und Jan richtige Freunde sein. Er wird sie fragen: »Wieso hast du eigentlich einen Schulhelfer?« Und sie wird antworten: »Ich bin Autistin. Er hilft mir.« Jan wird sagen: »Digga! Echt jetzt? Du wirkst voll normal!«

Noch ein paar Monate später werden sie häufiger zusammen sein. Sie wird sich angewöhnen, Jan zu vertrauen und ihm Teile ihres autistischen Erlebens zu offenbaren. Gut, dass sie sich in dieser Hinsicht gut kennt! Wenn sie ins Kino gehen, wird sie ihn bitten, wirklich den geplanten Bus zu nehmen. Nicht einen später. Und dass sie die Karten vorbestellen, damit sie sicher ist, dass alles klappen wird. So kann sie ihre Kompensationskraft für die Busfahrt und die Vorstellung aufheben, für all die Menschen, Gerüche und Geräusche. Und Jan wird ein bisschen mehr Vorausplanung gar nicht so schlecht finden.

Der geplante Bus fällt natürlich aus. Jan zuckt mit den Schultern und wartet in Ruhe auf den nächsten. Das macht Anna auch. Vielleicht zuckt sie sogar mit den Schultern, weil man das so macht. Aber nicht in Ruhe. Sie erlebt inneres Chaos, sie ist unruhig. An manchen Tagen hat sie Kraft, um wenigstens ruhig zu wirken. Dann nimmt sie Jans Hand und atmet durch. An anderen steht sie auf und läuft 100 Schritte. 50 in die eine, 50 in die andere. Dann geht's wieder. Sie weiß, wie sie sich ausgleichen, wie sie kompensieren kann.

(Different Planet – »Digga, du wirkst voll normal!«)

Aus eigener Erfahrung weiß ich, wie gut es tun kann, sich bei spontanen Planänderungen das passende Verhalten bei jemand anderem abgucken zu können. Als ich in Annas Alter war, bin ich froh über die Handlungsmöglichkeiten gewesen, die ich bei jemandem wie Jan gelernt habe, für den Fall, dass ich das nächste Mal allein unter Fremden genau auf *den* Bus warte, der ausfällt: Schulterzucken, um mich passend zu verhalten (das Gefühl, mich *passend* zu verhalten, gibt mir Sicherheit), auf den nächsten Bus warten und je nach innerer Kapazität Maßnahmen zur Bewältigung des inneren Chaos anwenden: leise meine Schritte zählen, oder auch laut, und einen großen Schluck Kaffee aus meinem meistens mitgeführten Thermosbecher nehmen.

Doch so richtig froh bin ich heutzutage in solchen Situationen, wenn der weltbeste Ehemann auch dabei ist und weiß, dass ich in dem Moment nach außen ruhig wirke, doch innerlich aufgewühlt bin. Dann kann ich entscheiden: Maskiere ich, oder zeige ich offen meine Strategien, mit denen ich mich innerlich wieder ordne?

4.2 Stimming: Innere Ordnung herstellen

Ein wichtiger Teil dieser Strategien, um sich innerlich zu ordnen, ist das sog. *Stimming.* Diese etwas eigentümliche Wortkreation steht für ein sehr grundlegendes Bedürfnis: *self-stimulating behaviour*, also ein Verhalten, bei dem Reize auf die Sinnesorgane herbeigeführt werden, um sich selbst zu stärken. Dieses Stärken kann sowohl Beruhigung als auch Aktivierung bedeuten: Sind die Sinneskanäle überladen, kann man sich über seine eigenen, bewusst oder unbewusst angewendeten *Stimming*-Methoden beruhigen. In einem anderen Moment kann *Stimming* dazu dienen, sich zur Bewältigung einer unangenehmen Aufgabe zu motivieren oder sich in der Schule oder am Arbeitsplatz zu konzentrieren (Hoff 2022). *Stimming* ist sehr individuell: Körperdrehung, Kopfkratzen, ein als besonders stimulierend empfundenes Material berühren, von einem Bein aufs andere schaukeln, Töne von sich geben, Finger verhaken, hüpfen, einen vertrauten Geschmack erleben und vieles mehr (Bauerfeind 2020, S. 86). *Stimming* besteht aus Handlungen, deren Ziel die eigene Stimulation ist: Das Kratzen am Kopf soll nicht das Jucken lindern, sondern die innere Unordnung (Lipinski 2022, S. 92), und der vertraute Geschmack des Lieblingsgummibärchens befriedigt nicht die Lust auf Süßigkeiten oder den Hunger, sondern stellt das Gefühl von Sicherheit wieder her.

Theo geht tapfer in die Schule. Es kostet ihn viel Kraft. Er ist in der 4. Klasse, es ist laut und wild und unordentlich. Manche nennen seinen Schulranzen eine Mappe. Sein Hefter kann manchmal auch ein Ordner sein. Von Zeit zu Zeit tauschen sie in der Klasse die Sitzplätze.

Er versucht, seine Reaktionen auf solche Situationen, in denen seine innere Ordnung einen Schubs von außen bekommt, nicht so stark zu zeigen. Er versucht zu lernen, wie man sich verhält und mitmacht. Er hat Rituale entwickelt, um seine innere Unordnung zu kompensieren. Er sortiert: Stifte, Blätter, Bücher. Sortieren hilft ihm. Äußere Ordnung gegen innere Unordnung. Und die anderen mögen Menschen, die sortieren und ordnen, hat er festgestellt. Er will nicht um jeden Preis dazugehören, es reicht ihm, nicht geärgert zu werden.

Später, wenn er nach Hause kommt, kann er wieder einfach sein. Ohne etwas unterdrücken zu müssen. Zu Hause kann er einfach Theo sein, ein 10-jähriger Junge, der sich für Drachen interessiert. Seit der Diagnose weiß er, was er braucht, und Mama und Papa wissen es auch. Zu Hause kann er seine Anspannung nach außen kehren und auf seine Weise innere Ordnung herstellen: von einem Bein aufs andere wippen, wenn er vom Tag erzählt, ständig das gleiche Zitat aus einem Hörspiel vor sich herplappern, wenn er durch die Wohnung läuft, und immer wieder das Fenster öffnen und schließen, wenn er in seinem Zimmer ist.

So sammelt er Kraft für den nächsten Tag. Er geht ja gern zur Schule. Aber er muss geordnet hingehen, damit er genug Raum für Unordnung hat. Das klappt meistens, weil er zu Hause, im geschützten Raum, so sein darf, wie er es braucht.

Theos nächste Klassenlehrerin wird sagen: »Was? Der Theo? Autist? Auf mich wirkt er eigentlich ganz normal.«

(Different Planet – »Digga, du wirkst voll normal!«)

Stimming und die Verarbeitung von Reizen

Für Autist:innen hat das selbststimulierende Verhalten eine hohe Relevanz. Die Notwendigkeit zur Stimulierung hängt eng damit zusammen, wie sie die Außenwelt wahrnehmen, verarbeiten und ihrerseits darauf reagieren.

Das autistische Betriebssystem filtert und *verschaltet* sensorische Reize, also alle Einflüsse auf die Sinne, offenbar anders als das nichtautistische (Preißmann 2017, S. 45 f.) – auch wenn es die gleichen Reize sind, die auf die Person ohne autistisches Betriebssystem daneben im selben Moment ebenso einwirken.

Das betrifft nicht nur Reize, die von außen auf uns einwirken, wie z. B. Geräusche, Gerüche oder Lichter, sondern auch die Impulse, die in unserem Inneren entstehen: Hunger, Müdigkeit oder zur Toilette zu müssen (Miller 2020).

Diese andere Art des Filterns und der *Verschaltung* von Reizen lässt bei Autist:innen eine Wahrnehmung entstehen, die sich von derjenigen unterscheidet, die der überwiegende Teil der Menschen erlebt (Vero 2020a, S. 117 ff.).

Das Phänomen wird *Sensorische Integrationsstörung* genannt und ist keinesfalls exklusiv für Autist:innen reserviert – es tritt auch von Autismus unabhängig auf, doch liegt es bei knapp 90 % aller Autist:innen vor (King 1996). Da die Art des Zusammensetzens der Reize zu einem inneren Bild hier von der Norm abweicht, wird diese Besonderheit – wie so viele – als *Störung* bezeichnet.

Die mühsamen Konsequenzen der abweichenden sensorischen Integration für die Betroffenen sind, dass sie einen Großteil ihrer Konzentration bereits darauf verwenden müssen, nicht vom Stuhl zu fallen, den Stift richtig zu halten und die Schere verletzungsfrei anzuwenden. Um gleichzeitig noch Lesen zu lernen, Kreativität zu entwickeln oder gar eine passende emotionale Reaktion zu zeigen, ist nur noch wenig Kapazität vorhanden (Stangl Lexikon der Psychologie 2024). Kindergarten, Schule, Job und viele Aufgaben und Situationen des Alltags können damit sehr anstrengend werden.

Das Resultat können Reaktionen und Verhaltensweisen sein, die vom Umfeld als unerwartet und häufig auch als unpassend empfunden werden, denn auch sie entsprechen nicht der Norm (Vero 2020a, S. 117 ff.).

Manche hüpfen am Abendbrottisch auf ihrem Stuhl herum, andere geben ständig das gleiche merkwürdige Geräusch von sich, während sie einen Film schauen, und von Zeit zu Zeit ist sogar das klischeehafte Schaukeln mit dem Oberkörper zu beobachten.

Das Bedürfnis nach selbststimulierendem Verhalten verstärkt sich nach meiner Beobachtung besonders in Situationen, in denen sich zusätzlich die Notwendigkeit zur sozialen Interaktion ergibt. Wenn Theo also tapfer in seiner 4. Klasse im Kunstunterricht sitzt und angestrengt versucht, die gestellte Aufgabe umzusetzen, während er bereits Mühe hat, die Gerüche all der Tuschfarben und Klebestifte und dazu die Geräuschkulisse zu integrieren, und ihm seine Sitznachbarin dann noch unerwartet auf die Schulter tippt und sagt: »Theo, wieso hast du denn da das Dunkelblau benutzt«, dann kann es schon mal sein, dass er aufspringt, nicht mehr antworten kann und einfach nur noch raus will auf den Gang, um dort auf und ab zu laufen und dabei Szenen aus seinem Lieblingshörspiel nachzusprechen.

Eine solche Reaktion wirkt auf das Umfeld natürlich befremdlich. Doch kann es Theo dazu verhelfen, in einigen Minuten wieder in den Klassenraum zurückzukehren und weiter am Unterricht teilzunehmen. Er hat sich dann erfolgreich selbst geholfen und kann wieder dabei sein, er kann *teilhaben* (Vero 2020a, S. 119).

An dieser Stelle schließt sich aus meiner Sicht der Kreis zur Relevanz einer sicheren Diagnose, damit *Stimming*-Verhalten überhaupt als solches verstanden werden kann, und es nicht als eigentümlicher *Spleen* oder gar als Provokation empfunden wird. Durch das Wissen darum und die dadurch mögliche Aufklärung kann verstanden werden, dass manche Reaktionen und Verhaltensweisen von zentraler Bedeutung für die innere Ordnung der betreffenden Person und damit für die Teilhabe am *normalen* Leben sind (Vero 2020b, S. 141).

Ich träum' ja ständig von *Inklusions-Utopia*. In meiner Illusion von einem Leben in *Inklusions-Utopia* ist eine Diagnose nämlich überflüssig. Dort muss man keinen Zettel mit einer attestierten Störung vorweisen, um mit Bedürfnissen akzeptiert zu werden, die von der Norm abweichen. Da könnten Theos Eltern, Diagnose hin oder her, mit den Lehrer:innen besprechen, dass er das Bild ebenso im Nebenraum oder zu Hause malen darf. Auch Theo selbst könnte sich vermutlich schneller so akzeptieren, wie er ist: *Theo, der Ruhe zum Bildmalen braucht*, und nicht *Theo, der mal wieder eine Extrawurst bekommt, weil er gestört ist, und der wütend auf dem Gang auf- und abläuft, wenn er sie nicht bekommt.* Und nein, ich glaube nicht, dass dann die Klassenzimmer leer wären, weil alle das Bild zu Hause malen (das wird vermutlich eher aufgrund des Lehrer:innenmangels passieren) – ich glaube, die meisten Kinder malen gerne gemeinsam, sie suchen Anschluss und sind gerne in der Gruppe unterwegs (Hofer u. Hagemeyer 2018, S. 224). Theo sucht vielleicht auch Anschluss und Beziehungen. Es fällt ihm aber schwerer als anderen, gleichzeitig auch noch ein Bild zu malen.

Ob nun in *Inklusions-Utopia* oder nicht, es muss ein jeweils passender Umgang mit dem selbststimulierenden Verhalten gefunden werden. Das Unterbinden von *Stimming* kann zu psychischen Problemen oder Entwicklungsrückständen führen – es muss den

Betreffenden unbedingt gestattet werden (Hoff 2022), außer es wird gefährlich für die Person selbst oder für andere, wenn beispielsweise mit dem Kopf gegen die Wand geschlagen wird oder andere (selbst)verletzende Handlungen wie Beißen und Schlagen ins Spiel kommen. Dann müssen Alternativen gefunden werden (Bauerfeind 2020, S. 86).

Doch bei aller Relevanz und der Notwendigkeit, *Stimming* zuzulassen, kann es gleichzeitig zu einer Belastung für das Umfeld führen: Summen, Klopfen, Hüpfen, Fingerwedeln und intensive emotionale Reaktionen – all das kann zu Hause, an Arbeitsplätzen und natürlich auch in Klassenzimmern anstrengend werden.

Damit dennoch alle Beteiligten ihren Platz finden können, ohne sich permanent über ein verträgliches Maß hinaus anpassen zu müssen, müssen realistische Lösungen her: Welche *Stimming*-Methoden sind geeignet und gleichzeitig für die Mitmenschen akzeptabel (Vero 2020a, S. 119)? Die Betroffenen können sich selbst diese Frage stellen, aber erfahrene Therapeut:innen können hier ebenfalls konkrete Ratschläge liefern (Funke 2020, S. 91 ff.).

Wir hatten Glück – in den Schulen unserer Kinder sind wir bzgl. des alltagspraktischen Umgangs mit den Besonderheiten auf Offenheit gestoßen: Nach der Diagnose stattete eine Therapeutin aus unserer Facharztpraxis der Schule einen Besuch ab, um die Lehrer:innen aufzuklären und Anregungen für den Umgang mit den Abweichungen zu geben. Hierin liegt eine der zuvor erwähnten Chancen einer Diagnose – denn wir leben nicht in *Inklusions-Utopia*, sondern in der echten Welt, und in dieser braucht es Diagnosen, um abweichendes Verhalten zu akzeptieren (Ausnahmen bestätigen wie immer die Regel!). Zur Realität konnte für uns dann alles durch die fachlich versierte personelle Unterstützung der Schulhelferin werden – doch auch für sie benötigten wir die Diagnose.

Stimming zu Hause: zulassen und ermutigen

Auch und besonders zu Hause ist es wichtig, dass man *Stimming* erkennt und anerkennt, dass man dessen Relevanz akzeptiert, und dass man seine autistischen Herzensmenschen – je nach eigener

Kraft und Kapazität – darin ungestört lässt oder sie sogar dazu ermutigt (Hoff 2022).

Ehrlich gesagt, bleibt auch das für meinen Mann und mich ein anhaltender Prozess, und wir knabbern noch häufig daran herum. Wir haben zwar gelernt, dass es sich bei den *Stimming*-Methoden unserer Kinder nicht um abgewöhnungsbedürftige *Spleens* handelt, sondern um Methoden, mit denen sie sich stärken, und dennoch haben wir oft auch Zweifel: Ist das gerade einfach eine schlechte Angewohnheit? Vielleicht doch Trotz oder Provokation? Oder wirklich *Stimming*?

Nach und nach entwickeln wir zunehmend Sicherheit beim Identifizieren der unterschiedlichen Verhaltensweisen unserer Kinder. Dadurch können wir das, von dem wir glauben, dass es sich um das wichtige *Stimming* handelt, nicht nur zulassen, sondern sie auch dazu ermutigen, es anzuwenden, ja sogar, es irgendwann bewusst anzuwenden.

So verschwenden wir weniger Energie in Erziehungsmaßnahmen, die nicht nur sinnlos, sonders ggf. sogar schädlich sind, und wir unterstützen sie darin, sich selbst so anzunehmen, wie sie sind, und Kraft zu tanken für das Leben *da draußen*.

Dem Verhalten, von dem wir glauben, dass es *normaler* Trotz, der berühmte *Bock* oder ein natürliches und wichtiges Rebellions- und Abgrenzungsverhalten ist, versuchen wir, so adäquat zu begegnen, wie es Eltern nun mal tun.

Um unseren häuslichen Sprachgebrauch möglichst unkompliziert und alltagstauglich zu halten, bezeichnen mein Mann und ich alle Verhaltensweisen, die unsere Kinder selbst anwenden, um sich aus ihrer Panikzone wieder herauszuholen, als *Stimming*, auch wenn sie laut Definition genau genommen vielleicht nicht darunterfallen.

Unser kleinerer Sohn nutzt beispielsweise Hörspiele, natürlich immer die gleichen, sowohl zur Beruhigung als auch zur Aktivierung, ich glaube, häufig sogar zu beidem gleichzeitig. Auf den auditiven Reiz kann er sich komplett fokussieren, was ihn einerseits beruhigt – zum Beispiel beim morgendlichen Anziehen, denn das löst bei ihm immer wieder innere Unruhe aus: Alle laufen durcheinander, ständig ruft sich jemand etwas zu, die Lichter im Flur und im Bad werden ein- und ausgeschaltet, möglicherweise meldet sich schon Frühstückshunger. Dann schaltet er blitzschnell sein Hörspiel an, und es beruhigt ihn. Doch gleichzeitig aktiviert ihn das Hörspiel, denn es hilft ihm dabei, die anderen Reize auszublenden und sich auf seine Aufgaben zu konzentrieren: anziehen. Vorher ausziehen. Kleidung auf der Haut aushalten. Nicht leicht für ihn!

Die tägliche Umsetzung ist natürlich nicht so einfach, wie es klingt. Oft leider überhaupt gar nicht!

Es kostet unendlich viele Nerven und Kraft, jeden Morgen bei laufendem Hörspiel mit ihm genau die Kleidungsstücke zu finden, die sich *richtig* anfühlen und nach Möglichkeit dennoch wettergerecht sind, auch wenn es bedeutet, dass drei Mal die Socken, die Hose und das Oberteil gewechselt werden müssen, während der Zeiger immer weiter Richtung Schulbeginn läuft. Diese Situation gibt es ja nicht nur *manchmal*. Es gibt sie jeden Tag und auch mehrmals, wenn man am Nachmittag ein zweites Mal das Haus verlassen möchte oder muss – denn er wirft sich jedes Mal umgehend in seinen Schlafanzug, sobald wir nach Hause kommen.

Mir ist bewusst, dass es für den Kleinen wichtig ist, dass sich die Kleidung auf der Haut so anfühlt, wie er es braucht, und dabei gehört es für ihn dazu, dass die Ärmel nicht zwei Zentimeter zu lang sind und die Socken keinen kleinen Spalt zum Hosenbeinabschluss lassen dürfen. Und ohne die Stimulation des Hörspiels geht schon dreimal nichts. Damit ich selbst nicht durchdrehe, fordere ich ihn manchmal dazu auf, das Hörspiel über Kopfhörer zu hören – was wiederum die Kommunikation zwischen uns erschwert …

An manchen Tagen bin ich selbst entspannt und ohne Stress, dann läuft es super, aber es gibt natürlich auch die Tage, an denen ich nur ganz kurz davor bin, die Nerven zu verlieren und einfach nur laut zu schreien:

ZIEH JETZT DIESE SCH… SOCKEN AN! UND HÖR AUF DAMIT, IMMER WIEDER DIESEN EINEN SATZ ZU SAGEN. UND NIMM JETZT DIESE KOPFHÖRER AB, DAMIT DU HÖRST, WAS ICH SAGE!

Und manchmal bin ich nicht nur kurz davor, sondern mache das wirklich. An diesen Tagen gehen wir etwas später. Oder gar nicht.

Dann versuchen mein Mann und ich uns zu sagen, dass das eben auch mal so ist und dass auch wir nur eine begrenzte Kapazität haben. Unser kleines *Inklusions-Utopia*, der geschützte Raum, funktioniert ja meistens ganz gut, auch für uns Eltern. Doch wir sind halt auch so, wie wir sind, und wir haben genau die Kapazitäten zur unterstützenden Regulation, die wir eben in dem Moment haben.

Ab und zu probiere ich unterschiedliche sog. *Fidget Toys* aus.

Dabei handelt es sich um spezielle Spielzeuge, die für viele eine beliebte Hilfe zur Selbststimulation darstellen. Je nach Vorliebe stimulieren sie die unterschiedlichen Sinne. Dazu zählen Igel- und Stressbälle, leuchtende Knickstäbe, Knete, Spinner, Reis- oder Bohnensäckchen und vieles mehr (Hoff 2022, S. 86). Bei uns zu Hause dienen sie hauptsächlich einer kurzfristigen Ablenkung oder Überbrückung, doch haben wir noch nichts entdeckt, was eine echte Stimulation in sozialen Situationen (Schule, Wartezimmer, Autofahrten etc.) bietet. Natürlich ist auch das sehr individuell, und viele Menschen, autistisch oder nicht, nutzen diese Gegenstände gerne.

Auf alle Fälle gibt es eine Menge Online-Shops für *Fidget Toys*, auch solche, die von Neurodivergenten auf Neurodivergente ausgerichtet sind.

4.3 Essen und Trinken – eine echte Herausforderung

Jede:r kennt es: Manche Speisen gehen einfach nicht! Mein Großer kann keine gesalzene Gurke im Mund ertragen. Bei meinem Kleinen sind es der Geruch und das Aussehen von Salami oder Schinken. Niemals würden sie diese Lebensmittel freiwillig in ihre Körper wandern lassen. Ich selbst möchte nichts essen, bei dessen Zutaten ich mich nicht sicher fühle, wie z. B. Aufläufe oder Saucen. Wenn ich nicht zu einhundert Prozent sicher bin, was sich in dem befindet, was ich zu mir nehmen soll, esse ich es nicht. Mache ich einen Auflauf selbst, so geht es natürlich, aber in Restaurants bestelle ich immer alle Saucen, Dressings und Co. ab.

Besonderheiten in Bezug auf Speisen und Getränke sind natürlich auch kein exklusiv autistisches Phänomen, aber Autist:innen ohne Ernährungsbesonderheiten erlebt man selten. Die häufig problematische Körperwahrnehmung und abweichende sensorische

Integration führen bei den meisten dazu, entweder kein Hunger- oder Sättigungsgefühl zu kennen, Lebensmittel aufgrund ihres Aussehens, Geruchs oder sonstiger Eigenschaften abzulehnen, Probleme zu haben, in Gegenwart anderer zu essen oder auch, immer dasselbe essen zu müssen, Variationen sind kaum denkbar. Unter- oder Übergewicht, Mangelerscheinungen und leider auch echte Essstörungen sind eine häufige Folge (Preißmann 2017, S. 25 ff.).

Safe Foods

Eine echte Erleichterung stellen für viele ihre individuellen *Safe Foods*, also *sichere Lebensmittel*, dar. Für die meisten Autist:innen ist es überaus wichtig zu wissen, dass sich im Haus und in der Hand- oder Reisetasche eine ausreichende Menge von Lebensmitteln befindet, die sie sicher mögen und vertragen, und die ihnen das Gefühl von Zuverlässigkeit, Stabilität und Sicherheit geben.

Eines meiner wichtigsten *Safe Foods* ist schwarzer Kaffee. Ich würde sogar sagen, dass er eine meiner wichtigsten *Stimming*-Methoden ist. Er erfüllt für mich alles: Beruhigung, Aktivierung, Sicherheit. Es gibt davon bei uns zu Hause immer Unmengen an Vorrat, besonders auch koffeinfreien, denn mein Konsum wäre sonst hochgradig bedenklich. Wenn es irgendwie geht, habe ich immer einen vollen Thermosbecher dabei und reise auch mit einem kleinen Wasserkocher und löslichem Kaffee. Kaffeetrinken ist außerdem ziemlich unauffällig und sozialverträglich, was mir sehr entgegenkommt. Ebenso habe ich immer eine kleine Tüte Salzbrezeln einer speziellen Marke dabei und eine Tafel meiner Lieblingsschokolade.

In den sozialen Medien findet man einen regen Austausch über *Safe Foods.* Diese individuell *sicheren Lebensmittel* können den Betreffenden also tatsächlich dabei helfen, am Alltag teilzuhaben.

Auch in unserer Familie machen sie so vieles leichter: Auf dem Weg zur Schule werden die Sicherheitsbrezeln geknabbert, und ich habe es aufgegeben, *mal eine andere Marke zu kaufen, damit wir flexibel sind.* Das gute Ankommen in der Schule steht im Vordergrund. Und ich mühe mich auch nicht mehr an einer selbstgemachten Pizza mit gesundem Teig und frischen Tomatenstückchen ab, wenn die eine

Marke Fertigpizza Margherita dazu führt, dass der Tag ohne Weinkrämpfe, dafür mit einem Gefühl von Sicherheit und Stabilität endet.

Wir möchten unser Zuhause zum *sicheren Ort*, zum *geschützten Raum*, zur *Tankstelle* und zum *Happy Place* erklären, an dem wir alle unsere Akkus wieder aufladen können und an dem die besonderen Ladebedingungen der autistischen Akkus berücksichtigt werden. Wir tun uns daher den Gefallen, die Nahrungsmittelaufnahme möglichst stressfrei zu gestalten.

Natürlich gibt es auch und besonders beim Thema Ernährung eine Kehrseite der Medaille: Vor allem in Bezug auf die eigenen Kinder leben die meisten in einem permanenten Zwiespalt, da auf der *Safe-Foods*-Liste in aller Regel überwiegend Fast Food und Süßigkeiten stehen. Sie unterstützen zwar das Gefühl von Stabilität und Sicherheit – was aus meiner Sicht als gesundheitlicher Aspekt nicht zu unterschätzen ist. Doch stehen dem die ziemlich sicheren Nachteile durch ein Übermaß an Zucker, Transfetten und chemischen Zusatzstoffen selbstverständlich gegenüber.

Eine Best Practice an die Hand zu geben, ist auch in diesem Punkt kaum möglich, denn jede Familie hat in Bezug auf die Ernährung ihre eigenen Ansichten, Vorlieben, Ziele und Grundsätze. Es erweist sich für die meisten Menschen als eine echte Herausforderung, den eigenen *goldenen Weg der Mitte* zu finden, der eine individuelle Mischung aus *dem Alltag dienlich* und *verantwortungsbewusst* ist.

Bei uns kann ich immer wieder bestimmte Phasen identifizieren: Je stressfreier der Alltag erlebt wird, desto entspannter ist auch die Lage an der Nahrungsmittelfront. So folgt bei meinem kleineren Sohn auf die seltene Bemerkung, dass er in der Schule etwas gegessen habe, i. d. R. der Bericht von einem erleichternden Erlebnis im Unterricht: ein Lob der Deutschlehrerin, ein zu seiner Zufriedenheit absolvierter Test oder ein Sternchen für die Mathe-Hausaufgabe. Im vergangenen Jahr zur Weihnachtszeit hat er sich rundum so wohlgefühlt, dass er Wiener Schnitzel probiert hat und dies seitdem ein neuer, fester Bestandteil seines Speiseplans ist (Ich bin darüber *Profi-Paniererin mit Auszeichnung* geworden!). In diesen Wohlfühlphasen wird dann auch oft freiwillig vom Gemüseteller gegessen und nach Äpfeln gefragt.

Leider gilt das Gleiche für die andere Richtung – und zwar noch extremer. Steigt der innere Stress, begrenzen sich Menge und Auswahlpalette bei der Ernährung dramatisch: Pommes, Pizza, Süßigkeiten oder gar nix.

Essen hilft in unserer Familie einigen aber noch auf andere Weise durch den Alltag: Es werden, besonders in Phasen größerer Herausforderungen, am liebsten die gleichen Lebensmittel in der gleichen Reihenfolge zur selben Uhrzeit am selben Sitzplatz zu sich genommen. Nicht Hunger oder Appetit leiten die Nahrungsmittelaufnahme, sondern das Bedürfnis nach Struktur, Sicherheit und Stabilität. So entsteht mehr Kapazität für die Unüberschaubarkeit des Alltags.

Safe Foods versus gesunde Ernährung

Bei aller Einsicht, dass die individuellen *Safe Foods* gestattet werden sollen, habe ich auch feste Grundsätze. Na ja – eigentlich nur einen: Zu trinken gibt es ausschließlich Wasser, zumindest zu Hause. Einerseits wird damit wirklich Durst gelöscht, und andererseits enthalten dann nicht schon die Getränke Zucker.

Essen wir auswärts, kann Apfelschorle bestellt werden, und die Kinder wissen: Wenn ich nicht dabei bin, bin ich mit dem ein oder anderen gesüßten Softgetränk auch mal einverstanden. Ich persönlich halte diese Getränke ja für die absolute Krönung der vorsätzlichen Körperverletzung durch Lebensmittel an Kindern. Erwachsene mögen über ihre Vernunft ja noch die Menge regulieren können, aber Kinder haben hier aus meiner Sicht keine Chance. Besonders bedenklich wird es nach meinen Recherchen, wenn der Zucker dann auch noch künstlich ersetzt wurde. Abgesehen von der Schädigung des Darms (Gesundheitsmanufaktur 2021) geht mit einigen künstlichen Süßstoffen offenbar noch ein erhöhtes Risiko für verschiedene Krebsarten einher. Der Süßstoff Sucralose (E955) scheint sogar genotoxisch zu wirken, d. h. Schäden an der DNA zu verursachen, und das offenbar schon ab einem damit gesüßten Getränk pro Tag (Schiffman et al. 2023).

Auch Zusammenhänge zwischen dem Konsum künstlicher Süßstoffe und einer Entwicklung von Insulinresistenz, Übergewicht und Diabetes werden immer häufiger festgestellt (Hollstein 2018).

Als wäre das nicht schon genug, werden auch immer häufiger Parallelen zwischen dem Verzehr von einigen dieser Süßstoffe und dem Vorliegen von Depressionen entdeckt (Guo et al. 2014), eine der häufigsten psychischen Begleiterkrankungen autistischer Menschen (Preißmann 2017, S. 131 ff.).

Die beliebten Stoffe Aspartam (E951) und Sucralose (E955) scheinen hier die Hauptübeltäter zu sein und Depressionen – oder das Risiko, an ihnen zu erkranken – zu verstärken. Das gilt offenbar ebenso für normalen Zucker und für eine (schnell erreichte) Überdosis an sog. *schlechten* Kohlehydraten, wie sie in weißem Brot, geschältem Reis und Kartoffeln zu finden sind. Auch Frittiertes leistet zum Thema Depressionen einen traurigen Beitrag (Naidoo 2023, S. 39 ff.).

Weitere psychische Begleiterkrankungen werden anscheinend ebenfalls durch Ernährung günstig oder ungünstig beeinflusst (Naidoo 2023, S. 11 ff.).

Dass ich dem Thema Ernährung in meinem Alltag und auch in diesem Buch so viel Platz einräume, hat also einen guten Grund:

Viele psychische Probleme oder Erkrankungen werden überproportional häufig – bis zu vier Mal öfter – gemeinsam mit Autismus festgestellt, sowohl bei Erwachsenen (Kamp-Becker, Stroth u. Stehr 2020, S. 457) als auch bei Kindern und Jugendlichen (Brede et al. 2020).

Und auch die Geschichte meiner Familie zwingt mich immer wieder dazu, diesem Bereich des Alltags viel Aufmerksamkeit zu geben.

Psychische Begleiterkrankungen habe ich selbst im Laufe der letzten Jahre genügend gesammelt, und ich nehme, zusätzlich zu therapeutischen Maßnahmen, nahezu jede Anregung zur Selbsthilfe auf. Gleichzeitig hoffe ich immer, dabei etwas zu finden, womit ich auch meine Kinder schützen kann. Und Ernährung kann offenbar einen wirkungsvollen Ansatz darstellen (Naidoo 2023, S. 12).

Ich glaube fest daran, dass es wichtig ist, zum/zur Expert:in der eigenen Situation zu werden, um daraufhin einen eigenen, praktischen Umgang mit ihr gestalten zu können. Mir zunächst einmal bewusst zu machen, welche Gefahren und Chancen sich auch bei der Ernährung ergeben, hat mir dabei geholfen. Das Verständnis der

Wechselbeziehung zwischen Darm und Gehirn und damit zwischen dem, was ich zu mir nehme und wie es meiner Psyche geht, hat mir den Möglichkeitsraum eröffnet, selbst zur Verbesserung meiner mentalen Gesundheit beitragen zu können (Naidoo 2023, S. 23 ff.). Notwendige therapeutische Maßnahmen kann diese Form der Selbsthilfe vielleicht nicht ersetzen, aber sicher unterstützen (Naidoo 2023, S. 33).

Um alltagspraktisch zu bleiben, muss man nun schauen, an welcher Stelle man am leichtesten verzichten kann. Zucker, schlechte Kohlehydrate und Frittiertes sind für Kinder, die irgendwie an einem *normalen* Leben teilhaben wollen und sollen, schwer zu vermeiden, behaupte ich. Nudeln in der Schule, Pommes auf dem Kindergeburtstag, Gummibärchen zu jeder Gelegenheit, Croissants, Laugenstangen ... All das gehört zu einer Normalität, von der ich ja eigentlich froh bin, wenn meine Kinder an ihr teilhaben möchten. Und dann muss man das Gesamtpaket kaufen, denke ich.

Als Erwachsener scheint man mehr Optionen bei der Speisenauswahl zu haben, ohne dass man gleich in die Außenseiterschublade gesteckt wird. Davon abgesehen werden Erwachsenen normalerweise auch nicht wie selbstverständlich Nuggets, Pommes und ein Colagetränk bei Geburtstagsfeiern vorgesetzt.

Für unsere Familie sind die Prinzipien, dass der Durst mit Wasser gelöscht wird und es so wenig chemische Süßstoffe wie möglich gibt, realistisch. Viel mehr geht für uns nicht.

Meine Konsequenz in Sachen Getränke wurde zumindest insofern belohnt, als dass Wasser für uns alle fast schon ein *Safe Food* darstellt und auch unterwegs immer dabei sein muss.

Achtung, da könnten Vitamine drin sein! – so lachen wir häufig zu Hause, wenn ich etwas anbiete, das verdächtig nach Obst und Gemüse aussieht. Ich bin dazu übergegangen, es einfach hinzustellen. Die Sorten, von denen ich weiß, dass sie prinzipiell in Betracht kommen, stehen dann quasi so rum. Ein paar frische Beeren, Bananen, kleine Tomaten, etwas Paprika oder Weintrauben. Es geht nicht immer, aber phasenweise ganz gut, und so geraten ab und an wenigstens ein paar pflanzliche Stoffe in ihr System. Mit etwas Glück sind sogar wirklich noch Vitamine drin.

Viele Eltern autistischer Kinder (und bestimmt auch viele Eltern nichtautistischer Kinder) leben täglich in dem Zwiespalt *Safe Foods versus gesunde Ernährung* – nicht zuletzt ausgelöst durch den Luxus, in einem Land zu leben, in dem Lebensmittel nahezu immer im Überfluss verfügbar sind und somit eine ständige *Qual der Wahl* herrscht. Und ein Schokoriegel oder ein XXL-Colagetränk ist im Taschengeldbudget vieler Teenager meistens noch drin.

Manche Familien stecken viel Energie in die Einhaltung ihrer Ernährungsgrundsätze, weil sie überzeugt davon sind, dass das Plus unter dem Strich am Ende überwiegt. Andere wenden hier keine Anstrengung auf, damit sie mehr Kapazität für die Bewältigung anderer Alltagsbereiche haben, und viele sind irgendwo dazwischen. Vermutlich ist jeder Weg, der zu einem passt, der richtige.

Für mich ist der richtige Weg zu wissen, welche Optionen ich potentiell habe, um mich dann entscheiden zu können. Für alle Leser:innen, die das auch so empfinden, sind meine Erkenntnisse vielleicht willkommene Ansätze für weitere Recherchen und für die Gestaltung ihres eigenen Wegs durch den reichhaltigen Dschungel aus Chiasamen und Schokoriegeln.

4.4 Weitere Besonderheiten im autistischen Alltag

Masking, *Stimming* und Ernährung ergeben zusammen eigentlich schon ein ausreichendes Paket. Doch gibt es noch einige weitere ziemliche *Brocken* bei autistischen Familien, die irgendwie alltagsdienlich gestaltet werden müssen. Dazu gehören unter anderem Schlafprobleme, die häufig schwierige Auswahl von Kleidung, abweichende Reaktionen auf Medikamente und die nicht immer ganz einfache Freizeit- und Urlaubsgestaltung.

Schlaf

Autistische Gehirne schlafen nie, hat mir mal jemand gesagt.

Schlafen und Schlafrhythmus waren in unserem Hause nie ganz leicht. Beide Jungs brauchten sehr viel Unterstützung, um zu

Schlafgewohnheiten zu finden, dank welchen wirkliche Erholung – auch für die Eltern – stattfinden kann. Nachdem wir in der Kindergartenzeit bei beiden jeweils irgendwann einigermaßen erfolgreich waren, hat der Schuleintritt sie auch beide wieder zurückgeworfen.

Das Einschlafen nahm nicht selten Stunden in Anspruch, und es war nicht gesagt, dass dann durchgeschlafen werden konnte. Offenbar stellt die Verarbeitung der Reize des Tages und das Zur-Ruhe-Kommen der Gedanken für Autist:innen eine fast unlösbare Aufgabe dar. In den Ferien und am Wochenende ist das natürlich halb so wild, aber wenn am nächsten Tag die Schule wartet, kann es wirklich eine Qual sein! Es gab Phasen, in denen unser Großer erst nach Mitternacht einschlief, dann drei Mal in der Nacht herumgeisterte, um morgens um 6 Uhr, wenn ich den Tag begann, bereits wach in seinem Zimmer zu sitzen und seinem aktuellen Spezialinteresse nachzugehen. In den Wintermonaten ist es bis heute i. d. R. besonders schlimm, dann schicke ich spätestens donnerstags einen Geist in die Schule ...

Kann man etwas Sinnvolles dagegen tun?

Wir versuchten es zunächst mit ausreichend Bewegung. Für beide Kinder bedeutet ausreichend ganz sicher ein Pensum, das ich als Hochleistungstraining bezeichnen würde: Vollgas mit dem Rad zur Schule und zurück, Schulsport und am Nachmittag 1–2 Stunden Fußball oder Kampfsport. Viel weniger geht eigentlich nicht, wenn damit dem Schlaf gedient werden soll. Da außerhalb der Schule oder einer moderierten Situation wie Fußballtraining oder Judo meistens kein Kontakt mit Gleichaltrigen stattfindet, stehen wir als Eltern vor der täglichen Herausforderung, das zu kompensieren und unsere Kinder in Sachen Bewegung zu unterstützen. Mein Mann, ein ehemaliger Leistungssportler und auch heute noch sehr sportlich unterwegs, legt hier im wahrsten Sinne des Wortes eine bewundernswerte Ausdauer an den Tag und tut auch hundemüde alles, um das zu übernehmen.

Das Bewegungsprogramm ist ja in Wirklichkeit ein Medien-Ablenkungsmanöver. Man muss kein autistisches Kind haben, um zu wissen, dass mehr Tablet oder Smartphone auch zu mehr Unruhe im Gehirn führt. Bei den sowieso bereits ruhelosen Gehirnen scheint sich das noch zu verstärken. Trotzdem braucht man auch mal Berieselung, das verstehe ich. Wie die meisten Eltern erlauben wir den Konsum bewegter Bilder auf Tablets. Das ist vor allem abends natürlich echt völlig verkehrt, weil es so nah am Schlafen ist. Aber es ist für uns leider zur Gewohnheit geworden.

Geht es auch weniger anstrengend?!

Vielleicht mit Melatonin? Es ist bekannt als Schlafhormon, das der Körper normalerweise selbst bildet, doch bei vielen Autist:innen ist diese Produktion offenbar gestört. Die Psychiaterin hat uns damals empfohlen, auszuprobieren, ob das Schlafen besser gelingt, wenn abends Melatonin genommen wird. Es gibt die freiverkäufliche Variante und die verschreibungspflichtige Retard-Variante, die für Autist:innen und AD(H)Sler:innen wohl besonders empfohlen ist.

Melatonin hilft bei uns definitiv. Nicht immer, aber oft. Unserem älteren Sohn haben wir früher von Sonntag bis Donnerstagabend Melatonin angeboten, er durfte aber frei entscheiden. Es war selbstverständlich auch immer ok, wenn er es nicht nehmen wollte, denn manchmal reagierte er merkwürdig darauf: Es schien dann alles nur noch schlimmer zu machen. Er beschrieb den Zustand so, dass es seinen Körper so müde mache, dass er wehtut, aber sein Gehirn trotzdem nicht abschalten könne. In solchen Phasen nahm er kein Melatonin, und die Abende wurden sehr, sehr lang.

Bei uns half außerdem das abendliche Vorlesen. Ein echter Erfolgsgarant waren Bücher oder Zeitschriften, die das jeweils aktuelle Spezialinteresse berücksichtigten. Als es Autos waren, habe ich die technischen Daten aller interessanten Sportflitzer runtergerattert: Hubraum, Pferdestärken und Ausstattungsmerkmale. In der Koch-Phase habe ich Rezepte aller Art und die Zubereitung der Speisen vorgelesen, und in der Hai-Phase eben die lateinischen Namen der Biester und ihr Fressverhalten. Ich las dann einfach so lange, bis ich die schlaftypischen regelmäßigen Atemzüge hörte.

Es gab aber auch Abende, an denen sogar Vorlesen einfach zu viel war. Doch dann half die bloße Anwesenheit von Mama oder Papa, um zur Ruhe zu kommen und irgendwann ins Land der Träume zu wechseln.

Unser Großer selbst sagt:

> »Am meisten hilft es mir, wenn ich mich gedanklich mit meinem derzeitigen Spezialinteresse beschäftige. Ich denke dann intensiv darüber nach und stelle mir Situationen oder Geschichten dazu vor. Ich konzentriere mich dann nur darauf. Das Schlimmste ist, wenn ich grade dann gestört werde, z. B., weil meine Eltern rufen, ich solle jetzt endlich schlafen. Dann muss ich wieder von vorne anfangen. Wenn nichts anderes funktioniert, muss ich mir noch mal ein Hörspiel anmachen, natürlich zu meinem momentanen Spezialinteresse. Die Berieselung hilft dann irgendwann.«
>
> (Different Planet – »Einschlaftipps für Asperger: Mein Sohn erzählt«)

Heute, knapp vier Jahre nachdem ich diesen Artikel über Schlaf geschrieben habe, ist einiges anders: Melatonin gibt es freiverkäuflich in jeder Drogerie und in jedem Supermarkt als Tabletten, Spray, Tropfen oder Gummibärchen, und der Medienkonsum bei nahezu jedem Menschen, den ich kenne, hat sich deutlich erhöht, und damit meine ich nicht mal den *Berieselungskonsum*, sondern die Nutzung von Tablets und Smartphones für die Organisation des Alltags. Die Buchung von Kinobesuchen, Arztterminen oder ganzen Urlauben, Navigation im Straßenverkehr, Organisation des Schulbesuchs vom Stundenplan bis zur Notenübersicht, Tätigen von Überweisungen, Verwalten von Belegen, Bezahlen in Supermärkten und Restaurants – all das und vieles mehr wird von den meisten über das mobile Endgerät erledigt. Zusätzlich bleibt man mittels der Geräte in Kontakt mit Freunden, der Familie und Chatgruppen für die eigenen Hobbies und ggf. die der Kinder, man nutzt sie als Uhr und als Kamera, und wenn man all das erledigt hat, oder auch zwischendrin, kommt die *Berieselung* on top: Nachrichten und Bücher lesen, in sozialen Medien unterwegs sein, Spiele spielen und so weiter und so weiter. Dass meine Bildschirmzeit täglich *nur* drei Stunden sein soll, wundert mich fast schon ein bisschen!

Die Nutzung eines Smartphones oder Tablets hat in unserem Hause heute eine viel größere Normalität als noch vor einigen Jahren, und damit stehen wir, soweit ich weiß, nicht allein da.

Meine Familie zeichnet sich eigentlich durch eine Technikaffinität nahe Null aus – solange etwas funktioniert, bleibt es. Die Mühe, ein neues Gerät einzurichten und sich damit vertraut zu machen, überwiegt deutlich die von uns kaum empfundene Freude über etwas Neues. Doch sogar wir haben neulich unsere alten CDs entsorgt, da auch der letzte CD-Spieler unseres Hauses nun seinen Geist aufgegeben hat. Ab jetzt werden auch bei uns die Hörspiele auf einem Tablet ausgesucht, abgespielt und ggf. gespeichert.

Die Einnahme von Melatonin ist bei uns gewissermaßen ebenso zur Normalität geworden. Es hilft unseren Kindern, die quälenden Wachstunden zu verkürzen. Ich informiere mich regelmäßig über Erkenntnisse zum Nutzen des Hormons, aber auch zu möglichen Schäden, die es anrichten kann. Eine Abhängigkeit scheint ausgeschlossen zu sein, und die angegebenen Nebenwirkungen sind bei uns nicht zu beobachten.

Teilweise wird auch berichtet, dass gar keine Nebenwirkungen auftreten, wenn man das Melatonin niedrig dosiert einnimmt, und ein Gewöhnungseffekt wird offenbar nur selten beobachtet (Sternberg 2021).

Das sollte allerdings für niemanden bedeuten, ohne Rücksprache mit einem Arzt oder einer Ärztin Melatonin einfach einzunehmen oder seinen Kindern zu verabreichen!

Bewegung am Tage, ein gutes Abendessen im Bauch, routinierte Abläufe, dunkle, kühle Schlafräume, nach Bedarf noch kuscheln oder sogar mit den Kindern im gleichen Bett einschlafen – das machen wir alles weiterhin. Und trotzdem ist ohne Melatonin meistens selbst nach Stunden kein Einschlafen möglich.

Regelmäßig sträubt sich vieles in mir, diese Situation einfach hinzunehmen und meinen Kindern allabendlich ein *Mittelchen* zu geben – auch wenn es sich dabei um ein freiverkäufliches Nahrungsergänzungsmittel handelt, das die Produktion eines körpereigenen Hormons unterstützen soll. Es klingt alles ganz harmlos, aber kann ich nicht sonst noch irgendetwas tun, damit sie aus eigener Kraft zur Ruhe kommen?

Wie immer benötige ich zunächst das Gefühl zu verstehen, was vor sich geht.

»Der Tag ist weniger hell, und die Nacht ist weniger dunkel«

– so beschreibt der Arzt und Hirnforscher Matthew Walker das autistische Erleben in seinem *Großen Buch vom Schlaf*: Autistische Kinder zeigten in Untersuchungen deutlicher weniger abendliche und nächtliche Melatonin-Produktion als ihre nichtautistischen Altersgenoss:innen, dafür am Tage mehr als diese. Zudem schlafen sie den Untersuchungsergebnissen zufolge insgesamt weniger und weisen vor allem einen deutlichen Mangel des wichtigen Rapid-Eye-Movement-Schlafs, kurz REM-Schlaf, auf. Die REM-Schlafphasen sind die Voraussetzung für eine gute neuronale Entwicklung. Im Säuglings- und Kleinkindalter findet hier die Ausbildung der Synapsen, also der neuronalen Kontaktstellen im Gehirn, statt. Ein Mangel an REM-Schlaf im Säuglings- und Kindesalter führt dementsprechend zu Entwicklungsverzögerungen.

Der Autor berichtet von einem Defizit ebendieser Schlafphasen von ca. 30–50 % bei autistischen gegenüber nichtautistischen Kindern.

Autismus ist neurologisch bedingt: Die Bildung der Synapsen weist bei Autist:innen Abweichungen von der Norm auf – sowohl im Prozess als auch beim Ergebnis. Daher liegt der Verdacht auf einen Zusammenhang offenbar nahe. Den scheint es tatsächlich zu geben, doch bedeutet das bisheriger Forschung zufolge nicht, dass sich REM-Schlafdefizit und Autismus als Ursache und Wirkung gegenüberstehen. Und falls sie das täten, wäre trotzdem noch nicht klar, ob ein Mangel an REM-Schlaf Autismus auslöst, oder ob Autismus den REM-Schlaf verringert (Walker 2018).

Können Autist:innen also nicht lernen, *richtig* zu schlafen – also so, dass sie Chancen auf Erholung und eine gute Entwicklung haben? Oder schlafen sie einfach anders, und es ist eben *ihre* Art sich zu erholen und sich zu entwickeln, und die funktioniert für sie?

Mein eigener Schlaf ist seit Jahren das, was man als *gestört* betrachtet. Ich kämpfe mich durch bis ca. 21 Uhr, dann falle ich komatös ins Bett, und ab ca. 2 Uhr morgens werde ich langsam wach. Ich schlafe dann in kleinen Etappen weiter und fordere mich i. d. R. auf, wenigstens zu warten, bis es 4 Uhr ist. Wieso? Weil ich mir total verrückt vorkomme, wenn ich noch eher aufstehe. Doch ich bin wach, und ich fühle mich ausgeschlafen. Ich bekomme Hunger und habe Energie, Dinge zu tun: zu schreiben, die Steuererklärung zu machen, aufzuräumen, die Frühstücksboxen vorzubereiten. Kurzum: Ich bin TOPFIT um diese Zeit! Konzentriert und effektiv, wenn man so will. Offenbar gehöre ich zum Schlaftyp der *Lerche* (Nehls 2022) und scheine eine extreme Ausführung dieses *Lerchenspektrums* zu sein. Neuerdings habe ich beschlossen, meinen Schlaf nicht mehr als *gestört* zu begreifen, sondern eben als *ausgesprochen lerchenhaft.* Nicht, dass ich dadurch anders schlafen würde, ich bin nur nicht mehr so verzweifelt dabei.

Es wäre interessant zu erfahren, wie es wäre, wenn ich meinen Bedürfnissen einfach nachgeben würde. Schlafen und wach sein, wie mein Körper es mir sagt. Das wäre ein spannendes Experiment.

Dem entgegen steht mein Wunsch, am *echten Leben* teilzunehmen, und der sagt mir, dass ich meinen Schlaf an dieses anpassen muss. Dieses *echte Leben* findet statt, wenn der Großteil des Umfelds wach und geschäftig ist und nicht, wenn ich es bin. Natürlich wäre ich auch neugierig, was mit den Kindern passieren würde, wenn man sie so schlafen ließe, wie ihre Körper und Gehirne es ihnen signalisieren. Wann wären sie wach? Und nicht nur das: Wann wären sie fit? Meine geliebte Illusion von *Inklusions-Utopia* könnte beinhalten, dass es Schulen, Büros und Supermärkte für Lerchen, Eulen und andere bunte Vögel gäbe, in denen sich Schüler:innen, Lehrer:innen, Mitarbeiter:innen und Konsument:innen der entsprechenden Vogelart verdingen würden! Es wäre vermutlich überall leerer, die Gebäude könnten kleiner sein, Student:innen könnten sich Wohngemeinschaften ganz anders teilen: *Lerche sucht Eule für Ein-Zimmer-WG!*

Doch *Inklusions-Utopia* ist nun einmal (m)eine Illusion, und solange meine Kinder morgens gegen 8 Uhr beginnen müssen, den Alltag des *echten Lebens* zu bewältigen, und ich sie dabei von Herzen gerne unterstützen und begleiten möchte, solange müssen wir grübeln und ausprobieren, welche Wege wir nehmen, um zu bestehen.

Und die Bildschirmzeit?

Die derzeitigen Erkenntnisse – die ich bei meiner Lektüre gesammelt habe – beschreiben, dass lange (*lang* beginnt leider bei mehr als einer Stunde täglich), besonders abendliche Bildschirmzeiten zu weniger Schlaf und schlechterer Schlafqualität führen. Die Geräte strahlen im Nachtmodus zwar kein Blaulicht mehr aus, aber Mikrowellen, die das Stresssystem aktivieren und Entzündungen im Gehirn hervorrufen können. Auch das Krebsrisiko steigt vermutlich durch diese Wellen (Nehls 2022). Die Deutsche Angestellten-Krankenkasse DAK gibt an, dass gravierende Schlafprobleme bei ca. einem Drittel der Schüler:innen in Deutschland auf zu lange Bildschirmzeiten zurückzuführen seien (DAK 2018). Bei Kindern und Jugendlichen allgemein geht man davon aus, dass Bildschirmnutzung, besonders am Abend und vor allem, wenn es sich um Spiele handelt, nicht nur einen negativen Einfluss auf den wichtigen REM-Schlaf hat, sondern auch ein Zusammenhang mit Angststörungen und durch den Schlafmangel auch mit depressiven Episoden und anderen psychischen Symptomen besteht (Frölich u. Lehmkuhl 2023, S. 98).

Damit wären wir wieder bei den sowieso schon viel zu häufigen psychischen Begleiterkrankungen angelangt, die bei bis zu 80 % der Autist:innen auftreten (Kamp-Becker, Stroth u. Stehr 2020, S. 457).

Zuverlässige Untersuchungen, ob die Auswirkungen der Bildschirmnutzung in gleichem Maße für autistische Kinder, Jugendliche oder Erwachsene gelten, scheint es nicht zu geben.

Ohne Unterschied bliebe vermutlich eine Untersuchung des stetigen Anstiegs von Kurzsichtigkeit bei Kindern und Jugendlichen aufgrund erhöhter Bildschirmnutzung (BVA 2022).

Ich bemühe mich, mir einfach nichts vorzumachen: Ja, ich nehme eine deutliche, vermutlich nur gefühlte Entspannung und Ruhe wahr, wenn ich selbst oder meine Kinder in ihr Smartphone oder in ihr Tablet starren. In Wirklichkeit glaube ich nicht an eine *echte* Entspannung, doch schaffe ich es ebenso wenig, mich gegen meine eigene Nutzung oder die meiner Kinder zu wehren, wenn ich das Bedürfnis nach Ausruhen habe. Sie selbst wehren sich gar nicht so sehr, sofern ich ein Alternativprogramm anbiete! Und genau da liegt der Haken ... Wenn ich mich ausruhen will oder muss, bin ich einfach froh, wenn digitale Geräte in der Nähe sind.

Eigentlich bin ich überzeugt davon, dass eine längere Bildschirmzeit meiner Kinder zwar zu meinem Nutzen, doch zu ihrem Schaden ist, und dass meine eigene Bildschirmzeit auch nur eine Ausrede ist. An diesem Punkt gestehe ich einfach: Ich habe mich versklavt, und ich fühle mich überfordert damit, hier eine Lösung zu finden, die meine Energiereserven, das echte Leben und die möglichen Gefahren der digitalen Welt optimal berücksichtigt.

Wie üblich gibt es leider niemanden, der einem hier den *einzig richtigen* Weg weist. Da hilft nur: *ausprobieren und dem eigenen Gefühl vertrauen*. Was für eine Aufgabe – besonders, wenn in den sozialen Medien immer wieder dafür geworben wird, autistischen Kindern eine unbegrenzte Bildschirmzeit anzubieten, mit der Begründung, dass sie es *benötigen und es ihnen hilft.*

Ich kann das nicht beurteilen. Doch möchte ich weiter dafür werben, sich auch bei der Frage nach der Bildschirmzeit ein eigenes Bild zu machen.

Befremdliche Wirkung von Medikamenten und Co.

> *»AAAUUUUU – das BRENNT, nimm es sofort wieder runter!!!!!«, schreit mein armes 13-jähriges Kind, als ich ihm ein kleines Wärmepflaster für Kinder ab 6 Jahren auf die Schulter klebe. Als ich das Pflaster abziehe, sehe ich rote Pusteln, Schwellungen, fast schon offene Haut.*

Reaktionen des Körpers auf Wirkstoffe aller Art, die mit der Haut in Kontakt kommen, sind bei meinem Großen und mir fast vorprogrammiert. Sonnencremes, Desinfektionssprays, Augencremes, Wimperntusche, Haarprodukte, Nasenspray – alles ist verdächtig und muss zunächst in Kleinstmengen getestet werden.

Nicht nur das: Als ich vor einigen Jahren Melatonin gegen meine eigenen Schlafprobleme ausprobiert habe, lag ich die halbe Nacht mit Herzrasen im Bett. Dabei hatte ich mit der Hälfte der empfohlenen Anfangsdosis (Ich kenn mich ja!) begonnen. Ebenso unschön war meine Reaktion auf ein freiverkäufliches, aber ärztlich verordnetes Cortison-Produkt – nachdem ich mal wieder eine neue Allergie entwickelt hatte –, das sich bei mir bereits nach der dritten Einnahme der Hälfte der empfohlenen Dosis mit Herzrasen in der Nacht und rot geschwollenem Gesicht am folgenden Tag bedankte. Ich zog dann die allergischen Symptome vor. Auch auf Kontrastmittel reagiere ich allergisch. Es war keine schöne Erfahrung, das feststellen zu müssen. Glücklicherweise war ich bereits im Krankenhaus und konnte umgehend entsprechend behandelt werden.

Diese sensible Reaktion auf bestimmte Wirkstoffe kann andererseits sehr praktisch sein: Auch für starke Schmerzen, wie nach einem Bänderanriss im Knöchel, den ich mir vor einigen Monaten zugezogen habe, reichen für mich 400 mg Ibuprofen vollkommen aus, um schmerzfrei zu werden. Für Tage.

Dass sich die Besonderheiten der autistischen Wahrnehmung auch auf den eigenen Körper beziehen können und dass es gewissermaßen eine *autistische Gemeinsamkeit* zu sein scheint, auf Medikamente gar nicht, viel zu stark, ausschließlich mit Nebenwirkungen oder auch paradox zu reagieren, hat sich bei einem für mich sehr wirkungsvollen, ca. achtmonatigem Therapieprogramm[8] bestätigt. So wie ich selbst, konnten auch die fünf weiteren erwachsenen autistischen Teilnehmer:innen lebhaft von solchen Erlebnissen berichten, als es in einer Therapiesitzung um körperliche Wahrnehmungsbesonderheiten und den Umgang damit ging.

Ganz sicher treten diese abweichenden und ungewollten Reaktionen auf Medikamente und Co. auch bei nichtautistischen Menschen auf, und eine Verallgemeinerung allein aufgrund der Berichte von sechs Autist:innen ist selbstverständlich ebenfalls nicht möglich. Doch stellte es für mich eine Entlastung dar, in der Therapie von den Erfahrungen der anderen zu hören. Ich habe mich sofort etwas weniger *verrückt, speziell* und *gestört* gefühlt. *Es geht anderen auch so, kein Grund zur Panik!*

Sucht man in der Literatur nach weiteren Hinweisen dazu, trifft man auf verschiedene Schilderungen von Betroffenen (Pfeiffer-Jung in Preißmann 2017, S. 89 f.).

8 Es handelte sich um eine Teilnahme an der Freiburger Autismus-Spezifischen Therapie für Erwachsene (FASTER) auf Basis des Therapiemanuals der Freiburger Autismus-Studiengruppe des Universitären Zentrums Autismus Spektrum Freiburg (UZAS).

Die große Angst vor Ärzt:innen begründet sich in unserer Familie sicher teilweise durch die ungewöhnliche Reaktion auf Medikamente und die damit verbundene Sorge, dass Ärzt:innen an unseren Schilderungen zweifeln. Die Frage »Was, wenn der oder die Ärzt:in mir nicht glaubt und mir etwas gibt, von dem es mir sehr schlecht gehen wird?« wiegt zumindest in meinem Fall bei jedem Arztbesuch sehr schwer.

Doch auch andere Stressoren spielen eine Rolle: Die Reize in Wartezimmern, die Interaktion und Kommunikation mit Ärzt:innen und dem Pflegepersonal, der schwierige Zugang zur eigenen Körperwahrnehmung, der die Betroffenen häufig ihre Symptome nicht adäquat vermitteln lässt, die Unkenntnis und das Unverständnis vieler Behandler:innen, diffuse Schmerzwahrnehmung bei den Untersuchungen – all das führt bei vielen, sogar bei *sehr vielen* Autist:innen i.d.R. dazu, dass sie nicht zu nötigen (Vorsorge-)Untersuchungen gehen (Preißmann 2017, 89 ff.).

Mein achtjähriger Sohn, der sehr viele Fehltage hat und dessen Schule daher in der Zeit, bevor wir über die Autismus-Diagnose verfügten, irgendwann bereits am ersten Krankheitstag ein ärztliches Attest forderte, ging zwischenzeitlich auch krank zur Schule – schlimmer als die überfordernden Reize der Schule war für ihn nur noch die Angst vor dem Arztbesuch.

Die Rahmenbedingungen der Gesundheitsversorgung für autistische Menschen sind dringend verbesserungswürdig – von Barrierefreiheit keine Spur. Hier müssen alle mithelfen: Gesundheitspolitik, Autismusverbände und Betroffene müssen sich auch in diesem Bereich für Inklusion stark machen (Preißmann 2017, S. 189 ff.).

Kleidung muss sich RICHTIG anfühlen

Was ziehe ich heute an? Beantwortet wird die Frage für die meisten danach, was im Terminkalender steht und wie das Wetter werden soll, außerdem durch individuelle Vorlieben und natürlich dadurch, ob das Zielobjekt passt und sauber ist.

Für mich, und ich glaube auch für meine Kinder, muss es außerdem, und vielleicht sogar vor allem anderen, die *richtige Rüstung* sein. Die Kleidung muss sich so anfühlen, als wäre sie ein schützendes Schild, die perfekte Fassade. Wenn ich rausgehe, muss sie fehlerlos sein – was auch immer das in dem Moment bedeutet.

Mein Großer kleidet sich irgendwie ganz anders als seine Altersgenoss:innen. Er hat kein Trend- oder Markenbewusstsein, den Satz »Sowas tragen alle, Mama!« habe ich noch nie aus seinem Munde gehört. Ich finde, dass er gut aussieht, wenn er rausgeht, und so fühlt er sich glaube ich auch. Das ist die Hauptsache. Mein Kleiner hat vor allem sensorische Themen. Alles außer Schlafanzug fühlt sich per se schrecklich an. Doch sucht er im Gegensatz zu seinem Bruder auch Bestätigung im Spiegel, nachdem wir erfolgreich das Sportoutfit des Tages zusammengestellt haben.

Bei der sensorischen Integrationsstörung, die früh bei beiden festgestellt wurde, konnte eine Ergotherapie gute Unterstützung bieten. Hier wurde – unter anderem – gezielt daran gearbeitet, Reize so zu verarbeiten, dass der Alltag erleichtert wird (Preißmann 2017, S. 114). Nach meiner Einschätzung hat die Ergotherapie beiden Jungs geholfen, den Reiz von Kleidung auf der Haut als nicht mehr so unangenehm zu empfinden.

Mit dem Kleinen hat zuvor noch eine Heilpädagogin für knapp zwei Jahre gearbeitet, da bei ihm eine sog. *kombinierte umschriebene Entwicklungsstörung* gemeinsam mit der sensorischen Integrationsstörung bereits sehr früh auffällig war. Diese Form der Förderung im Kindergartenalter war bei ihm eine spielerische Kombination aus motorischer Schulung, Unterstützung bei der Entwicklung der *Theory of Mind* und der Handlungsplanung (Clausen 2023, S. 304 ff.).

Beide Jungs sind immer ausgesprochen gerne zur Heilpädagogik bzw. Ergotherapie gegangen. Die Art, im Spiel gezielt Reizen ausgesetzt zu werden und Zugang zu ihren Körperempfindungen zu erhalten, motorische Sicherheit zu entwickeln und viel Ermutigung und Selbstwirksamkeit zu erfahren, hat ihnen allwöchentlich Spaß gemacht. Sie sind gerne an den Sprossenwänden hoch und runter geklettert, sind geschaukelt, haben sich massieren lassen oder in der Kiste mit den dicken Bohnen gesessen. Und das alles ohne die Anwesenheit andere Kinder (meistens zumindest), dafür exklusiv mit ihrer jeweils schnell vertrauten Ergotherapeutin bzw. Heilpädagogin

– herrlich! Ihr Wohlbefinden im Alltag ist aus meiner Sicht gestiegen. Nach meinen Beobachtungen hat die Ergotherapie auch dabei geholfen, dass sie in ihrer Handlungsplanung sicherer wurden.

Ich habe die Heilpädagogik bzw. Ergotherapie bald *Spielstunde* genannt. Diesen Begriff habe ich mir dankbar bei einer Freundin abgeguckt, die vermeiden wollte, dass bereits Bezeichnungen ihren Kindern suggerierten, dass sie geheilt und therapiert werden müssen, weil sie offenbar *nicht heile* sind.

Urlaub und Freizeit – einfach anders als bei anderen

Jetzt geht es ans Eingemachte! Denn Freizeit und Urlaube verlaufen wirklich anders, wenn man autistische Familienmitglieder im Gepäck hat. Wir haben uns manchmal ganz schön abgemüht, uns an das *Normal* anzupassen oder wenigstens so zu wirken, als wäre alles *normal*, bis es mir irgendwann klar wurde: Das wird so nix!

Ich bin ja jetzt auf Instagram – gehört sich so als Bloggerin, dachte ich mir. Abonniert habe ich dort ein bisschen querbeet, vor allem aber viele, die auch mit neurodivergenten Kindern leben oder selbst *anders* sind.

Die Mutter zweier Asperger-Jungs schrieb dort vor ein paar Tagen, dass sie am Wochenende erfolgreich als Familie einen Tierpark besucht hatten. Nicht lange, aber immerhin. Keine großen Probleme, kein Meltdown[9], alles irgendwie prima.

Sie war zu Recht sehr glücklich und stolz. Ich habe mich mit ihr gefreut, und ich schrieb ihr dann, dass auch wir einen erfolgreichen Wochenendausflug verbuchen können. Meine zwei Jungs und ich waren nämlich bei Freunden auf dem Land! Abgesehen davon, dass das Setting ein Traum war, hat einfach alles gut geklappt.

Komisch, denke ich bei mir. Was meine ich denn damit? Was war denn erfolgreich und hat gut geklappt?

ICH hab gut geklappt, ist mein nächster Gedanke. *Ja, kann ich denn auch nicht klappen?*, fällt mir als nächstes zu mir ein.

Ich hatte keine Angst, schießt es mir als nächstes durch den Kopf.

9 Ein *Meltdown* wird eine Art des Zusammenbruchs genannt, der sich unterschiedlich äußern kann. Möglich sind Teilnahmslosigkeit, Schweigen oder heftige emotionale Reaktionen wie Weinen oder Schreien. Er kann die Folge eines sog. *Overloads*, also einer Überreizung, sein.

Angst?? Wovor hatte ich keine Angst? Und wovor habe ich denn sonst Angst? Und da fällt es mir wie Schuppen von den Augen …

Schon immer war mit meinem Großen vieles anders. Es gab keine gemütlichen Besuche im Café mit anderen Muttis, weil er einfach nicht café-tauglich war. Never ever hat oder hätte er neben meinem Café-Tisch in seinem Wagen gelegen und geschlafen, oder fröhlich mit seinen kleinen Füßchen gegen seine Kette gestrampelt. Never ever hat oder hätte er die Geräusche, das Licht, die Gerüche, all die Reize so ertragen, dass der Besuch eines Cafés für mich möglich war. Und beim kleinen Bruder war es eigentlich genauso. Und ich habe es versucht! Bis heute gucke ich neidvoll auf die gemütlichen Mamas-im-Café-Runden. Die wirken so irritierend selbstverständlich. Heute weiß ich, dass es nicht meine Schuld war, dass das mit uns nicht ging. Aber damals hab ich mich gefragt, was ich so gravierend falsch mache.

Um wieder in die Gegenwart zu kommen: Wovor habe ich denn nun eigentlich Angst?

Ich stehe offenbar unter der permanenten Grundanspannung, dass ein Ausflug oder eine Situation nicht klappt, weil dabei zu viele *Trigger-Punkte*[10] gedrückt werden. Und das ist ja richtig so! Bisher war mir das nur nicht klar, und diese ängstliche Gedankenschleife lief völlig unbewusst und automatisch mit. Werden zu viele *Trigger-Punkte* gedrückt, kann es jederzeit zum *Overload*[11] und auch zum *Meltdown* kommen. Diese Situation habe ich dann nicht mehr im Griff. Und das macht mir Angst.

Es gibt genügend Beispiele. Einmal gab es an Bord unserer heute nicht mehr existierenden Stamm-Airline nicht mehr das angestammte Kindermenü. Nachdem bis dahin schon so viele Punkte gedrückt waren (Stress beim Packen, Stress auf dem Weg zum Flughafen, Lichter, Geräusche, viele Menschen, alles total wuselig, angespannte Eltern …), war DAS das i-Tüpfelchen. Mein Großer hat nicht geweint, er hat geschrien, all seine Verzweiflung kam heraus, es war grauenhaft. Wären wir nicht in der Luft gewesen, sie hätten uns rausgeworfen. (An alle, die so etwas mal bei anderen mitbekommen: Nase rümpfen und abwertende Kommentare helfen NICHT! Entweder lassen oder ernstgemeinte Unterstützung anbieten. Auch ein kleines Lächeln kann schon helfen!)

10 Mit *Trigger-Punkten* sind hier unterschiedliche Reize gemeint, die eine individuelle Belastung darstellen.

11 Ein *Overload* entsteht, wenn zu viele Reize gleichzeitig auf einen einprasseln. Durch die verminderte Fähigkeit, die Reize zu filtern, kommt es zu einer sensorischen Überladung.

Von meiner großartigen Idee, mit mehreren (um genau zu sein, ca. 20.000) anderen Menschen zu einem Taschenlampenkonzert auf einer Freilichtbühne zu gehen, möchte ich gar nicht reden. Wir haben keine drei Minuten erlebt ... *Overload. Meltdown.* Ab nach Hause. Schnell!

Auch der Kleine hatte bereits als Säugling mehrere *Meltdowns*, da bin ich mir heute sicher. Das war kein normales Weinen und Schreien, das waren jeweils komplette Überreizungen, das spürte ich schon damals. Heute habe ich Worte wie *Overload* oder *Meltdown* dafür. Ändert aber an der Sache nichts.

Das alles schult! Es schult die Vorsicht, aber auch die Angst und die Angst vor der Angst. Eine *zweite Gedankenschleife* läuft immer im Hintergrund mit: Wo lauern die *Trigger-Punkte*? Kann ich sie vorhersehen und umgehen? Und was mache ich, wenn ES doch passiert?

Ich habe – meistens instinktiv und manchmal ganz bewusst – schon so viel NICHT gemacht, aus Angst, es könnte eine Situation entstehen, die ich nicht in den Griff bekomme. Ich habe Feiern, Urlaube und normale Treffen mit Freunden oder der Familie nicht stattfinden lassen, wenn die *zweite Gedankenschleife* nach der Analyse NEIN gemeldet hat.

Die zweite Gedankenschleife

Wie kommen wir dort hin, wer wird da sein, viele Kinder oder wenige? Hoffentlich jüngere Kinder. Was gibt es zum Essen, wird es wuselig, wird es laut, gibt es räumliche Rückzugsmöglichkeiten, was werde ich zu tun haben, werde ich mitbekommen, wenn den Kindern alles zu viel wird, kann mein Mann mit dabei sein, sind Ortswechsel vorgesehen, wird es spontane Planänderungen geben? Wenn wir da sind: Wird alles so sein, wie ich es gesagt habe, gibt es tatsächlich das angekündigte Essen, und wenn nicht: augenblicklich sagen! Wann gibt es Essen, eine möglichst genaue Zeitangabe ist wichtig, nicht *Werden wir sehen* sagen, was hab ich noch mal gesagt, wie lange wir hier bleiben werden, ist das realistisch, wenn nicht: augenblicklich sagen, neue Zeitangabe machen, nicht *Werden wir sehen* sagen. Haben die Kinder einen Platz gefunden, und gibt es vielleicht sogar jemanden, der sich für die aktuellen Spezialinteressen erwärmen kann? Machen sie viele Selbstregulationsbewegungen, ist Stress im Anmarsch, finden sie vielleicht sogar Spielpartner:innen oder spielen die zwei vielleicht mal zusammen, hoffentlich streiten die nicht sofort, das bekomme ich jetzt echt nicht hin, einer hüstelt, der andere rennt ja schon permanent, das kann ich jetzt auch nicht abfedern ...

Bis zu diesem Instagram-Post, auf den zum Glück so viele reagiert und von ihren gleichen Erfahrungen dazu berichtet haben, hatte ich mir die *zweite Gedankenschleife* gar nicht recht bewusst gemacht. Ich wusste zwar, dass da irgendwas bei mir komisch läuft, und ich habe mir oft überlegt, ob ICH den Stress vielleicht überhaupt erst verursache! Vielleicht bin ICH das eigentliche Problem?! Jetzt denke ich eher, dass es doch eine Reaktion auf die Besonderheiten ist, und dass meine Freundin, die *Schleife*, aus gutem Grund existiert.

So langsam wird mir klar, warum ich abends so erschöpft bin, warum Ausflüge so anstrengend sein können, warum auch der Besuch der Stammpizzeria so unglaublich schief gehen kann, und warum ich abends – und manchmal auch am Tage – einfach nicht mehr kann. Weil IMMER diese Gedankenschleife im Hintergrund rattert. Wie bei einem Computer, bei dem im Back End immer noch ein Programm geöffnet ist – der muss auch schon nachmittags mal ausgeschaltet werden, anstelle von abends (soweit ich weiß).

Ich halte für mich jetzt einfach mal fest: Es ist ok, wenn ich instinktiv oder bewusst manche sozialen Situationen meide. Meine Kinder verhalten sich abweichend, ob ich nun Teil des Problems bin oder nicht. Und darauf reagiere ich nun mal. Das tun andere auch.

Vielleicht sage ich manchmal zu voreilig NEIN. Vielleicht wäre es doch gut gegangen! Vielleicht hätte alles super geklappt, und wir hätten einen tollen Ausflug/Urlaub/sonst was gehabt. Aber nur vielleicht. Es gibt Tage und Situationen, an denen rufe ich laut: »Ja! Da kommen wir mit!« und bin dann in der Lage zu sehen, was passiert. Und es gibt Tage, da habe ich einfach Angst. Vor mir. Dass ich nicht klappe. Dann sage ich: »Nein. Wir kommen nicht mit« und bin vielleicht traurig, weil ich es nicht mal versucht habe.

(Different Planet – »Wie Schuppen von den Augen«)

Immer wieder sonntags

Wie autistische Familien ihre Freizeit gestalten, ist natürlich sehr individuell. Ein gemeinsamer Nenner scheint zu sein, dass deutlich weniger außerhalb des Hauses unternommen wird und

Veranstaltungen wie große Feste, Weihnachtsmärkte oder Konzerte i. d. R. lieber gemieden werden. Sozialkontakte außerhalb der Schule oder des Kindergartens werden deutlich seltener gepflegt – wenn überhaupt – denn die Erschöpfung ist häufig einfach zu groß. Für die meisten Familien stellt vor allem der Sonntag eine Herausforderung dar. Den autistischen Familienmitgliedern fehlt die Struktur, und Ausflüge enden meistens in *Overloads*, *Meltdowns* oder einfach nur in Erschöpfung, und das Ziel von Sonntagen ist ja eigentlich Erholung.

Allein die Fortbewegung ist für viele autistische Familien ein Problem. Egal, ob mit Bus, Bahn oder Auto – besonders bei den Kindern kann dabei bereits das Kompensationslimit überschritten werden.

Nach 15 Jahren Übung kann ich sagen: Wir kommen langsam rein! Der Große lernt sonntags gerne, der Kleine hört Hörspiele, malt und spielt auf dem Hof oder mit einem Freund Fußball. Mein Mann und ich machen Spaziergänge oder genehmigen uns einen Babysitter (der oder die möglichst mehrere Stunden am Stück Fußball spielen kann) und machen eine Radtour oder einen sonstigen Ausflug. Seitdem wir aufgehört haben, Unternehmungen zu viert zu planen, sind auch Sonntage schön.

Urlaube gestalten sich bei autistischen Familien i. d. R. auch *anders*. Selten hört man, dass sie mit anderen Familien wegfahren oder regelmäßig neue Orte erkunden. Kinderclubs und Animationsprogramme werden äußerst selten besucht.

Unsere Urlaube sind davon geprägt, dass wir immer an die gleichen Orte fahren und viel Energie investieren, um dort auch immer wieder das gleiche Zimmer zu bekommen. Erst neulich haben wir versucht, einmal ein neues Domizil auszuprobieren. Mit äußerst bescheidenem Ergebnis.

Auch im Urlaub scheuen sich unsere Jungs vor dem Kontakt mit anderen Kindern. Dafür verstehen sie sich untereinander oft richtig gut und gestalten immer etwas Zeit erfolgreich gemeinsam. Das ist für uns Eltern der schönste Aspekt!

Das folgende Kapitel widmet sich verstärkt den bereits erwähnten *Overloads* und *Meltdowns*, die leider phasenweise Teil des autistischen Alltags sein können. Zu ihnen gehören ebenfalls der sog. *Shutdown* und das leidvolle *autistische Burn-out*.

Ihre Warnzeichen zu erkennen, im gegebenen Fall mit ihnen umzugehen und ihnen vielleicht sogar vorbeugen zu können – das sind wünschenswerte Ziele. Dazu muss man die Phänomene natürlich kennen.

Zum Abschluss gehe ich noch einmal genauer auf die möglichen Folge- und Begleiterkrankungen von Autismus ein.

5 GROSSE HERAUS-FORDERUNGEN – AUTISMUS IM ALLTAG (II)

5.1 Auf zum Overload!

> »Es ist nicht so, dass ich jedes Geräusch gleich laut höre. Natürlich ist auch für mich das Ticken einer Uhr leiser als die Stimme des Lehrers. Wenn man Aufmerksamkeit mit Bonbons darstellen würde, legen andere möglicherweise drei Bonbons auf die Stimme des Lehrers, eines auf die vorbeifahrende Müllabfuhr, eins auf die anderen Kinder im Raum und ein halbes auf das Ticken der Uhr.
>
> Ich lege mehr Bonbons hin: drei für den Lehrer, drei für die Müllabfuhr, drei auf die anderen Kinder und drei auf das Ticken der Uhr. Anders geht es nicht. Deswegen bin ich dann oft so unglaublich erschöpft und benötige einen Ruhetag.«
>
> (Different Planet – »Die Bonbon-Analogie: Mein Sohn erzählt«)

So hat mein Großer damals, mit elf Jahren und knapp drei Jahre nach der Diagnose, erklärt, wie sich der Umgang mit Reizen für ihn anfühlt. Eine ganze Zeit lang klappt die Verarbeitung gut, aber dann wird plötzlich einfach alles zu viel!

Ergibt sich keine Möglichkeit zum rechtzeitigen Ausbalancieren oder Kompensieren, z. B. durch Rückzug aus der Situation, kommt es zur Reizüberflutung, dem sog. *Overload* (Preißmann 2017, S. 47 ff.). Nicht mehr rechtzeitig ausbalancieren zu können, das kann passieren, weil man beispielsweise die Klassenarbeit oder ein laufendes Gespräch zu Ende bringen muss oder möchte, oder weil man nach einem anstrengenden Tag müde und hungrig in der Bahn sitzt und die Geräusche einfach immer mehr werden. Dann ist man gefangen in der Situation und den Reizen schutzlos ausgeliefert (UZAS).

Ausflüge, Feiern, Floh-, Weihnachts- oder Wochenmärkte, Cafés und Restaurants, Bahnsteige, Supermärkte, Kindergärten und viele weitere Orte und Situationen sind prädestiniert für eine Reizüberflutung. Wie viel man ausgleichen kann, bevor es kritisch wird, ist nicht nur individuell verschieden, sondern auch tagesformabhängig.

Versagen die Kompensationsstrategien – egal weshalb – vermischen sich alle Reize zu einer zäh wabernden Masse, die sich immer weiter ausbreitet, sie glüht, drückt oder brodelt im Inneren und betäubt langsam den Verstand. Bis zu einem gewissen Punkt ist es möglich, die innere Überladung zu verbergen und die Fassade zu wahren. Doch die Anstrengung der Überladung wird immer stärker und der einzige Ausweg ist die Entladung. Die zähe Reizmasse explodiert, durchbricht die Fassade und bahnt sich so ihren Weg nach außen, notfalls mit Gewalt.

5.2 Entladung des Reizbreis: Meltdown und Shutdown

Die Entladung kann sich in Form von Weinkrämpfen, Wutausbrüchen, kompletter Teilnahmslosigkeit oder Aggressionen äußern. Diese Aggressionen können verbaler oder körperlicher Natur sein und gegen sich selbst oder gegen andere gerichtet sein.

Je nachdem, wie sich der *Overload* auflöst, wird der Entladungszustand als *Meltdown* oder *Shutdown* bezeichnet. Die *laute* Form der Entladung mit Weinkrämpfen und Aggressionen wird zumeist *Meltdown* genannt, und die leise Art, bei der die betreffende Person in sich gekehrt, teilnahmslos und ggf. nicht mehr ansprechbar ist, gilt als *Shutdown* (UZAS).

Einheitlich definiert und trennscharf sind die Begriffe nicht – ich empfinde es auch nicht als sehr zielführend, sie genau auseinanderhalten zu wollen.

Wichtig ist das Verständnis dafür, dass die autistische Person in einem *Entladungszustand* nicht ansprechbar ist. Sie ist unerreichbar, reaktionsunfähig und auch nicht in der Lage, ihre Aggressionen oder ihr Weinen zu stoppen. Die Person kann der Situation nicht mehr standhalten, sie ist für einige Minuten oder auch mehrere Stunden dem Alltag entrissen. Es ist, als wäre der Notschalter gedrückt worden, sodass jeglicher Einfluss auf viele physische oder psychische Funktionen unmöglich ist. Eventuell kann die betroffene Person in einer solchen Situation weder sprechen noch gehen, i. d. R. antwortet sie nicht auf Fragen und möchte auch nicht essen, trinken oder einer anderen Tätigkeit nachgehen. Das System hat sich dem Zugriff vollkommen entzogen.

Manchmal endet die Entladung in einem nicht zu beeinflussenden Schlaf. Dann wurde nicht nur der Notschalter gedrückt, sondern auch kurzerhand der Stecker gezogen. Es folgt ein Zustand großer Erschöpfung, sowohl auf physischer als auch auf psychischer Ebene. Ist die Person so weit ausgeruht, dass sie zurückkehren kann, steckt sich der Stecker wieder ein, und die Maschine fährt hoch. Der Neustart kann beginnen, die Funktionen sind wieder intakt (Friedrichs 2020, S. 66 ff.).

Was tun, wenn eine Entladung droht?

Steht man als Betroffene:r kurz vor einem *Melt-* oder *Shutdown*, so sollte man schleunigst den Rückzug in eine reizarme Umgebung suchen – sofern dies möglich und noch zu beeinflussen ist.

Ist man als Eltern oder Vertrauensperson Zeuge der Entladung, so heißt es vor allem: Ruhe bewahren. Sie muss geschehen und sie wird vorbeigehen. Sie ist weder in ihrer Dauer noch in ihrer Heftigkeit steuerbar – nicht von der betroffenen Person und auch nicht von den Zeug:innen.

Die Betroffenen sind in diesem Zustand nicht zu Kommunikation oder Interaktion in der Lage, und auch Berührungen sind jetzt nicht nur unangenehm, sondern als zusätzlicher Reiz i. d. R. sogar kontraproduktiv.

Kehrt irgendwann Erholung ein, kann man auf zartem Wege versuchen, wieder Nähe herzustellen. Vielleicht helfen die bloße Anwesenheit oder leise Worte einer vertrauten Stimme. Vielleicht ist es aber noch nicht so weit, und der oder die Betroffene benötigt etwas mehr Zeit alleine (Croonenbroeck 2023, S. 7 ff.).

5.3 Der große Knall: das Phänomen des autistischen Burn-outs

Die letzte Eskalationsstufe, wenn nichts mehr geht und auch ein beherztes Steckerziehen nicht ausreicht, um die Maschine bald wieder mit intakten Funktionen hochzufahren, ist das *autistische Burn-out.* Es ist schwerwiegender als ein *Meltdown* oder ein *Shutdown*, und es wirkt sich deutlich langfristiger aus. In einem solchen Fall gab es offenbar einen *großen Knall* im System, der verheerenden Schaden angerichtet hat.

Das Durchleben dieses *großen Knalls* ist leider alles andere als schön. Und vielleicht reicht der erste auch nicht, um endlich zu verstehen, dass es mit einem Wellnesswochenende nicht getan ist, sondern dass mehr dahintersteckt.

Wurde man bereits im Kindesalter als Autist:in erkannt und daraufhin auch gut unterstützt, muss es nicht unbedingt bis zum autistischen Burn-out kommen. Doch besonders der Lebensweg von spät Diagnostizierten ist in aller Regel begleitet von vielen absolvierten Runden durch die Eskalationsstufen *Melt-* und *Shutdown*, evtl. sogar von bereits durchlebten Burn-outs oder flankiert von psychischen Erkrankungen wie Depressionen, Angst-, Zwangs- oder Essstörungen (Dankova 2020, S. 48 ff.).

Je nach Alter der (noch) nicht als autistisch erkannten Person, werden die *Melt-* und *Shutdowns* vom Umfeld vermutlich als Wutausbrüche, schlechte Laune oder Unerzogenheit eingeordnet. Doch wenn irgendwann die Kraft zum Kompensieren ausgeht und sich die Überreizung immer engmaschiger entlädt, führt leider häufig erst der *große Knall* zur Diagnose, zumindest bei heute erwachsenen Autist:innen.

Bisher hatten sie wenig Chancen, erkannt zu werden, denn die Erforschung des Phänomens wurde in Deutschland erst in den

1980er-Jahren wieder aktuell – und in einem Psychologiestudium oder in der psychotherapeutischen Ausbildung ist Autismus bis heute quasi nicht existent (Dziobek u. Stoll 2019, S. 15 ff.). Doch die immer größere Aufmerksamkeit und das stetig wachsende Verständnis für Menschen, die einfach nicht über das Grundgerüst verfügen, um dem was heute als *normal* verstanden wird, so zu begegnen, dass sie nicht durchknallen, eröffnet die Chance, aufzuwachen und anzuerkennen, dass man selbst oder sein Kind eine:r von denen ist, die irgendwie *anders* leben müssen.

Wie sich der große Knall anfühlt

Unter ihm leiden viele autistische Menschen, und die Beschreibungen der Betroffenen sind unglaublich eindrücklich und vielfältig.

Der Haken an der Sache ist, dass wohl nicht nur die Ursachen eines *autistischen* Burn-outs anders sind als die eines *klassischen* Burn-outs, sondern dass es vor allem wichtig ist, die Behandlung wirklich bedarfsgerecht zu gestalten, um nicht alles noch schlimmer zu machen.

Jetzt gibt es zwei Hürden: Erstens muss dazu bekannt sein, dass der oder die Ausgebrannte mit einer autistischen Wahrnehmung durch das Leben geht. Und zweitens muss darüber hinaus das autistische Burn-out mindestens dieser Person oder dem/der Ärzt:in, bzw. Therapeut:in bekannt sein, um es im gegebenen Falle der betreffenden Person zuordnen zu können.

Sucht man im Netz etwas darüber, trifft man auf viele Berichte autistischer Menschen, die es erlebt haben oder gerade durchleben. Auf wissenschaftliche Untersuchungen stößt man wenig; sie lassen sich an einer Hand abzählen. Daher ist davon auszugehen, dass Ärzt:innen und Therapeut:innen noch selten Kenntnis davon haben. Doch genau die bräuchte es, um den Betroffenen wirklich helfen zu können.

So wie beim klassischen Burn-out, kann auch beim autistischen Burn-out der Hauptstressor im Job liegen. Dann jedoch ist es hauptsächlich in der sozialen Anpassung begründet, derer es bedarf, um den beruflichen Alltag zu meistern. Offenbar sind besonders häufig die Autist:innen betroffen, die als hochfunktional gelten, also keine intellektuelle oder sprachliche Einschränkung aufweisen und das Maskieren gut bis sehr gut beherrschen. Sie sind regelrechte Meister:innen in sozialen Anpassungsstrategien, und diese Anpassungsleistung ist unglaublich kräftezehrend. An 365 Tagen im Jahr versuchen sie, von morgens bis abends so zu sein wie die anderen und ihr viel durchlässigeres Reizfiltersystem dem normalen System anzupassen – vor allem, wenn sie selbst nichts von ihrem Autismus wissen.

Sehr häufig geht das lange gut. Warum auch immer können sich vor allem Frauen lange gut tarnen und sich selbst immer wieder zur Anpassung zwingen. Doch ist diese kontinuierliche Anpassungsleistung sehr energieraubend. Im Lauf der Jahre lassen die Energiereserven stetig nach, und so kommt es zwischen dem 30. und 40. Lebensjahr i.d.R. zu immer auffälligerem Verhalten und dem Ausbilden von Begleiterkrankungen wie Psychosen, Zwangs- oder Essstörungen. Liegt noch keine Diagnose aus dem autistischen Spektrum vor, erhalten Frauen nun häufig die Diagnosen *Depressionen* oder *Burn-out.* (Dankova 2020, S. 56 f.).

Die Bloggerin Ani schreibt über das autistische Burn-out:

>> *Es ist so normal, nicht wir selbst zu sein, dass wir nicht mal mehr merken, wie weit wir uns von unseren eigenen Bedürfnissen entfernt haben; wenn wir sie denn überhaupt wirklich kennen* << *(EAT Team 2021).*

Autistische Kinder kommen häufig doppelt so erschöpft von der Schule nach Hause wie nichtautistische. Denn sie müssen nicht nur das Lernen lernen und die Inhalte des Unterrichts verstehen, sie müssen auch viel Kraft zur Bewältigung der sozialen Situation aufbringen. Und autistischen Erwachsenen geht es so in ihrem Alltag – ob Büro, Ausbildung, Haushalt oder Geburtstagsfest.

Auch Ani beschreibt den Punkt, an dem nichts mehr geht: völlige Erschöpfung, gepaart mit Schlaflosigkeit, weil die Gedanken stetig kreisen, fehlende Emotionsregulierung mit kleinen und großen Zusammenbrüchen, Ängste bei jeder Kleinigkeit und ein hohes Bedürfnis nach dem Ausleben der beruhigenden Routinen, die den Betroffenen gleichzeitig jeden Rest von Spontanität und Flexibilität nehmen.

Die kleinste Kleinigkeit wird zur Herausforderung, das leiseste Geräusch zur unerträglichen Lärmquelle (EAT Team 2021). Es bleibt meist nur der komplette Rückzug. In sich selbst. Autismus im wahrsten Sinne des Wortes.[12]

12 Siehe hier griechischer Ursprung des Wortes: *autos* = selbst, *ismos* = Ort/Zustand.

Betroffene beschreiben, dass die einzige Hilfe ist, sich von allen Reizen zurückzuziehen: von Lichtern, Geräuschen, Gerüchen, besonders aber von Situationen, in denen man sozial interagieren muss.

Die Symptome eines autistischen Burn-outs überschneiden sich offensichtlich mit denen eines klassischen Burn-outs.

Doch das autistische Burn-out resultiert nicht aus dem Leistungsgedanken oder dem Perfektionsanspruch, der Überladung von Aufgaben und der aberzogenen Fähigkeit STOP oder NEIN zu sagen. Es resultiert vielmehr daraus, kontinuierlich gezwungen zu sein, die Dinge auf eine für sich falsche Weise zu tun. So, als wäre die Welt voller Macs, während du auf Windows läufst. Du musst hier ein bisschen optimieren, da ein bisschen anders verknüpfen, dort noch etwas umcodieren, dahinten noch ein Kabel umstecken ...

Um am *normalen* Leben teilzunehmen, muss ein Mensch mit autistischem Erleben immer noch die Anpassung des Betriebssystems vornehmen. Das übrigens leider eine schlechtere Akkuleistung hat.

Therapeutische Patentrezepte gibt es weder für ausgebrannte Autist:innen noch für Nichtautist:innen. Doch autistische Menschen im Burn-out müssen zunächst einmal ihr Betriebssystem für unbestimmte Zeit komplett vom Netz nehmen.

Nach dem Neustart gilt es dann zu akzeptieren, dass das aufgespielte Betriebssystem nicht auszutauschen ist, um dann zu verstehen, wie es funktioniert und zu entscheiden, ob und wie man es an die Welt da draußen anpassen möchte und kann.

Diese Zeit kann lang werden, und es ist möglich, dass das System durch den Knall einen dauerhaften Schaden genommen hat und bis an sein Ende störanfällig bleibt.

In einer Studie um PhD Dora Raymaker aus dem Jahr 2020 wird zur Therapie und Prävention u. a. vorgeschlagen, das *Entmaskieren* zu erlernen, also Situationen und Anforderungen auch mal autistisch anzugehen, anstatt immer noch besser im Anpassen zu werden (Raymaker et al. 2020).

(Different Planet – »Weiterbrennen bis zum großen Knall«)

Nachdem sie also jahre- oder jahrzehntelang das Maskieren perfektioniert haben, sollen die Betroffenen nun das *Ent*maskieren erlernen. Wie soll das gehen?

Vermutlich liegt der Schlüssel in der Wahrnehmung, Akzeptanz und Umsetzung der eigenen Bedürfnisse.

Denn mit den eifrigen Bemühungen, sich selbst oder die autistischen Familienmitglieder mittels guter Maskierungstechniken an das gültige *Normal* anzupassen, riskiert man den immer schnelleren Einbruch der Ausgleichsstrategien und damit auch *Overloads, Meltdowns, Shutdowns* oder ein *Burn-out* – das habe ich aus den zahlreichen Berichten der Betroffenen und den weniger zahlreichen wissenschaftlichen Untersuchungsberichten herausgelesen. Blicke ich auf die letzten 15 Jahre meiner Familie, so kann ich dem nur zustimmen.

5.4 Entmaskieren – wie geht das?

Ja ... Wie geht das? Wie kann man sich selbst oder seinen Kindern behutsam beibringen, Situationen und Anforderungen entsprechend seinen (autistischen) Bedürfnissen anzugehen und sich damit schrittweise anderen, aber auch sich selbst, ohne die schützende Maske zu zeigen? Wie schafft man es, sich von den eigenen Erwartungen und denen des Umfelds zu befreien, um eine Vorstellung seines *individuellen Normals* zu entwickeln?

Die eigenen Bedürfnisse wahrnehmen, akzeptieren und umsetzen – wer das schon einmal versucht hat, weil er es versuchen musste, weil er es zu lange *nicht* versucht hat, der weiß, dass das nicht gerade ein Coffee-to-go-Spaziergang durch den Park ist. Es gleicht eher einem mühsamen Marsch mit schwerem Gepäck über einen steinigen Pilgerweg.

Hier liegt aus meiner Sicht eine weitere Chance der Diagnose: Ist man autistisch und wurde als solches erkannt, kann man auf seinem Pilgerweg ein paar Steine geschickt umlaufen, weil man durch die bestehenden Erkenntnisse zum Phänomen Autismus bereits ein paar wegweisende Hinweiskärtchen zur Verfügung hat.

Steht auf einer Hinweiskarte beispielsweise: *Das genaue Einhalten von Routinen ist für Autist:innen ein wichtiges Mittel, um sich sicher zu fühlen, während deren Durchbrechung zu einem schnelleren Zusammenbruch der Kompensationsstrategien führen kann*, so kann man aufhören, sich mit täglichen Selbstoptimierungsübungen zu quälen, mit denen man sich beizubringen versucht, mal *alle fünfe grade sein zu lassen*, spontanen Planänderungen äußerlich gelassen zu begegnen oder bewusst Abwechslung in seinen Alltag zu bringen. Vielmehr kann man direkt damit beginnen herauszufinden, ob dieses Hinweiskärtchen zu einem passt, um das Bedürfnis nach Routine dann ggf. zu akzeptieren und umzusetzen.

Das mühselige tägliche Befreien von Erwartungen, das nötig ist, damit wir unser *individuelles Normal* umsetzen können, also das Leben, das sich für uns als autistische Familie gut bewältigen lässt, hat selbstverständlich Konsequenzen. Das sind einerseits die positiven und von uns gewollten Konsequenzen, wie Nachteilsausgleiche, Unterstützung in Schule und Alltag, weniger Konfrontationen mit belastenden Situationen, mehr Verständnis von Familie und Freunden etc.

Doch schert man aus dem sozialen Gleichschritt aus, so kann das auch Folgen haben, die nicht von allen Familienmitgliedern immer als schön erlebt werden. Einige ergeben sich schlicht daraus, dass man nicht alles zur selben Zeit haben kann – denn um die positiven Folgen erleben zu können, müssen wir gleichzeitig eine Art unvermeidbarer Selbstausgrenzung vornehmen: gemeinsame Weihnachtsmarktbesuche, größere Feste, Urlaube mit anderen, das Erkunden neuer Orte – vieles geht oft nicht. Und wenn, dann schief. Doch sich darüber hinwegzusetzen, geht noch weniger. *Wahrnehmen, akzeptieren, umsetzen.* So einfach und so schwer gleichzeitig.

Abgesehen von diesen Maßnahmen zur Selbstausgrenzung, die zu einer Art *sozialer Unsichtbarkeit* führen können, erleben wir natürlich auch gesellschaftliche Sanktionen. Verglichen mit vielen Beschreibungen anderer autistischer Familien sind wir bisher ziemlich gut davongekommen, doch natürlich erfahren auch wir, dass das Umfeld unsere Kindererziehung negativ bewertet oder dass Lehrer:innen die Diagnosen in Frage stellen und immer wieder versuchen, etwas zu erzwingen, was nicht zu erzwingen ist. Ebenso wie wir mit abwertenden Kommentaren bei irritierendem Verhalten in der Öffentlichkeit, Unverständnis für unseren häufigen sozialen Rückzug sowie mit kleinen und großen Sticheleien hier und da klarkommen müssen.

Das alles gehört dazu, und ich möchte mich nicht darüber erheben. Auch mir fällt es schwer, andere Sicht- und Lebensweisen oder irritierendes Verhalten immer wertfrei anzunehmen, und so darf es auch anderen gehen.

Ich übe. Inklusion beginnt bei sich selbst und in den eigenen vier Wänden.

5.5 Individuelle Warnzeichen für eine Reizüberflutung

Die individuellen Warnzeichen schreiben einem gewissermaßen die persönlichen Hinweiskärtchen auf dem Weg zur Entmaskierung.

Das Erkennen dieser Warnzeichen stellt nach meiner Erfahrung ein wichtiges Puzzleteil dar, denn sie verraten uns, dass wichtige Bedürfnisse gerade ignoriert und die Anpassungsstrategien bald versagen werden.

Bei meinen Kindern verraten mir manchmal bereits eine Veränderung der Stimmlage oder eingefrorene Gesichtszüge, dass noch mehr im Anmarsch ist. Bei mir selbst bedarf es in aller Regel einen sprichwörtlichen Schlag mit dem Holzhammer, damit ich verstehe, dass die Signale längst einmarschiert sind.

Unterstützung von anderen kann sich an diesem Punkt als sehr hilfreich erweisen – sowohl die von Vertrauenspersonen, die einem den Rücken stärken, als auch therapeutische, um den Prozess professionell begleiten zu lassen.

Warnsignale, die auf kritische mentale Zustände hinweisen, zu erkennen ist jedoch nicht ganz leicht und erfordert einiges an Übung, da sie sehr unterschiedlich sein können (Croonenbroeck 2023, S. 7 ff.) – es ist eben nicht wie bei einer Krankheit so, dass man sich merken könnte *Oh, das linke Ohr flattert, das ist das Zeichen für einen drohenden Meltdown.* Zusätzlich sind im Laufe der Jahre Veränderungen der individuellen Warnzeichen für einen *Overload* möglich.

Erschwert wird das Identifizieren der Signale dadurch, dass viele autistische Menschen Schwierigkeiten damit haben, ihre Körperempfindungen wahrzunehmen und zuzuordnen (Dankova 2020, S. 108 ff.).

Mein kleinerer Sohn muss beispielsweise bis heute dazu aufgefordert werden, bei drückendem Bauchweh mal was zu essen, um in neun von zehn Fällen festzustellen, dass es schlicht sein Hunger war, also ein grundlegendes menschliches Bedürfnis, das seine Missempfindung ausgelöst hat. Stillt er seinen Hunger, so hebt sich auch seine Toleranzgrenze für andere Reize, die Laune wird wieder besser, und ebenso seine häufig in Kombination auftretende Müdigkeit löst sich über ein gutes Essen oft wieder auf.

Die gute Nachricht bei dieser Erkenntnis ist für mich: Es gibt sie tatsächlich, die Signale, die eindeutig darauf hinweisen, dass die Gelbe Karte schon oben ist und als nächstes die Rote gezogen wird! Auf dem Hinweiskärtchen für meinen Kleinen steht also: *drückendes Bauchweh, besonders in Kombination mit Erschöpfung und Übellaunigkeit: ziemlich sicher Hunger.*

Er kann sie noch nicht lesen, aber wir üben ja gemeinsam, und eines Tages wird er sicher von selbst versuchen, ob ein Brot, eine Banane oder meinetwegen auch ein Schokoriegel sein Bauchweh lindern können.

In Bezug auf die Wahrnehmung und die Zuordnung von Signalen, die ausdrücken: *Mir oder meinem Kind ist grade einfach ALLES zu viel, die Reißleine MUSS gezogen werden, JETZT!* hat mir das erwähnte autismusspezifische Therapieprogramm *Freiburger Autismus-Spezifische Therapie für Erwachsene (FASTER)* sehr geholfen. In dessen Rahmen haben wir uns nicht nur über unsere individuellen Signale ausgetauscht, wir haben auch geübt, uns selbst immer wieder zu beobachten und unsere Körperempfindungen zu lokalisieren, um sie ggf. als Warnzeichen einer drohenden Reizüberflutung einzuordnen.

So weiß ich heute, dass Gliederschmerzen (ohne sonstige Erkrankung) die letzte Warnung meines Körpers sind. Strafe ich dieses Signal mit Missachtung, gibt es noch ein paar kleine Leuchtfeuerraketen in Form von Schwindel, Kopfweh oder diffusen Bauchschmerzen, aber dann knallt's! Erst vor einigen Monaten hat mich das Ignorieren dieser Signale mal wieder für viele Stunden an das Sofa gefesselt. Ich war nicht fähig, mich zu bewegen oder zu sprechen. Es hat ca. 15 Stunden gedauert, bis ich es zumindest ins Badezimmer schaffte, und gut 24 Stunden, bis ich wieder unter (sehr wenige) Menschen gehen und das Nötigste sprechen konnte.

Mein glücklicherweise therapeutisch unterstützter Rückblick ergab, dass ich zu meinen Handlungsoptionen schon keinen Zugang mehr hatte, als ich die Warnsignale endlich verstand. Ich wusste nicht mehr, wie ich mich der Situation entziehen konnte, ich wusste nicht mal mehr, ob ich mich überhaupt entziehen können wollte. Ich war bereits in der Überladung gefangen, mein System hatte sich meines Zugriffs entzogen und dann sicherheitshalber selbstständig den Stecker gezogen.

Beim Erkennen meiner persönlichen Warnsignale helfen mir außerdem der Austausch und die Berichte in den (sozialen) Medien sowie die Kontakte über *Different Planet*, denn manche Merkmale, die jemand anderes schildert, entdecke ich dann plötzlich auch bei mir und bekomme somit eine bessere Chance, im gegebenen Fall entsprechend zu reagieren.

Bei unseren Kindern bin ich bereits deutlich fortgeschrittener. Durch die frühen Diagnosen konnten mein Mann und ich nicht nur bald lernen, welche ihre jeweiligen Signale sind, wir konnten auch schnell beginnen, ihre eigene Aufmerksamkeit darauf zu trainieren. Von unserem großen Sohn kann ich mir heute wirklich eine der berühmten Scheiben abschneiden, denn er kann seine Reserven mittlerweile sehr gut einschätzen und adäquat auf seine persönlichen Warnzeichen reagieren.

Nach der Diagnose hat es einige Jahre gedauert, bis unsere und seine Wahrnehmung hinsichtlich seiner Warnzeichen gut geschult waren. Noch schwieriger war es, die Akzeptanz für die Konsequenzen herzustellen, wenn wir dann seinen Bedürfnissen entsprechend reagiert und ihn *nicht* der Norm anpasst haben – das hat lange gebraucht, sowohl bei uns als Eltern als auch bei ihm selbst und ebenso beim Umfeld. Das galt besonders in Bezug auf die Schule: *Man muss doch zur Schule gehen, für ihn gelten auch Regeln, jetzt verpasst er wieder was, mit welcher Begründung melde ich ihn heute ab, was denken die von uns, wird er die Schule jemals schaffen, alle anderen können doch auch noch, weshalb kann er jetzt nicht mehr …*

Doch wir wurden belohnt. Für ihn liegt der Schlüssel zum Durchhalten über eine lange Strecke darin, sich regelmäßig und nach Bedarf zu entziehen: *Ich kann nicht mehr. Ich muss früher nach Hause kommen oder heute gleich zu Hause bleiben. Auch wenn alle anderen hingehen (müssen).*

Heute bleibe ich zu Hause! – Strategien für das Bewältigen der Langstrecke

Mit dem allgemein wachsenden Verständnis für Kinder (und Erwachsene), die *anders* sind sowie dank der Diagnose und der offenen Kommunikation mit den Schulen erhielten wir zunächst für unseren Großen die Möglichkeit, optionale Ruhetage einzuführen. Das bedeutete – und bedeutet es noch heute –, dass er zu Hause bleiben kann, wenn er das braucht. Das hört sich natürlich wunderbar an! Doch anfangs war es das überhaupt nicht. Ich tat mich so schwer mit den Fragen »Wer entscheidet, wann es so weit ist? Was macht er an dem Tag? Wer bleibt bei ihm? Und was werden die anderen denken und sagen?«.

Es war zu Beginn wirklich sehr holprig. Er sagte mir Bescheid, wenn er nicht mehr konnte und einen Ruhetag brauchte. Ich gab mich dann regelmäßig sehr streng und bat ihn, noch einmal darüber nachzudenken, ob das jetzt wirklich nötig sei oder ob er einfach keine Lust habe. Meistens besprach ich kurz mit der Schulhelferin, ob sie den Eindruck teilte, dass das Maß mal wieder voll sei. I. d. R. hatte sie die gleiche Einschätzung wie unser Junge. Komfortabel war es natürlich, wenn er rechtzeitig Bescheid sagen konnte, sodass es noch möglich war zu vereinbaren, WANN der Ausruhtag sein sollte – also nicht heute oder spätestens morgen, sondern vielleicht erst in zwei oder drei Tagen. Das stellte sich jedoch als eher unrealistisch heraus, denn die Akkus entluden sich meistens sehr plötzlich, und es war nicht mehr genügend Kompensationskraft vorhanden, um einen weiteren Tag in der Schule schadlos zu überstehen.

Ich machte mir so viele Gedanken darüber und fragte mich jedes Mal: *Ist es jetzt richtig, ihm den Ruhetag zu gewähren? Muss er nicht viel eher Strategien entwickeln, sich in der Schule stärker herauszunehmen und nicht immer auf 120 % Empfangsmodus zu sein? Ist mein Handeln verantwortungsvoll oder einfach nur nachlässig? Muss ich ihm für den Ruhetag Aufgaben geben, damit es sich nicht so nach Freihaben anfühlt und er das ständig in Anspruch nehmen möchte?*

An guten Tagen entschied ich mich dazu, ihm einfach zu glauben. ER musste der Experte für sich werden und Strategien für sein Leben entwickeln: *Wann kann ich nicht mehr, was sind meine individuellen Warnzeichen? Wann muss ich mich zurückziehen, um langfristig durchhalten zu können?*

An schlechten Tagen versuchte ich, mit Kontrollwahn und *Strenger-Mutter-Attitüde* dagegen vorzugehen, und es wurde jedes Mal eine riesige Diskussion daraus.

Irgendwann schaffte ich es und begann, ihm häufiger zuzutrauen, dass er *gut* für sich selbst entscheidet. Er würde ja bald zwölf Jahre alt und wollte aufs Gymnasium wechseln, seine Lehrer bescheinigten ihm waches Interesse am Unterricht, und er hatte es mit viel Ehrgeiz geschafft, ein super Zeugnis hinzulegen. Auch seine Schulhelferin war begeistert – also: Wer war hier der Experte? Er selbst, glaube ich. Zumindest sollte er das werden.

Heute, mit 15 Jahren und auf einem guten Weg zum Abschluss der 10. Klasse und damit dem Übergang in die Abiturphase, ist das alles keine Frage mehr. Die Anzahl der Ruhetage nahm über die Jahre ab, weil er sie regelmäßig einlegte, und weil seine Schulhelferin und er auch in der Schule zunehmend mehr Rückzug suchten und fanden. Heute bekomme ich nur noch einen Zuruf: »Mama, morgen noch zwei Tests, aber übermorgen muss ich zu Hause bleiben.« Ja, ok, gerne. Und ich hab auch verstanden: Am Ruhetag gibt es keine Aufgaben. Da wird sich richtig ausgeruht, sein Körper und sein Geist benötigen echte Erholung, und die soll er auch bekommen, sonst nützt das alles nix.

Für mich selbst wäre ich gerne auch schon so weit. Doch zu sehr bin ich immer noch bemüht, im Strom mitzuschwimmen, unauffällig den Normen zu folgen, zu können, wenn andere auch noch können und möglichst immer noch ein bisschen mehr zu können, und sei es nur, um meine wahren Bedürfnisse zu betäuben. Aber ich bleibe dran, ich übe mit mir. Dass der Weg so zäh wird, hätte ich nicht gedacht.

5.6 Der Wunsch nach Teilhabe

Entgegen gängigen Vorurteilen können autistische Menschen durchaus den Wunsch nach Teilhabe an der *Normalität* entwickeln – und sich damit vor ziemliche Herausforderungen stellen (Osterrieder 2010, S. 64 ff.).

Kinder, hoffentlich nicht nur meine, haben durch frühe Diagnosen eine große Chance, denn sie können viele Jahre üben, wie sie auf der Langstrecke bestehen, um sich darüber ihren Wunsch nach Teilhabe erfüllen zu können. Eines Tages werden sie der Schule entwachsen sein und vielleicht in ein passendes Berufsleben finden. Das ist nicht selbstverständlich, denn abgesehen von der hohen Rate an Begleiterkrankungen erfahren Autist:innen zusätzlich Probleme bei Ausbildung und Erwerbstätigkeit. Trotz des hohen Anteils an Abiturient:innen (50 %) und Hochschulabsolvent:innen (39 %), finden mit 42 % vergleichsweise wenige Autist:innen später in einen passenden Beruf – auch bei nicht beeinträchtigter Kognition und Sprache (Riedel et al. 2016; Wegener 2015, S. 52 ff.). Ob es sich unser Land dauerhaft leisten kann, auf autistische Menschen als Teilnehmer:innen am Erwerbsmarkt zu verzichten? Oder sollte über gelebte Inklusion im Bildungssektor und auf dem Arbeitsmarkt vielleicht doch noch intensiver nachgedacht und vor allem in deren Sinne gehandelt werden?

Findet man jedoch in einen Beruf und kann am Erwerbsleben teilhaben, so hat man als Autist:in mit einem Schwerbehindertenausweis gem. des neunten Sozialgesetzbuches (SGB IX) Anspruch auf zusätzliche Urlaubstage, die man als Ruhetage nutzen könnte.

Das ist großartig und hoffentlich hilfreich, um die eigenen Akkus langfristig intakt zu halten, doch die innere Bereitschaft zu akzeptieren und auch nach außen mitzuteilen, dass man sich *morgen mal wieder ausruht, anstatt zur Arbeit zu kommen*, muss aus meiner Sicht bis dahin gut geübt sein.

Auf meiner Schulter sitzt da immer noch das kleine Einflüsterchen: *Wie sieht das aus, wenn du jetzt nicht mehr kannst? Die anderen schaffen es doch auch. So wirst du nie dazugehören.* Und so.

Die von mir (noch) nicht beherrschte Kunst wäre, zu mir selbst sagen zu können: *Es gehört zu mir, dass ich jetzt eine Pause brauche.*

Wenn ich das jetzt akzeptiere und umsetze, kann ich mir meinen Wunsch erfüllen, für den Rest der Woche wieder normal teilzuhaben.

Doch ich habe mich zu lange darauf getrimmt, stärker zu sein als meine Bedürfnisse, denn ich dachte, *das macht man so.* Der Weg zurück zur Anerkennung der eigenen Bedürfnisse ist dadurch ziemlich steinig.

Der Wunsch nach Teilhabe kann sich ebenso auf das Sozialleben beziehen (Preißmann 2021, S. 103 ff.). Der entstehende Zwiespalt zwischen dem Wunsch nach *sozialer Normalität* – wie Feste feiern, Ausflüge an noch unbekannte Ziele machen oder ausgelassenes Chaos im eigenen Hause genießen – und der völligen Unfähigkeit dazu, kann zermürbend und quälend sein. Die Vorstellung, dafür aus den eigenen starren Routinen auszubrechen und damit die haltgebende Gleichförmigkeit des so sicher geplanten Alltags zu verlassen, kann die omnipräsente Angst vor nahezu ALLEM so richtig wachrütteln.

Das Vertrauen in die eigene Fähigkeit, die eigentlich so sehr gewollte soziale Situation in ihrem Moment und mit all den überraschenden Details, die zu ihr gehören werden, bewältigen zu können, versagt (Dziobek u. Stoll 2019, S. 32 f.), und die Angst betäubt den eben noch dagewesenen Wunsch nach Ausbruch aus der Starre sowie nach Anschluss und Beziehung. Sie schiebt diesen Wunsch mit aller Macht beiseite und lockt mit schützender Vertrautheit zurück in den sicheren Hafen der Überschaubarkeit.

Dieses Zwiegespaltensein übernimmt auch in unserer Familie in regelmäßigen Abständen das Regiment. Deute ich die Beschreibungen und Erzählungen anderer Autist:innen in den sozialen Medien und auch in Büchern richtig, so scheint es anderen ähnlich zu ergehen (Maróthy 2022, S. 89 ff.). Mal gewinnt der Wunsch und mal die Angst. Es hilft alles nichts, das gehört dazu. Den Dreiklang aus *Wahrnehmen, Akzeptieren* und *Umsetzen* weiter zu üben, erscheint mir als die passendste Lösung.

Eine besondere Zeit: Pubertät und Jugend

> Max' bester Freund Tom, mit dem er bis vor Kurzem noch im Kinderzimmer gespielt hat, will sich jetzt ständig in der Eisdiele treffen, weil da auch die Mädels abhängen … Dazu

trägt er immer seine neue, angeblich megacoole Lederjacke, und er versucht sogar, sich gegen den Willen seiner Eltern im Fitnessstudio anzumelden! Was ist los mit ihm??? Max versteht das grade alles nicht. Doch wird es nicht lang dauern, und Max wird gern in der Eisdiele mit dabei sein, da, wo die Mädels abhängen. Und Toms neue Jacke ist eigentlich wirklich mega cool … Nur Max' Eltern, die sind irgendwie grade in einer schwierigen Phase. Die werden echt altmodisch, ständig muss er ihnen erklären, wie die Welt funktioniert – bekommen die denn gar nix mehr mit???

Als hielte das Leben nicht schon genügend Aufträge in seinen Überraschungstüten bereit, ploppen aus ihnen in der Phase der Pubertät, wenn aus Kindern langsam Erwachsene werden, auch noch Aufgaben wie die Ablösung vom Elternhaus, der Aufbau eigener sozialer Netzwerke und das Stellen beruflicher Weichen hervor (Gundelfinger u. Jenny 2021, S. 15; Kuhn u. King 2021, S. 1303). Das kann sich als ziemliche Herausforderung darstellen, denn dazu gehört ebenso der nicht ganz leichte Prozess, das Bild des eigenen Selbst und seinen Bezug zur Umwelt neu zu gestalten. Und auch die Sehnsucht nach Abwechslung, sozialer Anerkennung und nach der Intimität mit Gleichaltrigen begleitet die Jugendlichen in der Pubertät.[13]

Als wäre das nicht schon aufregend genug, verändert sich noch dazu der eigene Körper von heute auf morgen gewaltig, und auch das Gehirn bleibt nicht verschont – das baut jetzt nämlich fleißig seine ganzen Nervenzellen noch einmal um, was zu allerlei Veränderungen des eigenen Verhaltens führt. Dann versteht man nicht mal mehr sich selbst. Man bekommt das Gefühl, von Kopf bis Fuß erneuert zu werden: Der Körper wächst in ungeahnte Richtungen, und das Gehirn gleicht einer Baustelle unter Hochdruck, um die keiner gebeten hat und bei der man selbst auch kaum Weisungsbefugnis zu haben scheint. Das i-Tüpfelchen ist, dass dies ja nicht nur bei einem selbst, sondern auch beim Umfeld passiert – d. h., dass die

13 Pinquart 2021, S. 357 ff.
Pinquart u. Silbereisen 2002, S. 873 ff.
Calmbach et al. 2016, S. 304 ff.
Heckhausen u. Heckhausen 2018, S. 489
Liersch u. Walter 2011, S. 35/50
Oswald 2009, S. 177 ff.

anderen Leute sich auch noch alle anders als vorher und vor allem merkwürdig verhalten. Wie soll man denn mit all dem klarkommen?

Tatsächlich sind Jugendliche in dieser herausfordernden Phase allgemein gefährdet, psychisch zu erkranken, oft *nur* vorübergehend, manchmal aber auch langfristig (Kaess u. Resch 2015).

Für autistische Jugendliche können diese Entwicklungsaufgaben zu unüberwindbaren Hürden werden. Sie sind ratlos, wie sie diese bewältigen sollen, und entwickeln darüber nicht nur Begleiterkrankungen wie Depressionen oder Ängste, es steigt auch die Suizidgefährdung in dieser Phase an (Gundelfinger u. Jenny 2021, S. 15 ff.; Remschmidt u. Kamp-Becker 2008, S. 192 ff.).

Sie in dieser Zeit mit professioneller Hilfe bei der Entwicklung von Bewältigungsstrategien zu unterstützen, wäre ein hilfreicher Schritt, um eine solide Basis für ihre Teilhabe und damit auch für ihre Lebensqualität zu schaffen (Dankova 2020, S. 61 ff.). Doch ganz abgesehen von den fehlenden Ressourcen im Bereich der Inklusion autistischer Menschen (Frese 2018, S. 6 ff.; Schuster u. Schuster 2022, S. 21 ff.) stellt sich noch ein anderes Problem: Autistische Jugendliche sind nur selten bereit, sich professionell begleiten zu lassen. Neben dem sowieso bereits niedrigen Gesundheitsbewusstsein in der Lebensphase Jugend (Pinquart u. Silbereisen 2002, S. 873 ff.), sind sie nur selten davon überzeugt, dass therapeutische Maßnahmen zielführend sein könnten. Zusätzlich verspüren die meisten den intensiven Wunsch, ihre *autistische Persönlichkeit* vollumfänglich zu erhalten, und sie haben Angst, dass man ihnen diese nehmen möchte (Dankova 2020, S. 151 ff.; Osterrieder 2010, S. 5 / 76 f.). Doch ohne die eigene Motivation, sich helfen zu lassen, kann keine Maßnahme gelingen (Mehnert-Theuerkauf 2022, S. 91).

Entsteht der Bedarf nach Unterstützung bereits im Kindesalter, so kann man noch über Bande spielen, indem Eltern, Erzieher:innen oder Lehrer:innen aufmerksam werden und für helfende Maßnahmen sorgen (Dankova 2020, S. 150 ff.). Auf diese Weise wachsen die Betreffenden gewissermaßen in eine externe Begleitung hinein. Erwachsene suchen zumeist eigenmotiviert Unterstützung auf, wenn ihr Leidensdruck zu groß wird (Ebert et al. 2013, S. 17; Szafranski 2009, S. 68), doch autistische Jugendliche entwickeln die

Motivation, sich begleiten und unterstützen zu lassen nur selten. Viel eher empfinden sie sogar eine Verstärkung ihres Leidensdrucks, sobald das Umfeld versucht, diesen zu mildern (Osterrieder 2010, S. 5 / 76 f.).

Es gibt zahlreiche Angebote, die Jugendliche generell in ihrer Entwicklung unterstützen und psychischen Erkrankungen vorbeugen können. Viele finden in Gruppensituationen, wie z. B. dem Schulunterricht statt. Sie wirken dort *so nebenbei*, indem sie die soziale Verbundenheit der Schüler:innen untereinander fördern, der jugendlichen Lust nach Veränderung und Erneuerung begegnen und die Heranwachsenden mit der kontinuierlichen Resonanz ihrer Gleichgesinnten sich selbst erfahren lassen (Lichtenfeld u. Gniewosz 2018).

(Jugendliche) Autist:innen werden mit dieser Art von Gruppenmaßnahmen nicht sehr gut erreicht. Sie haben Mühe, diese wieder neue Form der sozialen Interaktion intuitiv zu begreifen und dem Austausch der Gruppe zu folgen. Ihr Gefühl, *nicht dazuzugehören*, kann in diesen Situationen sogar verstärkt werden – während alle anderen scheinbar *immer mehr dazugehören*. Noch mehr Isolation und depressive Phasen sind leider häufige Folgen (Dankova 2020, S. 85 ff; Kamp-Becker u. Bölte 2021, S. 48 ff.; Preißmann 2017, S. 168).

Die Katze scheint sich hier in den eigenen Schwanz zu beißen. Die breit angelegten Angebote wirken nicht oder verschlimmern die Situation, und für autismusspezifische Unterstützungsmaßnahmen bräuchte es die eigene Motivation der Betreffenden, die nicht vorhanden ist. Besonders Eltern, die ihre Kinder immer isolierter und vielleicht sogar unglücklich und psychisch erkrankt erleben, leiden dann täglich mit ihren Herzensmenschen.

Ein Hoffnungsschimmer für die Lebensqualität ferner Generationen ist, dass die hohe Anfälligkeit von Autist:innen für psychische Erkrankungen in der Forschung derzeit mehr und mehr Beachtung findet (Autistica, S. 4; Falter-Wagner 2020, S. 18; Kamp-Becker, Stroth u. Stehr 2020, S. 457 ff.).

5.7 Psychische Folge- und Begleiterkrankungen

Schon allein die Statistik der psychischen Folge- und Begleiterkrankungen liest sich wie der blanke Horror: Etwa 80 % aller Menschen im autistischen Spektrum weisen mindestens eine von ihnen auf (Kamp-Becker, Stroth u. Stehr 2020, S. 457). Ist man noch jung und autistisch, so liegt die Wahrscheinlichkeit für *eine* psychische Erkrankung leicht niedriger, nämlich bei 70 % und bei mehr als 40 % dafür, dass man gleich mehrere entwickelt (Brede et al. 2020).

Zum Vergleich: Der generelle Anteil psychischer Erkrankungen bei Erwachsenen in Deutschland liegt bei etwa 28 % (DGPPN 2024, S. 1). und bei Kindern und Jugendlichen bei *nur* 10–20 % (Schulte-Körne 2016, S. 183).

Informiert man sich darüber, welche psychischen Krankheiten am häufigsten im Zusammenhang mit Autismus auftreten, so findet man unterschiedliche Untersuchungsergebnisse. Zur geistigen Behinderung, also einem IQ von unter 70, findet man Angaben von 40–75 %. Hier wird zusätzlich offenbar darüber gerätselt, ob die Ergebnisse von Autist:innen bei allgemeinen IQ-Tests überhaupt aussagekräftig sind, weil sie eventuell einfach *anders* denken und die Aufgaben dementsprechend *anders* lösen, und dies von den gängigen Messverfahren unpassend erfasst werden könnte (Preißmann 2017, S. 130 f.).

Ich habe zwei Kinder erlebt, die beide als autistisch und geistig behindert galten. Beide sprachen nicht und kommunizierten kaum mit ihrer Umwelt. Doch der eine konnte bereits mit vier Jahren aus Buchstabentäfelchen das Alphabet und ihm bekannte Worte legen, und der andere studierte mit drei Jahren hochkonzentriert und intensiv die Funktion von Radaufhängungen bei Fahrrädern und Spielzeugautos. Die Vorstellung eines IQ-Tests speziell für Autist:innen finde ich seitdem sehr spannend und hoffe, dass es ihn eines nicht zu fernen Tages geben wird.

Weitere psychische Folge- und Begleiterkrankungen sind ADHS, Angst-, Schlaf- und Sozialverhaltensstörungen sowie Depressionen, Zwangsstörungen und Psychosen (Lai et al. 2019, S. 819 ff.). Die Angaben für die Häufigkeiten variieren ziemlich stark.

Nicht nur, aber besonders bei Frauen zeigt sich außerdem ein Bezug zwischen Autismus und Essstörungen, hauptsächlich der als Magersucht bezeichneten *Anorexia nervosa.* In Studien werden durchgängig bei 20–35 % der Frauen mit *Anorexia nervosa* ebenso maßgeblich autistische Merkmale nachgewiesen (Brede et al. 2020). Auf dieses besondere Phänomen gehe ich im letzten Kapitel des Buches noch einmal ein.

Das sog. *oppositionelle Verhalten*, also das andauernde negative, trotzige oder auch feindselige Verhalten, wird häufig als Begleiterscheinung autistischer Kinder genannt, ebenso wie starke Aggressionen gegen sich selbst oder andere.

Auch der *selektive Mutismus* zählt zu den häufigsten Begleitphänomenen von Autismus, besonders bei autistischen Kindern. Dabei handelt es sich um das Nichtsprechen in bestimmten Situationen oder mit bestimmten Menschen, obwohl die Person eigentlich sprechen kann (Döringer 2020, S. 49 f.).

Die Liste geht weiter

Wir sind leider noch lange nicht am Ende der Erkrankungsstange angelangt, die Liste scheint kein Ende zu nehmen: Das Risiko für Epilepsie ist bei Autist:innen mit 20–25 % etwa sieben Mal höher als in der Allgemeinbevölkerung (Noterdaeme 2014), dazu gesellen sich erhöhte Häufigkeiten bei Stresserkrankungen wie Schlaganfälle, Bluthochdruck, Fettstoffwechselstörungen oder Magen-Darm-Krankheiten (Croen et al. 2015).

Und es überrascht mich langsam kaum noch, wenn in einer Studie aus dem Jahr 2016 herausgefunden wurde, dass bei Menschen mit Autismus ein erhöhtes Risiko für eigentlich alle Krankheiten, die aktuell als solche definiert sind, besteht und dass Autist:innen im Schnitt ca. 16 Jahre kürzer leben. Die größten Zusammenhänge gibt es offenbar mit hormonellen Erkrankungen, mit solchen des Nerven- und Verdauungssystems sowie mit Herzerkrankungen. Auch die Suizidanfälligkeit ist bei Autist:innen dieser Studie zufolge erhöht (Hirvikoski et al. 2016).

Überlegungen zu Ursachen, Auslösern und möglicher Hilfestellung

Ich bin mir gar nicht sicher, ob ich das alles so genau wissen wollte. Doch jetzt weiß ich es und kann nicht anders, als mir Gedanken dazu zu machen, welche Bedeutung diese Fakten für meine Familie und mich haben könnten.

Ist es der mangelnde Zugang zum eigenen Körper, der so krankheitsanfällig macht? Dass Schmerzen weder richtig lokalisiert noch in ihrer Qualität und Stärke aussagekräftig zugeordnet werden können?

Ich erinnere mich daran, dass ich mit 13 Jahren über mehrere Wochen wiederholt mit Unterleibsschmerzen im Krankenhaus war und immer wieder ohne Diagnose entlassen wurde. Irgendwann beschlossen die Ärzt:innen glücklicherweise, *den Bauch mal aufzumachen*, um festzustellen, dass der Blinddarmfortsatz stark entzündet war und umgehend entfernt werden musste. Aus einem Routineeingriff wurde für mich eine monatelange Angelegenheit mit einer – gemessen an der Ursache – aufwändigen Operation und Heilung. Die Rückkehr vom Arzt ohne Diagnose zieht sich überhaupt wie ein roter Faden durch mein Leben.

Möglicherweise ist auch das erhöhte Stresserleben von Autist:innen im *normalen* Alltag eine der Hauptursachen für das erhöhte Krankheitsaufkommen (Preißmann 2017, S. 127 ff.). Vermutlich sind es – wie so oft – mehrere und auch individuell unterschiedliche Faktoren, die zu dem Dilemma führen.

Expert:innen und Betroffene fordern zu Recht eine inklusive Gesundheitspolitik, die den Bedarf von Autist:innen erfasst und Maßnahmen zu ihrer Gesundheitsförderung anbietet, um ihre soziale und gesellschaftliche Teilhabe nachhaltig zu unterstützen. Besonders vor dem Hintergrund des kontinuierlich ansteigenden Vorkommens des Phänomens Autismus wird dies relevant (Altgeld u. Lattek 2021; Kamp-Becker, Stroth u. Stehr 2020, S. 459 f.).

Ich finde es an dieser Stelle kaum sinnvoll, die Idee zu äußern, darauf zu warten, dass diese Forderung bald Realität wird. Zumal das Risiko für folgendes Szenario relativ hoch ist: Lauter nichtautistische Expert:innen beschließen, autistische Kinder ab dem

Kindergartenalter mit für sie unpassenden Therapien so hinzubekommen, dass sie ihr Unglück – ausgedrückt durch oppositionelles Verhalten – gut in den Griff kriegen. Und zwar so gut, dass man bis zu ihrem Suizid in der Pubertät eigentlich kaum etwas gemerkt hat.

Unserem Land gehen die Ressourcen aus, und ich kann mir kaum vorstellen, dass eine inklusive Gesundheitspolitik nun auf der Prioritätenliste steil nach oben klettert (außer auf dem Papier vielleicht).

Vielmehr könnte ich mir vorstellen, insbesondere die psychischen Krankheiten bei sich und seinen Kindern nicht vorrangig als solche zu betrachten, sondern als einen verzweifelten Ausdruck von *MIR GEHT ES NICHT GUT!* anzunehmen. Und in der Folge nicht die Ausdrucksform als das Hauptproblem anzusehen, sondern die auslösende Situation. Um daraufhin den Schritt zu wagen, *anders* zu leben. Bedarfsgerecht.

Heute früh habe ich die Nachricht einer Mutter erhalten, dass ihr 13-jähriger autistischer Junge ein Burn-out hat und sie nun versucht, ihn für einige Monate von der Schule zu befreien. Das wird ein harter Weg. Diagnosen, Expert:innen, Wartezeiten, Schulamt, Jugendamt, Sozialamt, Anwält:innen, Stigma, Sorgen, Ängste, kluge Tipps aus dem sozialen Umfeld ...

Aus meiner Sicht wäre der einzig noch härtere Weg, den Jungen zurück in die Schule zu schicken. Pest oder Cholera?

Der Gedanke, die psychischen Begleiterscheinungen nicht als losgelöste Krankheiten aufzufassen, sondern als die autistische Art und Weise, auf Anforderungen und Reize zu reagieren, ist für mich hilfreich (Döringer 2020, S. 49 f.). Er befreit mich von – vielleicht sogar unnützen – Sorgen darüber, wie man all diesen Krankheiten begegnen kann. Die Auffassung, dass sie zum Wesen des autistischen Seins gehören, führt mich zurück zu meinen hoffnungsvollen Versuchen, das eigene Leben so einzurichten, dass man einigermaßen zufriedenstellend essen und schlafen kann und sich in seinen beruhigenden Routinen aufhalten kann, ohne dass sie zu Zwängen werden – und dass der Stress bis zu einem Punkt gemildert werden kann, an dem man vielleicht etwas weniger krankheitsanfällig wird.

Um nicht falsch verstanden zu werden: Expert:innen wie Ärzt:innen oder Therapeut:innen können und müssen sich selbstverständlich auch der *Krankheiten* annehmen. Dazu gehören eventuell Psychotherapien, Körpertherapien, Psychopharmaka oder andere Maßnahmen. Ich fühle mich weder befleißigt noch in der Lage, diese zu bewerten.

Doch zu Hause, als Mama oder Papa eines Kindes, das aggressiv ist, nicht mehr schläft, Probleme mit dem Essverhalten hat, Tics und Zwänge entwickelt und die Schule verweigert, kann man den Versuch wagen, die einzelnen Symptome nicht mit Konsequenz, Strenge, Belohnungen oder Bestrafungen vertreiben zu wollen, sondern eben diese als Hilferuf seiner Seele zu nehmen und seinem Kind einen Raum anzubieten, in dem es ihm gut geht. Und je nach Lage zusätzlich Expert:innen aufsuchen.

Ich sage das alles ganz schön schlau daher. Wie komme ich dazu? Ich komme dazu, weil ich beide Wege gegangen bin. Erst mit mir und dann mit den Kindern. Auf dem ersten Weg, auf dem ich die Schlafstörung mit mehr Konsequenz, das gestörte Essverhalten und die Wutausbrüche mit Bestrafung oder Belohnung und die Schulverweigerung mit als Strenge getarnter Hilflosigkeit zu kurieren versuchte, bin ich krachend gescheitert. Seitdem ich mich auf den zweiten, den Pippi-Langstrumpf-Weg gewagt habe, auf dem ich versuche, uns die Welt so zu machen, wie sie uns gefällt, und uns nicht mehr dazu erziehe, dass wir der Welt gefallen, läuft es besser. Auf Maßnahmen von Expert:innen verzichte ich nicht. Sie tun ihren Job. Ich mache meinen.

Das lauernde Tier

Kurz nachdem ich mit meiner Therapeutin in einer spannenden Sitzung zu der Erkenntnis kam, dass in meinem Brustraum eine Art lauerndes Tier sitzt, das immer wach ist, alle Sinne geschärft hat und unter Daueranspannung in den dunklen Dschungel horcht, schaut, riecht, schmeckt und fühlt, um im Zweifel umgehend mit Kampf, Flucht oder Erstarrung reagieren zu können, und mich damit davon abhält, auch mal loszulassen, bin ich auf ein Interview mit Temple Grandin gestoßen.

Grandin wurde im Jahr 1947 in den USA geboren und gilt sowohl als Expertin für Verhaltensforschung bei Nutztieren als auch für

Autismus. In den ersten vier Jahren ihres Lebens sprach sie nicht, später wurde sie als Autistin diagnostiziert. Dank ihrer umsichtigen Eltern und zielführender Unterstützung aus dem Umfeld blieb ihr das Aufwachsen in einem Behindertenheim erspart, und sie konnte ihre Interessen entdecken und entfalten und ein Psychologiestudium absolvieren. Die Forschungsergebnisse ihrer Doktorarbeit hatten Auswirkungen auf die industrielle Nutztierhaltung, da die daraus abgeleiteten Maßnahmen für die Aufzucht der Tiere zu einer Verbesserung ihres Immunsystems führten. Grandin hat viele Bücher veröffentlicht, Filme gedreht und wird häufig als Rednerin gebucht. Sogar einen Film *über* sie gibt es, mit keiner Geringeren als Claire Danes in der Hauptrolle. Ich kannte ihren Namen und die groben Eckpunkte ihrer Biographie, doch so richtig hellhörig wurde ich erst nach dem Zufallsfund dieses Interviews mit dem englischen Neurologen und Psychiater Oliver Sacks.

In dem Interview, doch auch in ihrem Buch *Ich bin die Anthropologin auf dem Mars* erzählt Temple Grandin, dass *Angst* das häufigste Gefühl bei Autist:innen ist (Grandin 1997, S. 90 ff.). Das liest man in vielen weiteren Publikationen und verdient aus meiner Sicht große Aufmerksamkeit – denn häufig ist diese Angst derart omnipräsent und unzugänglich, dass sie damit auch die Entdeckung ihrer Ursache verhindert (Preißmann 2017, S. 141).

Die aus dem Autismus entstehende Angst hat nicht unbedingt externe Ursachen (Mennerich in Preißmann 2017, S. 141), sie wohnt im Inneren. Und daher helfen die sonst erfolgreichen Behandlungsmethoden häufig nicht bei der Linderung der autistischen Angst, und auch nicht bei der Linderung der *Angst vor der Angst*, die genauso stark sein kann. Natürlich hat auch die Angst von Autist:innen manchmal externe Auslöser – Aufzüge, Menschenmassen, Flüge, Injektionsnadeln, Tiere, Blut, Krankheiten, geschlossene Räume –, doch sind das nicht ihre Ursachen. Die Angst kommt *im* Aufzug, *im* Flugzeug, *im* geschlossenen Raum – sie wird dort fühl- und sichtbar. Die Lösung besteht nicht darin, nicht mehr Fahrstuhl zu fahren oder so oft Fahrstuhl zu fahren, bis die Angst abgestumpft ist (Preißmann 2017, S. 142), sondern darin, das lauernde Tier im Inneren zu entdecken und zu beruhigen.

Dieses lauernde Angsttier bereits im Kindesalter aufzudecken, kann wichtig werden – denn es besteht bei autistischen Kindern ein erhöhtes Risiko, dass sie aus (sozialen) Situationen, die sie als beängstigend erleben, einfach weglaufen. Sie sehen es als ihre letzte Handlungsoption (Maus 2022, S. 122 ff.).

Auch ich bin meinem jüngeren Sohn zwei Mal auf den Bürgersteigen befahrener Straßen hinterhergelaufen, wenn er ausbrach. Die Drogerie und der Supermarkt waren einfach zu viel für ihn. Ich ermahnte ihn jeweils, *sich zu benehmen*, doch er konnte nicht. Er weinte, schrie, schlug um sich, und als ich ihn mit der beliebten Methode der Missachtung strafte, lief er weg. 18 Monate alt, verzweifelt und außer sich. Dann weinte ich. Ich schrie ihm hinterher, er solle stehenbleiben, doch je mehr ich mich näherte, desto schneller lief er, die fahrenden Autos schossen im Abstand von etwa zwei Metern an seinem kleinen Körper vorbei. Nun waren wir beide verzweifelt, weinten und schrien, und vermutlich hatten wir beide einfach nur noch ANGST. Die vielen anderen Erwachsenen auf dem Bürgersteig hatten Kopfschütteln und bissige Kommentare für mich übrig. Niemand half mir. Es ging beide Male gut aus. Seitdem ging ich ohne ihn zum Einkaufen oder schnallte ihn in einem Buggy fest.

5.8 Leid ist nicht messbar – der Mythos des milden Autismus

Weshalb berichten so viele Eltern autistischer Kinder, dass sie so wenig Verständnis und Hilfe aus dem Umfeld erfahren? Wieso wird das Leid so schwer erkannt und vor allem *an*erkannt? Liegt es an der Unsichtbarkeit von Autismus? Und daran, dass das Phänomen so komplex und dadurch so schwierig greifbar sein kann?

Vielleicht. Denn: Liegt keine offensichtliche Begleiterkrankung oder weitere Behinderung, wie bspw. eine geistige oder eine Lernbehinderung, vor, und kann der oder die Autist:in gut maskieren, so fragt sich das Umfeld vermutlich regelmäßig, was eigentlich das Problem ist. Vom größten Teil des eigenen Umfelds wird man nur ausschnittsweise erlebt. Bestehen diese Ausschnitte überwiegend aus Situationen, in denen die Betreffenden ihre Besonderheiten effektiv verbergen, ist es verständlich, dass Autismus häufig als *unsichtbare Behinderung* bezeichnet wird und dass nach wie vor das Verständnis herrscht, es gäbe auch *milde Formen* von Autismus.

Es ist nicht mild, es ist verborgen – und es ist anstrengend, jeden Tag und jede Nacht!

Immer wieder wird die Symptomatik von autistischen Menschen, die dem Asperger-Syndrom bzw. dem hochfunktionalen Bereich des Spektrums zugeordnet sind, als milde Form des Autismus bezeichnet. Woher kommt diese Auffassung?

Dazu wird folgende Geschichte erzählt: Erforscht wurde das Asperger-Syndrom, wie bereits erwähnt, vom Kinderarzt Hans Asperger. Er nannte seine jungen Patient:innen – »seine Kinder« – damals *autistische Psychopathen*. Als Hitler auch vor diesen Kindern nicht Halt machen wollte und sie für sein menschenverachtendes Euthanasie-Programm vorsah, sprach Hans Asperger in einer Rede im Jahr 1938 davon, dass seine Kinder nur von einer milden Form des Autismus betroffen seien, und rettete sie damit (Winkelmann 2016) vor dem perversen Rausch der nationalsozialistischen Massenmörder.

Heute gilt es als gesichert, dass die Person Hans Asperger kein entschiedener Gegner der Nationalsozialisten gewesen ist. Es wird viel eher davon ausgegangen, dass er dem Regime gegenüber sehr loyal war, um seine Karriere zu fördern (Czech 2020), und dass ihn diese Geschichte zu Unrecht reinwäscht.

Doch dem Asperger-Syndrom wich die Zuschreibung *mild* anschließend nicht mehr von der Seite und hat sich auf den gesamten Bereich des Spektrums, der heute als hochfunktional gilt, ausgedehnt.

Doch kann diese Zuschreibung bei dem aktuellen Aufklärungsstand über Neurodiversität in die Irre führen – oft mit fatalen Folgen.

Natürlich handelt es sich hier nur um ein einfaches Adjektiv. Wenn von einer *milden* Autismusform gesprochen wird, ist das das Resultat dessen, was das erweiterte Umfeld zu spüren bekommt, und dann stimmt *mild* sogar häufig! Denn ohne eine Beeinträchtigung der Sprache oder Kognition lässt sich das eigene autistische Erleben ziemlich gut vor anderen verbergen. Dass jedoch *aufgrund dieser äußerlich mild erscheinenden Merkmale* das subjektive, innere autistische Erleben bei den einen milder verläuft als bei den anderen, ist nicht automatisch richtig.

Dass manche Autist:innen *aufgrund irgendwelcher Umstände* besser als andere mit ihren autistischen Besonderheiten umgehen können und diese als milder empfinden als andere, ist hingegen ganz sicher richtig! Das könnte z.B. daran liegen, dass man bereits als Kind korrekt diagnostiziert wurde und das familiäre Umfeld schon früh für passende und unterstützende Maßnahmen gesorgt hat. Oder auch daran, dass man als Betroffene:r bereits verstanden hat, wie man mit seinen Besonderheiten den individuellen Alltag gestalten kann. Sicher gibt es noch viele andere mögliche Gründe. Wie immer.

Doch täuscht der Eindruck, dass es eine wohldosierte Autismus-Light-Version gibt. Denn auch – und besonders – das erfolgreiche Verbergen der autistischen Symptome ist mit viel Anstrengung verbunden.

In Deutschland hat man sich darauf verständigt, Autismus nicht als Krankheit zu begreifen (Autismusstiftung). Autismus geht durch Therapie nicht weg, und das soll er auch nicht (Preißmann 2017, S. 19).

Befindet man sich im autistischen Spektrum, so gibt es zusätzlich zu den verallgemeinerbaren Merkmalen die unterschiedlichen Ausprägungen in Bezug auf die Entwicklung der Kognition und der Sprache sowie unterschiedlich ausgeprägte Strategien zur sozialen Anpassung. Manche Autist:innen haben eine stark beeinträchtigte soziale Interaktion, andere weniger, und genauso ist es auch in Bezug auf den Hang und Zwang zu Routinen, und so weiter, und so weiter.

Außerdem kommen noch individuelle Bausteine wie Humor, Neugier, Zuverlässigkeit, Resilienz, das häusliche Umfeld, Bildungsmöglichkeiten, Unterstützungsangebote, eigener Umgang mit Autismus, Umgang des sozialen Umfelds mit Autismus, physische Gesundheit, biographische Ereignisse und vieles mehr dazu.

Das alles prägt den Menschen und lässt ihn so sein, wie er eben ist.

Ihr wisst ja: Kennste einen Autisten, kennste einen Autisten. Genauso wie bei Nichtautisten!

Doch die Bewertung, ob das autistische Erleben einer Person mild oder stark ist, muss den Betroffenen überlassen sein. Sie sollte nicht von außen stattfinden.

Möglicherweise liegt der Schlüssel darin, Autismus nicht per se als etwas zu begreifen, das schlecht ist und schöngeredet werden muss. Und zwar, indem man den Gedanken ablegt, eine Relativierung hinterherschieben zu müssen, wenn man erzählt, dass z. B. das eigene Kind autistisch ist (*... aber, also, so schlimm ist es nicht bei ihm/ihr...*). Und wenn man sich selbst, und sogar auch andere, von dem Gedanken befreit, dass neurodiverse Besonderheiten grundsätzlich negativ sind, dann wird vielleicht alles schon viel einfacher.

Ja, Autismus ist in Deutschland als Behinderung eingestuft. Doch wenn man auch den Begriff der Behinderung von den negativen Assoziationen befreit und ihn stattdessen folgendermaßen versteht: *Die betreffende Person wird behindert, am System ohne Unterstützung teilzuhaben,* damit also den Blick auf das System lenkt und nicht mehr ausschließlich auf die Betroffenen, dann können wir vielleicht endlich gemeinsam unsere Energie darauf verwenden, echte Inklusion zu gestalten und die immer mehr werdenden Besonderheiten zu sehen, anzuerkennen und ihnen einen echten Platz im System anzubieten – in der Hoffnung, dass sie bald einfach als *normal* gelten.

Denn die Betroffenen leiden, und mit ihnen leidet ihr Umfeld, das aus Menschen besteht, die diese besonderen Wesen lieben, die sich da draußen so tapfer maskiert schlagen, um sich anzupassen.

Und so möchte ich zum Abschluss an dieser Stelle noch meine eigenen Worte aus einem Instagram-Post meines Blogs wiederholen: Für das erweiterte Umfeld erscheint womöglich alles *mild*. Die Konsequenzen sind Betroffene und deren Eltern, Partner, Geschwister und Kinder, die von den ständigen *Meltdowns*, Depressionen, Ängsten, Zwängen und anderen Folgeerscheinungen kaputtgespielt sind und die sich selbst und ihre Liebsten aufgrund der wegen vermeintlicher Milde nicht geleisteten Unterstützungen in Hilflosigkeit untergehen sehen.

Denn für diese von einer *milden Form* von Autismus Betroffenen gibt es keine richtigen Schulkonzepte, kaum ein geeignetes Berufsumfeld und auch sonst nix, wo sie WIRKLICH hinpassen.

Deswegen: Es ist NICHT MILD. Es ist ANSTRENGEND. Jeden Tag und jede Nacht.

(Different Planet – »Es ist scheiß anstrengend. Jeden Tag und jede Nacht«)

Das nächste Kapitel widmet sich unterschiedlichen Ansätzen, die Familien im Autismus-Spektrum unterstützen können.

6 HILFE FÜR ALLE BETEILIGTEN

Dieses Buch soll Mut und Hoffnung machen. Mut für den Pippi-Langstrumpf-Weg, also dafür, *anders* zu leben, wenn es sein muss. Und Hoffnung darauf, dass sich die Anstrengung, jeden Tag von Neuem gegen den Strom zu schwimmen – weil es eben nicht anders geht – auch lohnt. Denn mit dem gewachsenen Verständnis für das autistische Erleben, der zunehmenden Akzeptanz der Kompensationsstrategien oder den ersten bewussten Erfolgserlebnissen bei der Verhinderung eines *Overloads*, kann sich die Gestaltung des Alltags schon viel leichter anfühlen.

Dann kann endlich das abhandengekommene oder nie wirklich dagewesene Kompetenzgefühl als Mama oder Papa eines Kindes im Autismus-Spektrum wachsen – ein Gefühl, das wir Eltern dringend benötigen (Rittmann 2020a, S. 109).

Gleichzeitig führt der erweiterte Blick i. d. R. ebenso zu einem klareren Bewusstsein für mögliche Probleme. Es wird also leichter und komplizierter zur selben Zeit.

Ich finde mich angesichts neu auftretender Probleme und Aufgaben regelmäßig in totaler Orientierungslosigkeit wieder, in der alle

Wegweiser in vermeintlich widerstrebende Richtungen und zu mir unbekannten Zielen zeigen. Diese Phasen erleben viele, deren Herzensmenschen nicht ins System passen. Der Wunsch nach externer Hilfe wird bei den meisten dann ziemlich stark, und viele entscheiden sich dazu, nach unterstützenden und auch therapeutischen Maßnahmen zu suchen (Hack 2023).

In aller Regel sind bei dieser Suche zunächst alle Augen auf das betreffende Kind gerichtet, und es wird nach passenden Möglichkeiten Ausschau gehalten, die diesem bei der Linderung belastender Symptome helfen und ihm dadurch seinen Alltag erleichtern. Ich finde das völlig normal – als Eltern fühlt man sich am wohlsten, wenn für die Kinder gut gesorgt ist, behaupte ich.

Doch wird dabei manchmal viel zu lange übersehen, dass die Eltern jetzt immer häufiger streiten und sich die große Schwester mehr und mehr von der Familie zurückzieht. Mamas Dauermüdigkeit wird mit der dunklen Jahreszeit erklärt, Papas Unleidlichkeit mit der Midlife-Crisis und die Schwester kommt wohl in die Pubertät.

Was ich damit sagen möchte: Der Bedarf nach Unterstützung und professioneller Hilfe besteht meistens nicht nur bei dem als autistisch diagnostizierten Kind, sondern vermutlich auch bei einem oder beiden Elternteilen, bei Geschwistern oder dem gesamten System Familie – zumindest phasenweise.

Langfristig ist es leider nur selten damit getan, Schul- und/oder Alltagshilfe zu finden, den Pflegegrad zu erhalten und Oma und Opa mehr einzubinden. Damit hat man zwar schon echte Meilensteine erreicht, doch kann sich noch viel mehr Bedarf nach externer Hilfe entwickeln, um im Wahnsinn des Alltags bestehen zu können.

Autismus geht nicht weg. Soll er auch nicht, muss er auch nicht. Aber solange Inklusion mehr Wunsch als Wirklichkeit ist, und solange wir trotzdem teilhaben möchten, werden wir Unterstützung dabei benötigen.

Wir – das sind alle, die aus unterschiedlichen Gründen Schwimmhilfen benötigen, um im Strom nicht unterzugehen. Außerdem sind es unsere Familien, aber auch Erzieher:innen, Lehrer:innen, Arbeitgeber:innen und alle Weiteren, die ebenso diese Hilfen benötigen, weil sie uns beim Über-Wasser-Halten unterstützen müssen.

Die überfüllten psychiatrischen Praxen, die Schwierigkeiten, einen Therapieplatz zu erhalten, die knappen Ressourcen, über die die Jugend- und Sozialämter verfügen – das alles könnten Hinweise darauf sein, dass es kontinuierlich mehr Menschen werden, die diese Schwimmhilfen benötigen.

Vielleicht ist der Zeitpunkt gekommen, an dem das System aufhören sollte, in monatelangen Prozeduren den Bedarf für Schwimmhilfen zu prüfen und sie – falls überhaupt noch welche da sind – mit spitzen Fingern und nur auf begrenzte Zeit auszuteilen, und an dem es stattdessen beginnen sollte, den Strom zu verändern, in dem so viele untergehen. Also echte Inklusion machen. Vielleicht.

Doch ich befürchte, so weit ist es noch nicht. *Inklusions-Utopia* ist derzeit noch eine kleine Quelle, die nur wenigen bekannt ist. Ein Geheimtipp quasi.

Bis die kleine Quelle von der Masse erschlossen ist, werden wir externe Hilfe benötigen. Eigentlich schon allein dafür, um sich immer wieder daran erinnern zu lassen, dass auch im Falle von ausschließlich einem als autistisch diagnostizierten Familienmitglied die gesamte Familie betroffen ist, und nicht ausschließlich diese einzelne Person (Rittmann 2020a, S. 109 ff.; Teriete 2020).

So wie man mit einem gehbehinderten Familienmitglied kaum in den fünften Stock ohne Fahrstuhl ziehen wird, so kann man mit einem autistischen Familienmitglied nicht zur *neurotypischen Tagesordnung* übergehen. Natürlich kann und sollte sich jedes Mitglied der Familie nach individuellem Wunsch entziehen und regelmäßig sein eigenes Ding machen, aber das Familienleben wird immer *anders* sein.

6.1 Plan B

Der Autismus geht nicht weg? Mein Kind ist behindert? Und es bleibt behindert?

Diese Erkenntnis kann ein Schock sein (Rittmann 2020b, S. 204), und sie darf ein Schock sein, finde ich.

Meistens scheint ein Elternteil mehr Probleme damit zu haben, die Diagnose anzunehmen als der andere. Oft, aber nicht immer, sind das die Väter (Arens-Wiebel 2019).

Auch auf *Different Planet* melden sich fast ausschließlich Mütter. Entweder leiden sie lieber gemeinschaftlich oder sie sind aktionistischer. Oder sie schreiben nachts lieber E-Mails als Väter – ich weiß es nicht. Und viele Mütter erzählen später auch von den Schwierigkeiten ihres Partners mit der Diagnose und den daraus resultierenden Paarproblemen. Leider deckt sich das mit den Ergebnissen wissenschaftlicher Untersuchungen.

Allerdings wird ebenso davon berichtet, dass sich die Paarbeziehung von Eltern autistischer Kinder über die gemeinsamen Sorgen auch positiv intensivieren kann (Klicpera 2003, S. 194 ff.). Das macht doch Mut!

Ich meine es nicht anklagend, wenn ich schildere, dass manche Väter vermeintlich mehr Schwierigkeiten mit der Diagnose zu haben scheinen als manche Mütter. Dahinter steckt mehr mein Interesse zu erfahren, was hinter den unterschiedlich geäußerten Schwierigkeiten steckt, denn dann könnte man eventuell etwas voneinander lernen. Doch da sich die Väter fast nie mit mir austauschen, und wenn, dann erst ab dem Zeitpunkt, an dem sie die Diagnose angenommen haben, kann ich mich das nur selbst fragen.

Ist es vielleicht der Horrorfilm, der nach der Diagnose im Inneren abläuft: *Werde ich dieses Kind versorgen können? Werde ich meinen Beruf weiter ausüben können? Werde ich vom Umfeld verurteilt werden? Habe ich etwas falsch gemacht? Wird einer von uns nicht mehr arbeiten gehen können, und werden wir finanzielle Not erleiden?*

Vermutlich lauten so oder so ähnlich die Gedanken, die nach der Diagnose bei einem oder beiden Elternteilen freigesetzt werden. Und vielleicht, nur vielleicht, sind Mütter schneller in der Lage, diese Gedanken wegzudrücken, sich auf die Zukunft zu konzentrieren und den Schock zu negieren (*Ich muss mein Kind bedingungslos lieben, eine Behinderung darf mich nicht aus der Ruhe bringen*), während die Väter ihren Schock zunächst mal zulassen. Vielleicht.

Eventuell verspüren Mütter auch eine größere Erleichterung als Väter, da dem Gefühl, als Mutter nie *richtig* gewesen zu sein, nun eine befreiende Diagnose an die Seite gestellt wird (Rittmann 2020a, S. 109).

Nach bald 16 Jahren Elterndasein mit autistischen Kindern sind meine Antworten auf die Fragen des inneren Horrorfilms: Ja, wir können unsere Kinder versorgen. Dass wir beide voll arbeiten gehen, ist illusorisch. Wir wurden vom Umfeld verurteilt. Wir haben bis zur Diagnose und auch danach viel falsch gemacht, und das ist auch in Ordnung. Und vor finanzieller Not bewahren uns glücklicherweise unsere Familien, aber auch das Pflegegeld und die Entlastungen aus dem Schwerbehindertenausweis. Ich möchte damit sagen: Die Schwierigkeiten mit der Annahme der Diagnose sollten zugelassen und ernstgenommen werden dürfen, und ein bis einhunderttausend Gespräche darüber können sinnvoll sein, um als Eltern zu einem gemeinsamen Verständnis der neuen Situation zu kommen.

Möglicherweise wird sich ein Paar irgendwann entscheiden wollen, dass einer erst einmal weniger arbeiten geht, und vielleicht fällt die Wahl dabei auf die Mutter (Rittmann 2020a, S. 112). Davon bricht nicht gleich die gesamte Emanzipationsbewegung zusammen.

Die Familienaufgaben nach dem traditionellen Rollenbild zu verteilen, wird von vielen als Rückschritt wahrgenommen. Für unsere Familie war die späte Entscheidung ein Fortschritt.

Emanzipation ist aus meiner Sicht eine Frage der inneren Haltung, nicht der Aufgabenverteilung. Sie lässt sich nicht am Stundenzettel festmachen, sondern daran, ob mein:e Partner:in und ich uns gleichberechtigt begegnen.

Und davon abgesehen: Wenn die Diagnose »Autismus« lautet, sollte man sowieso überlegen, sich von seinen bisherigen Vorstellungen zu lösen. Durch dieses Ablösen kann Emanzipation, verstanden als Unabhängigkeit und Selbstbestimmtheit, eine ganz neue Chance im eigenen Leben erhalten – in der Partnerschaft, in der Gesellschaft und sogar im (bildungs)politischen oder wirtschaftlichen Kontext.

Auch Eltern dürfen Hilfe brauchen

>> Eltern autistischer Kinder sind extremen Belastungen ausgesetzt << (Rittmann 2020b, S. 204)

>> Mitunter ist die Verzweiflung der Mütter so groß, dass sie ernstlich an einen Suizid denken. [Sie] versuchen, über die Jahre einfach von einem Tag auf den anderen zu leben, die wenigsten können Distanz gewinnen. << (Klicpera 2003, S. 195)

»Familien führen dauerhaft ein Leben an der Belastungsgrenze« *(Hack 2023)*

»Eltern von Kindern mit ASS weisen ein stark ausgeprägtes Stresserleben auf. [...] Das Risiko, an einer Depression oder übergroßem Stress zu erkranken, ist bei Müttern und Vätern von Kindern mit ASS deutlich erhöht.« *(Bormann-Kischkel u. Ullrich 2017)*

»Während andere Jugendliche und junge Erwachsene, auch solche mit Behinderungen, meist irgendwann ihren Weg finden, müssen Eltern autistischer Menschen ihre Elternschaft in der Regel lebenslang ausüben, und diese Erkenntnis ist oft sehr schmerzlich für alle Beteiligten.« *(Preißmann 2020)*

Mit diesen Zitaten aus Fachbüchern möchte ich den Mut nicht dämpfen. Eigentlich möchte ich damit sogar noch mehr Mut machen. Denn nachdem ich jahrelang geglaubt habe, nur ich wäre zu schwach, um die Situation zu bewältigen, und meine Probleme und Schuldgefühle unter Verschluss hielt – auch vor mir selbst –, empfinde ich Aussagen wie diese beinahe als Befreiung.

Es geht anderen auch so! Ich bin nicht die einzige Memme auf diesem Planeten! Es gibt Menschen, die meine Sorgen und Probleme ernst nehmen, sich damit auskennen und mir helfen können!

Ich habe meine letzte Kraft zusammengekratzt, versucht, mutig zu sein, und mich offiziell als *Memme* gemeldet. Mein Mann hat mitgemacht, und wir haben Hilfe für uns bekommen und bekommen sie weiter.

Ich kann jede:n nur sehr dazu ermutigen, sich ebenfalls zu melden, und das möglichst, bevor die letzte Kraft nur noch für ein tonloses *Ich-kann-nicht-mehr* ausreicht. Aber das ist im Rückblick leicht gesagt.

Ein Familienalltag erfordert immer Kraft und Anstrengung. Doch schwimmt man jeden Tag gegen den Strom, kann man es dem Umfeld gefühlt niemals recht machen, hat man den permanenten Verdacht, dass es alle besser wissen wollen, weil sie immer nur den gut maskierten Ausschnitt zu sehen bekommen, merkt man, dass man ständig hintenrum vorgeworfen bekommt, das Verhalten seiner Kinder aufgrund eigener Erziehungsfehler hervorzurufen, und macht man sich darüber hinaus auch noch ständig Sorgen um die Zukunft – dann erfordert jeder Tag alle menschenmögliche Kraft. Und manchmal noch mehr. Dann beginnt man möglicherweise, *unkooperativ* und *komisch* zu wirken, sich zurückzuziehen und die Sorgen und Nöten lieber zu verdrängen, anstatt sie zu teilen (Hack 2023).

Aber wir sind keine Memmen. Wir sind auch nicht komisch. Wir sind Helden:innen! Und wir dürfen Hilfe brauchen.

Nach heutigem Wissensstand ist es zudem einigermaßen wahrscheinlich, dass bei einem Kind im Autismus-Spektrum auch ein Elternteil und/oder ein weiteres Kind der Familie autistisch ist (Hack 2023). Dann müssen wir nicht nur jeden Tag ein:e Held:in sein und dürfen dabei Unterstützung brauchen, sondern haben ein noch höheres Risiko, eine psychische Erkrankung zu erfahren. Also mache ich noch mehr Mut: dafür, sich von seinen eigenen ursprünglichen Erwartungen und denen des Umfelds zu emanzipieren, dabei zwischendurch wirklich mal unkooperativ zu sein und den eigenen Hilfebedarf zu akzeptieren.

Wie wählt man eine passende Unterstützungsmaßnahme aus?

Bevor wir Marks Diagnose erhalten hatten, wollte ich ihn von der Benotung der Rechtschreibung befreien lassen, da ihm alles rund ums Schreiben so unheimlich schwerfiel. Die Schule setzte damals voraus, dass er – wie alle anderen Kinder mit entsprechender Befreiung – dafür zur beliebten nullten Stunde, also vor der ersten regulären Unterrichtsstunde, zum Förderkurs Deutsch kam und zusätzlich eine Lerntherapie machte.

Da stand ich nun mit der Qual der Wahl: *Nehme ich ihm die Last der Note, oder erspare ich ihm zwei weitere Unterrichtseinheiten in der Woche?* Ich entschied mich für die Befreiung von der Rechtschreibnote. Obwohl ich sah, dass ihn die zusätzlichen Stunden quälten, und noch dazu überzeugt war, sie sie seien sinnlos, war ich der Meinung, das kleinere Übel für ihn gewählt zu haben.

Wie wählt man für seinen achtjährigen Jungen das kleinere Übel? Versucht man, die Welt durch seine Brille zu sehen? Mal davon abgesehen, dass ich es sowieso für nahezu unmöglich halte, die Gefühle und Gedanken anderer so zu erfassen, als wäre man tatsächlich an ihrer Stelle, finde ich es bei den eigenen Kindern besonders schwer. Es ist für mich ziemlich offensichtlich, dass ich kaum in der Lage bin, mich von meinen Befürchtungen, Wünschen und Hoffnungen freizumachen, wenn ich versuche, mir ihre Brillen aufzusetzen. Wie eine milchglasige Wand versperrt mir mein eigenes Erleben die Sicht auf das tatsächliche Innenleben meiner Kinder.

Doch als Eltern hat man von Zeit zu Zeit ja keine andere Wahl, als wenigstens zu versuchen, sich in seine Schützlinge einzudenken, besonders in Zeiten, in denen man besonderen Unterstützungsbedarf wahrnimmt.

Die eigene Interpretation der vom Milchglas verzerrten Lage ergibt dann wohl die Entscheidungsgrundlage. Das ist doch ein solider Anfang.

Egal, für welche Form der Unterstützung man sich entscheidet: Man sollte sich darüber bewusst bleiben, dass davon nicht der Autismus der betreffenden Person verschwinden wird. Das Ziel kann nur sein, einen für sich passenderen Umgang mit der Diagnose und den jeweils individuellen Ausdrucksformen zu finden, um sich dadurch das Leben zu erleichtern (Arens-Wiebel 2019).

Um kein falsches Bild entstehen zu lassen: Ich zweifle in keiner Weise die Wirksamkeit und Sinnhaftigkeit von Lerntherapien oder schulischem Förderunterricht an. Marks Lerntherapeutin erschien mir zudem als empathische und zugewandte Person, in deren Obhut ich ihn gerne wöchentlich für eine Stunde gab. Doch glaube ich, dass es zu diesem Zeitpunkt einfach nicht die richtige Maßnahme für ihn war. Unser Leben trug damals die Überschrift *Komplette Überforderung.* Im Rückblick wären vermutlich Rückzug und Ruhe das einzig Richtige gewesen.

6.2 Der Therapie-Dschungel

Das Angebot an therapeutischen Unterstützungsmöglichkeiten ist theoretisch sehr vielfältig. Sich im Therapie-Dschungel zurechtzufinden und etwas auszuwählen, das zu einem passt, kann zu einer echten Aufgabe werden. Dazu kommt, dass in aller Regel eine deutlich größere Nachfrage herrscht, als das bestehende Angebot bedienen kann. Meistens muss man zunächst nehmen, was man bekommt und parallel weiter versuchen, das zu bekommen, was man eigentlich wollte.

Nach all den Jahren, in denen ich mich nun damit beschäftige, unsere Familie mit all ihren besonderen Anforderungen durch das Leben zu manövrieren, merke ich einen zunehmenden Widerstand gegen jede Therapieform, die suggeriert, dass wir *an uns arbeiten müssen, um passend zu werden.* Denn wenn das ginge, also passend werden, hätten wir es schon längst gemacht – und zwar gerne. Denn uns immer wieder aufs Neue ins Paralleluniversum aus Therapien, Unterstützung, Anträgen, Nachweisen und Terminen bei Ämtern, Schulen und Ärzt:innen zu werfen, ist nicht unbedingt mein Traumleben.

Doch mittlerweile habe ich verstanden, dass es keine *Reparatur* für uns gibt.

Das Einzige, was uns selbst und unserem Umfeld helfen kann, ist die Vermittlung von Strategien, mit denen wir uns als *nicht kaputt* anerkennen können und mit denen wir durch das Erlernen von Problemlösungskompetenz widerstandsfähiger gegen die Anforderungen des Alltags werden.

Vermutlich hält jede der von mir nachfolgend beschriebenen Maßnahmen – und mit Sicherheit gibt es davon noch viele weitere –, diese Möglichkeit bereit, und es kommt vor allem darauf an, dass sich beide Seiten, d. h. sowohl Behandelnde:r als auch Behandelte:r, mit dieser Haltung begegnen.

Als ich damals begann, nach therapeutischen Angeboten zu suchen, hatte ich das meiste noch nie gehört. Der Begriff Heilpädagogik war mir völlig neu, was sich hinter Ergotherapie verbergen könnte, war für mich ein Rätsel und der Existenz von Körpertherapien war ich mir überhaupt nicht bewusst.

Die nachfolgende Starthilfe für den Weg durch den Therapie-Dschungel kann eine Beratung oder Empfehlungen von Expert:innen natürlich nicht ersetzen, zumal es sich um eine subjektive Auswahl handelt. Eine Garantie, dass die Interventionen wirklich helfen, gibt es auch nicht – das eigene Ausprobieren ist mal wieder das Gebot der Stunde.

Die meisten der von mir genannten Interventionen richten sich auch an Autist:innen, aber nicht unbedingt ausschließlich oder speziell an sie. Angeboten werden sie in entsprechend spezialisierten Praxen und/oder in den regionalen Autismus-Therapie-Zentren (ATZ). Auf der Homepage von *autismus deutschland e. V.* findet sich eine Übersicht der regionalen Therapiezentren.

Psychoedukation: Aufklärung durch Wissensvermittlung

Das Ziel der Psychoedukation ist das Vermitteln eines allgemeingültigen Verständnisses einer Krankheit, Störung oder Behinderung, damit dieses bei der individuellen Bewältigung helfen kann (Preißmann 2017, S. 16). Umgesetzt wird sie von entsprechenden Expert:innen in Schulungen, Einzel- oder Gruppengesprächen. Natürlich kann man auch Fachbücher und -zeitschriften oder die Internetseiten von Fachverbänden heranziehen.

Anfangs wollte ich von Psychoedukation nicht so viel wissen. Ich wollte mir ein eigenes Bild machen und gleich zur individuellen Bewältigung übergehen. Heute schätze ich den kontinuierlichen Wissensaufbau. Die guten Kenntnisse sind meine Taschenlampe, wenn ich für ein Problem das richtige Gerät in meinem Survival-Rucksack suche. Mit dem Wissen ist auch mein Selbstvertrauen gewachsen. Insofern kann ich Psychoedukation allen empfehlen – wenn der richtige Zeitpunkt dafür gekommen ist. Abgesehen vom passenden Zeitpunkt muss auch jede:r für sich entscheiden, welche Wissensmenge man sich zumuten möchte, und in welchem Tempo das geschehen soll.

Als ich endlich begann, mich für das allgemeine Fachwissen zu begeistern, habe ich mich selbst mit meinem eigenen Tempo erst einmal ziemlich überfordert. Als ich mitbekam, dass ich sowieso mein ganzes Leben lang Zeit habe, konnte ich ein besseres Maß finden.

Es gibt Bücher, deren Aussagen sich mir erst Jahre später und beim zweiten Lesen erschlossen. Doch wie gesagt: Es ist ein Leben lang Zeit.

Körpertherapien

Der Zugang zum eigenen Körper ist für autistische Menschen, wie bereits angesprochen, nicht immer leicht. Dass Bauchweh etwas mit Hunger zu tun haben kann, Gliederschmerzen von Erschöpfung zeugen können oder Enge in der Brust auf Angst hindeutet, müssen die meisten erst lernen.

Doch um etwas zu erlernen, werden neue Erfahrungen benötigt. Das bloße rationale Verstehen reicht nicht aus, um Neues zu verinnerlichen. Verinnerlichen kann im wahrsten Sinne des Wortes über den eigenen Körper funktionieren: Macht er neue Erfahrungen, kann sich das intellektuell bereits verstandene tief einprägen (Wienands 2023, S. 9).

Es gibt ein breites Feld von Körpertherapien, auch Körperpsychotherapien, um diesen Prozess zu unterstützen.

Auch für mich ist der mangelnde Zugang zum eigenen Körper zu einer echten Einschränkung und Belastung geworden, das habe ich leider sehr spät verstanden. Bereits meine erste Begegnung mit einer Körpertherapie – erst vor kurzer Zeit – hat aufgedeckt, dass die Arbeit mit meinem Körper für mich einen wichtigen Schlüssel zur Heilung darstellt. Diese Erfahrungen sind für mich anstrengend, emotional schmerzhaft und waren besonders anfangs überfordernd. Gleichzeitig merke ich, welche Unterstützung die Körpertherapie für mich darstellt. Ich habe Bewegungsmeditationen, Feldenkrais, Somatic Experience® und angeleitete Achtsamkeitsübungen ausprobiert und glaube, dass mir alles davon hilft. Ich bin das Gegenteil von einem Naturtalent, es fällt mir unglaublich schwer, aber zu einem Versuch kann ich aufgrund der selbst empfundenen Erfolge nur ermutigen.

Kunst-, Musik- und Bewegungstherapien

Kunst, Musik und Bewegung, wie z. B. Reiten oder Tanzen, können Abwechslung in den Alltag bringen, einfach nur mal Spaß machen oder richtige Leidenschaften entstehen lassen.

Therapeutisch angewendet können sie bei der Bewältigung von individuellen Belastungen helfen. Es werden vor allem die

Wahrnehmung und der Ausdruck von Emotionen sowie die sensorische Integration in den Blick genommen (Heilpädagogik-Info).

Prozess- und Embodimentfokussierte Psychologie PEP®

Von PEP® habe ich erst vor kurzer Zeit das erste Mal gehört. Der Psychiater Michael Bohne hat die Methode in den 2000er-Jahren entwickelt, um einschränkende und belastende Emotionen aufzulösen. Bestandteile von PEP® sind u. a. hypnotherapeutische und systemische Techniken, aber auch das Klopfen von Akupunkturpunkten, die Stress, Ängste und posttraumatische Belastungen reduzieren sollen (Bohne).

Die Konzentration auf ein selbstformuliertes Problem, das angeleitete, doch selbst durchgeführte Klopfen der relevanten Punkte am Körper, kombiniert mit leichten Körperübungen und Entspannungstechniken scheint autistische Kinder und Erwachsene gut zu erreichen und sie auf ihrem Weg zur individuellen Lösung unterstützen zu können (Lorenz 2020, S. 50 ff.).

Ergotherapie und Heilpädagogik

Im vorigen Kapitel wurde bereits über die Ergotherapie berichtet. Wie auch die Heilpädagogik versteht sie sich als breitgefächertes Angebot, das sich den individuellen Bedürfnissen des zu behandelnden Menschen widmet, egal ob Kind oder Erwachsene:r. Gemeinsames Ziel der beiden Verfahren ist die Fokussierung der Bereiche, in denen die behandelte Person Probleme empfindet, um sie durch das Entwickeln eigener Selbstlösekompetenzen zu mehr Selbstbewusstsein und -bestimmtheit zu führen (Heilpädagogik-Info; Preißmann 2017, S. 104 ff.).

Unterstützung der sozialen Interaktion und Kommunikation mit TEACCH® und PECS®

Zur Unterstützung der sozialen Interaktion und Kommunikation sind einige spezifische Methoden und Programme entwickelt worden. Sie richten sich an autistische Kinder unterschiedlicher Alters- und Entwicklungsstufen, an Eltern autistischer Kinder und an erwachsene Autist:innen (vgl. Biscaldi, Paschke-Müller u. Schaller 2017).

Zwei der bekanntesten Methoden sind TEACCH® (*Treatment and Education of Autistic and Related Communication Handicapped Children)* und PECS® (*Picture Exchange Communication System)*.

TEACCH® ist ein konkretes Angebot zur Entwicklungsförderung autistischer Besonderheiten. Dabei geht es v. a. um visuelle Strukturierungshilfen für den Alltag. Es wird bspw. mit Bildkarten oder Uhren gearbeitet, die zu erhöhter Sicherheit bei der Kommunikation führen sollen. Lebensqualität und Selbstbestimmtheit sollen mithilfe der TEACCH® Methode gestärkt werden (Thale 2019).

Auch PECS® ist eine Methode zur Unterstützung und Förderung der Kommunikation und des Äußerns von Bedürfnissen ohne gesprochene Sprache. PECS® arbeitet mit aufeinander aufbauenden Modulen, in denen die Fähigkeiten weiterentwickelt werden. Wie bei TEACCH® steht die Visualisierung in Form von Bildkarten im Vordergrund (Pyramid Educational Consultants).

Marte Meo

Selbstbestimmtheit steht auch bei der Marte-Meo-Methode ganz oben auf der Prioritätenliste, und auch hier wird auf die Kraft der Visualisierung gesetzt: Situative Videoaufzeichnungen sollen zeigen, was in der Interaktion gut läuft, wo eigene Stärken liegen (Baeriswyl-Rouiller 2014, S. 1 ff.).

Charlotte ist die Mutter von Karl und Max. Karl ist Autist, sein Bruder ist sein größter Fan und Charlotte ist selbständige Psychologin. Um autistische Kinder und ihre Familien auf dem Weg zu Selbstbestimmung und gesellschaftlicher Teilhabe zu unterstützen, arbeitet sie u. a. mit Verhaltenstherapie, TEACCH, Kunsttherapie und mehr, doch ihre absolute Lieblingsmethode, sagt sie, ist Marte Meo.

Das musste ich erst einmal nachschlagen. *Marte meo* ist lateinisch und bedeutet so viel wie »Aus eigener Kraft«. Es ist eine Methode der Erziehungsberatung, die in den 70er-/80er-Jahren entwickelt wurde, um die Kommunikation in komplementären Beziehungen zu verbessern. Komplementär sind Beziehungen z. B. zwischen Lehrer:innen und Schüler:innen, Therapeut:innen und Klient:innen oder Eltern und Kindern.

»Marte Meo macht so einen Mut, die Kraft der Bilder wirkt einfach enorm!«, berichtet Charlotte. »Denn die Familie wird in alltäglichen Situationen gefilmt, und anschließend werden die gelungen Momente der Interaktion gemeinsam angeschaut und besprochen. Die Familie sieht sich selbst, ihre Gestik, Mimik, die Reaktionen auf allen Ebenen. Gemeinsam und in Ruhe besprechen wir, was vorher nicht wahrnehmbar war, und das bestärkt die Familie, die guten Momente zu wiederholen. Das ist so konkret und real, so positiv. Die Methode wirkt unglaublich gut. Bei autistischen Kindern, aber nicht nur.«

(Different Planet – »Raum und Zeit«)

Logopädie

Logopädie kann sowohl für Autist:innen mit normal entwickelter Sprache als auch für Autist:innen mit verzögerter oder ausgebliebener Sprachentwicklung hilfreich sein. Die Verbesserung der Sprachkompetenz, wie das Überwinden von Lispeln oder Stottern, kann beispielsweise dazu ermutigen, sich im Schulunterricht einzubringen oder Klassenkamerad:innen anzusprechen. Autistischen Kindern oder Erwachsenen, bei denen der Spracherwerb ausgeblieben ist, kann ein:e darin geübte:r Logopäd:in die Fähigkeit vermitteln, zu anderen Kontakt aufzunehmen und eigene Wünsche und Bedürfnisse über Blickkontakte, Mimik und Gestik oder die Nutzung unterstützter Kommunikationsmittel wie bei TEACCH® oder PECS® zu äußern (Thale 2020).

Psychotherapien

Psychotherapien können bei mentalen Belastungen, wie sie bspw. durch Depressionen, Ängste oder Zwänge entstehen und die sich bei autistischen Menschen häufig als Begleitsymptome entwickeln, nötig werden (Dankova 2020, S. 178 f.).

Auch hier ist guter Rat teuer: Passt zum Anliegen eine (kognitive) Verhaltenstherapie? Oder eher ein tiefenpsychologisches Verfahren? Eine systemische Therapie vielleicht? Eine fundierte Beratung zu den Möglichkeiten und Ausprobieren sind ratsame Schritte, auch wenn das aufgrund der knappen Ressourcen nicht ganz leicht ist.

Pharmakologische Unterstützung

Temple Grandin beschreibt in einem ihrer Bücher aus dem Jahr 1997, dass sie seit 13 Jahren Antidepressiva nehme und ihre intensiven Angstzustände und Panikattacken dadurch weitestgehend beseitigt seien. Die Medikamente hätten viele ihrer Emotionen abgeschwächt, und dennoch empfinde sie besonders bei ihrer Arbeit Friedlichkeit, Heiterkeit und Klarheit. Sie beschreibt, wie die passende Medikation ihr überlastetes Nervensystem, das durch jeden weiteren Reiz potentiell mit übersteigerter Angst, Panik und Flucht reagieren könne, beruhigt (Grandin 1997, S. 91 / 115 ff.).

Medikamente können von Ärzt:innen verordnet werden und zur Linderung von Symptomen der Begleiterkrankungen wie Ängste Zwänge, Schlafstörungen oder Depressionen beitragen. Der Arzt bzw. die Ärztin sollte sich mit Autismus gut auskennen, da autistische Menschen häufig anders auf Psychopharmaka reagieren als nichtautistische (Preißmann 2017, S. 85; Tebartz van Elst 2019, S. 155 ff.).

Selbsthilfeangebote

Selbsthilfegruppen können – zusätzlich, alternativ oder überbrückend – aufgrund des Austauschs mit anderen als große Unterstützung wahrgenommen werden.

Je nach Wohnort gibt es mehr oder weniger Angebote: für Betroffene in gemischten Gruppen oder nach Alter oder Geschlecht gegliedert, für Eltern, Kinder oder Geschwister, es gibt sie als Präsenzveranstaltungen und auch online, manche werden mit einer Gruppenleitung und festen Themen durchgeführt, andere ganz offen.

Angeboten werden Selbsthilfegruppen von den Autismus-Verbänden, darunter der *Bundesverband autismus deutschland* und seine Landesverbände sowie *Aspies* oder *Autismus Verstehen.* Auf der Plattform *selbsthilfe-autismus.de* gibt es eine Übersicht über alle bekannten Gruppen.

Auf den Homepages der Vereine und Verbände findet man auch deren Angebote zu Vorträgen, Weiterbildungen, Eltern- oder Angehörigenkurse, Anlaufstellen für Diagnostik und Weiteres.

Für zu Hause: Quetschen, Massieren und Kaseinverzicht

Ich stoße in regelmäßigen Abständen auf immer dieselbe Studie aus dem Jahr 2012, die aussagt, dass der konsequente Verzicht auf Gluten und Kasein deutliche Symptomverbesserungen bei autistischen Kindern hervorgebracht hat. Die Verbesserungen wurden im sozialen Verhalten, besonders in Bezug auf Sprache und Ansprechbarkeit, Blickkontakt und soziales Interesse beobachtet, sowie bei Magen-Darm-Problemen und allergischen Symptomen. Dies war bei einem Verzicht von mindestens sechs Monaten sehr deutlich der Fall (Pennesi a. Klein 2012).

Das sind ermutigende Erkenntnisse, dennoch wüsste ich lieber nichts von ihnen, denn die Frage, ob ich es nicht wenigstens mal versuchen sollte, quält mich regelmäßig. Doch die Umsetzung hat in meiner Vorstellung so viel mit Verzicht, Disziplin und Exklusion und so wenig mit Gelassenheit im Alltag zu tun, dass ich bisher keine Motivation dafür gefunden habe. Da dies jedoch jede:r unterschiedlich bewertet, wollte ich die Existenz der Studie hier nicht vorenthalten.

Quetschen und Massieren find ich da schon leichter. Sich fest in Decken einzuwickeln, unter schwere Matratzen zu krabbeln und in engen Schlafsäcken zu schlafen – das fühlt sich für viele autistische Kinder und Erwachsene gut an, weil der Druck auf den Körper beruhigend wirkt. Temple Grandin hat sich als junges Mädchen selber eine Quetschmaschine gebaut, in die sie sich begab, um sich über den starken Druck zu entspannen und zu erleichtern. Später baute sie eine solche Maschine für Rinder nach (Grandin 1997, S. 57 ff.).

Heute gibt es Hilfsmittel wie Decken, Gesichtsmasken und Schulterkissen, gefüllt mit unterschiedlichen Materialien, um ein möglichst hohes Gewicht zu erreichen. Sie können dazu beitragen, das Nervensystem zu beruhigen, und das kann den Schlaf fördern oder beim Ausruhen helfen. Es gibt auch dünne und atmungsaktive Kompressionsschlafsäcke, die sich wie eine feste Umarmung anfühlen und die besser mit auf Reisen zu nehmen sind als Gewichtsdecken.

Bei uns im Hause sind die Vorlieben unterschiedlich: Mein Großer mochte die Gewichte vor allem im Kindesalter. Seine Ergotherapeutin hat ihn regelmäßig mit Gewichtskissen bedeckt, am Ende eine große Matratze über ihn gelegt und sich auf seinen Wunsch auch manchmal noch selbst vorsichtig oben draufgelegt – er liebte es. Das Bedürfnis nach starkem Druck hat bei ihm über die Jahre nachgelassen, doch unter schweren Decken zu schlafen mag er auch heute noch.

Mein Kleiner findet Gewichtsdecken und -kissen furchtbar, fast angsteinflößend. Dafür reibt er seinen Körper gerne an meinem oder dem meines Mannes. Auch nachts, wenn er zu uns ins Bett kommt, sucht er Körperkontakt, der so intensiv werden kann, dass er seine Arme und Beine im Schlaf mit großer Kraft gegen uns presst. Anschließend entspannt sich sein Körper wieder.

Der größte Fan von Druck und Gewichten auf dem Körper bin ich selbst. Ich schlafe am liebsten mit einem Kompressionsstirnband, dem Kompressionsschlafsack und dazu unter zwei Gewichtsdecken, die gemeinsam ca. 20 % meines Körpergewichts haben (die offizielle Empfehlung liegt bei 10 % des Körpergewichts). Diese Hilfsmittel können für zu Hause über einen entsprechenden Fachhandel bezogen werden.

Auch kräftige Massagen und das Bürsten des Körpers können zu Hause angewendet werden, um bei der Entspannung zu helfen und die sensorische Integration zu fördern (Grandin 1997, S. 75).

6.3 Professionelle Unterstützung an Schulen

Um zum Thema Schule zurückzukommen: Auch im Bildungsbereich ist die wachsende Diskrepanz zwischen der selbstauferlegten

Verpflichtung zur Umsetzung von Inklusion und der ernüchternden Realität massiv (Deutsches Institut für Menschenrechte 2023). Das ist nicht nur für diejenigen ein großes Thema, bei denen besonderer Unterstützungsbedarf besteht, sondern auch für jene, die diese Unterstützung leisten sollen, wie Schulleiter:innen oder Lehrer:innen. Doch scheinen die personellen Ressourcen dafür nicht auszureichen. Der Blick in das *Deutsche Schulbarometer 2023* offenbart: 67 % der Schulleitungen geben Personalmangel als ihre größte Herausforderung an. Abgesehen von weiteren Lehrkräften stehen besonders Sozialarbeiter:innen, Förderpädagog:innen und Schulpsycholog:innen auf dem Wünsch-Dir-was-Zettel. Immerhin an 69 % der deutschen Schulen gibt es tatsächlich eine:n Schulsozialarbeiter:in, doch gibt die Hälfte dieser Schulen an, mit dem derzeitigen Personalbestand die Nachfrage nicht ausreichend bedienen zu können (Robert Bosch Stiftung 2023).

Auch wenn die Vorteile einer Sonderschule, wie z. B. der hohe Personalschlüssel oder die Fachkompetenz des Personals, für mich erkennbar sind, sollten aus meiner Sicht auch Regelschulen Lösungen fürs *Anderssein* anbieten können. Sonst bleibt nämlich bald niemand mehr in der Regelschule übrig, und es lernt auch niemand, dass *anders* zu sein völlig in Ordnung und gleichwertig ist. Und am Personalbedarf ändert die Verschiebung des Problems von der einen Seite zur anderen vermutlich auch nichts.

Es läuft für mich immer wieder auf den einen Punkt hinaus: Inklusion.

Du bist hochbegabt in Mathe, du bekommst die grüne Aufgabe. Du hast eine Lernbehinderung, du bekommst die rote Aufgabe. Du kannst nicht schreiben, du arbeitest nebenan mit dem Diktiergerät an der weißen Aufgabe.

Das klingt anstrengend und überfordernd für unser System? Mag sein. Aber das sind Nicht-Inklusion, Ausgrenzung und Mobbing auch.

Alle reden von Diversität und Inklusion, doch das System hat überhaupt keine Kapazität dafür: nicht genügend Kenntnis darüber, was Inklusion ist, ob und falls ja, wem sie etwas nutzt und personelle, räumliche und zeitliche Ressourcen fehlen auch. Es gibt weder ausreichend Unterstützung bei der Aufklärung noch bei der Umsetzung.

Was ist eigentlich diese Inklusion – und merken wir was davon?

Als ich über den Inklusionsbegriff nachdachte, fiel mir auf, dass mir der Unterschied zur Integration nicht klar ist. Auf der Internetseite von *Aktion Mensch e. V.* wird Integration so beschrieben, dass man Menschen, die *anders* sind, in die Gruppe der Normalen gewissermaßen *einsetzt*. Diese Menschen bilden dabei trotzdem weiterhin eine geschlossene Gruppe. Inklusion hingegen bedeutet, dass Anderssein ganz normal und selbstverständlich ist.

Das Besondere an Inklusion soll sein, dass Menschen mit *anderen* Bedürfnissen selbstverständlich unter *Normalen* leben und dass dadurch alle gleichermaßen normal oder anders sind, unabhängig von Aussehen, Herkunft, Behinderungen, Religion usw.

Gut, denke ich mir, gehe zu meinem Großen und erzähle ihm davon. Ich frage ihn, ob er findet, dass Inklusion schon gelebt wird. Er lacht laut auf und sagt:

>> *Mama! Ich hab eben gesehen, wie sich Tausende im Internet über eine lustig machen und das Maul zerreißen, die sich die Lippen mit irgendwas hat dicker spritzen lassen und bei der die Haare angeblich unecht sind. Wenn jeder wirklich selbstverständlich so sein dürfte, wie er ist, dann würde das ja wohl kaum passieren!* <<

Ich war irgendwie verdattert, weil ich damit gerechnet hatte, dass er Inklusion auf sich selbst beziehen würde, und nicht auf eine renovierte Dame im World Wide Web.

Ok, also wenn man jetzt mal den Gedanken beiseitelässt, dass sich Teile der sozialen Medien der westlichen Welt vielleicht gar keiner Nachfrage oder Beliebtheit erfreuen könnten, wenn Inklusion gelebt würde: Wie sähe es denn dann aus? Mein Großer zuckt mit den Schultern.

>> *Weiß nicht. Wenn ich an unsere ganzen Termine beim Jugendamt denke, wo wir immer wieder aufs Neue alles erzählen und beantragen müssen, damit ich überhaupt mit normalen Kindern zur Schule gehen kann, find ich's so mittel.* <<

Äh. Stimmt. Das war zwar wieder nicht die Antwort, die ich eigentlich hören wollte, ABER er hat nicht unrecht! Unsere Termine beim Jugendamt sind übrigens von absolutem Wohlwollen, Hilfsbereitschaft und Erfolg geprägt, und die Leistungen, die wir erhalten, beruhen ja auf dem gerade erneuerten Teilhabegesetz, aber mit *selbstverständlich* hat das alles sehr wenig zu tun.

Dass ein von mir genutztes soziales Medium einige meiner Beiträge nicht anzeigt, ist meine letzte Negativerfahrung. Es wird nie eine genaue Begründung dafür geliefert, aber sie verstoßen offenbar gegen bestimmte Richtlinien. Ich verstehe das schon: Ein Algorithmus scannt alle Texte und wenn als diskriminierend eingestufte Ausdrücke gefunden werden – wie in meinem Fall z.B. *Behinderung* – werden die Beiträge, gewissermaßen aussortiert. Das ist frustrierend, denn ich versuche, mit meinen Beiträgen den Austausch über das Thema Autismus zu beleben. Je mehr man über etwas weiß, desto weniger befremdlich wird es, und desto selbstverständlicher kann man damit umgehen. Wenn die Texte aber in sozialen Medien nicht angezeigt werden, dann wird's schwer! Behinderungen sind nicht selbstverständlich. Sonst würden Texte, die das Kind beim Namen nennen und die damit bei den Leser:innen mittels kontinuierlicher Wiederholung die peinliche Berührung durch Begriffe wie *Behinderung* langsam abmildern könnten, nicht aussortiert werden, weil der Betreiber sonst Probleme bekommen würde.

An vielen Ecken und Enden wird Inklusion wirklich gewollt und manchmal sogar schon gelebt. Es gibt viele Aktionen, Bündnisse und auch Einzelpersonen, die sich um echte Inklusion bemühen. Aber solange das Wort *Behinderung* in sozialen Medien als Verstoß gilt, kann sie unter uns nicht selbstverständlich gelebt werden.

(Different Planet – »Was ist eigentlich diese Inklusion?«)

Im Übrigen finde ich es gar nicht verwerflich, nicht zu wissen, was Inklusion ist oder was der Unterschied zur Integration ist. Manchmal wird auch Exklusion als Inklusion dargestellt. Das zeigt, wie wenig Kenntnis darüber herrscht. Vermutlich sind die Einzigen, die sich damit einigermaßen gut auskennen, diejenigen, die selbst auf Inklusion angewiesen sind.

Den Bildungsbereich empfinde ich als so essenziell, weil die Zeit, die Kinder in der Schule verbringen, so lang, so prägend und weichenstellend für das weitere Leben ist. Deswegen versuche ich, zur Aufklärung, was Inklusion in diesem Bereich bedeuten kann, beizutragen.

Man stelle sich beispielsweise vor, alle die zur Schule gehen, sollten einen blauen Pullover tragen. Alle, die irgendwie in diesen Pullover hineinpassen, tragen ihn. Manchen passt er perfekt, bei anderen spannt er, wieder andere sehen darin aus wie ein Schluck Wasser, aber solange man sich irgendwie hineinzwängen kann, gehört man zu den Blauen, geht zur blauen Schule, lernt auf blaue Weise und wird nach blauen Maßstäben bewertet.

Dann stehen plötzlich Kinder am Schultor, denen dieses blaue Ding einfach nicht passen will. Ihre Arme sind viel zu lang oder viel zu kurz, ihre Köpfe passen nicht durch den Kragen, oder der Pulli fällt ihnen einfach wieder vom Leib. Egal, wie sie sehr sich anstrengen und verbiegen: Es wird nix! Also stellt man rote, weiße und grüne Pullover in anderen Größen her, die diesen Kindern passen. Dazu werden rote, weiße und grüne Schulen gebaut, auf die sie dann gehen können und wo sie je nach Farbe andere Schulbedingungen erhalten. *Das ist Exklusion.*

Nach reiflicher Überlegung entscheidet sich die blaue Schule dazu, ein paar der Kinder mit andersfarbigen Pullovern aufzunehmen. Sie lernen mit den anderen, und es wird überall an ihnen gezupft und gezogen und gebogen, damit ihnen irgendwann der blaue Pullover passen möge und sie mit den Blauen mithalten können. *Das ist Integration.*

Nach weiterer Überlegung entscheidet sich die blaue Schule dazu, Pullover in allen Farben und Formen bereitzuhalten. Jede:r darf kommen und den passenden Pullover wählen. Dazu gibt es blaue, rote, weiße und grüne Bedingungen, nach denen gelehrt, gelernt und bewertet wird. *Das ist Inklusion.*

Klingt schön, oder? Zur Umsetzung von Inklusion hat sich Deutschland im Jahr 2009, gemeinsam mit 174 weiteren UN-Mitgliedstaaten, verpflichtet. Passt ja auch zu unserem Grundgesetz (BMAS 2023b).

Inklusion im Alltag: Was seit 2009 daraus geworden ist

Das *Deutsche Institut für Menschenrechte* vermeldete am 17. September 2023, dass Deutschland in Sachen Inklusion nicht besonders gut abschneidet: »Derzeit entspricht die Umsetzung der UN-Behindertenrechtskonvention in Deutschland nicht den menschenrechtlichen Vorgaben« (Deutsches Institut für Menschenrechte 2023), heißt es im Originaltext. Sowohl bei Bildung, Arbeit und Wohnen, im Gesundheitssektor sowie in den Bereichen Barrierefreiheit und gesellschaftliche Teilhabe als auch beim Gewaltschutz wird dringender Handlungsbedarf gesehen. Also quasi überall.

Anders zu sein stellt uns im Alltag weiterhin vor Herausforderungen – psychische Probleme sind offenbar vorprogrammiert. Zu viele benötigen professionelle Hilfe, z. B. in Form von Psychotherapie, und finden keine. Wer das nicht glaubt, kann ja mal spaßeshalber versuchen, einen Therapieplatz für sich oder sein Kind zu finden ... Geschlossene Wartelisten, keine Antworten oder automatische, die ganz viel Hoffnung machen: *Derzeit gehen wir davon aus, dass unsere Warteliste in einigen Monaten wieder geöffnet wird. Bitte informieren Sie sich regelmäßig auf unserer Website.*

So lange müssen wir warten. Mit unseren Kindern, die morgens Bauchweh haben, wenn sie zur Schule sollen, und sich nachmittags traurig und wortlos in ihre Zimmer einschließen. Oder mit uns selbst, wenn wir keine Kraft mehr haben, um *normal* zu sein, und uns in Ängste, Zwänge, Alkoholräusche, Fressanfälle und gestörten Schlaf flüchten.

Das sind keine Symptome von Einzelnen mehr, es ist ein gesamtgesellschaftliches Phänomen geworden: Die Deutsche Gesellschaft für Psychiatrie und Psychotherapie, Psychosomatik und Nervenheilkunde DGPPN gibt an, dass jede:r vierte Erwachsene im Bundesgebiet an einer psychischen Erkrankung leidet. Letztere stellen die häufigste Ursache für Frühverrentungen und den zweithäufigsten Grund für Krankheitstage dar. Volkswirtschaftliche Auswirkungen aufgrund steigender direkter und indirekter Kosten werden erwartet (DGPPN 2024).

Das Angebot für Psychotherapie ist nicht allein durch die Nachfrage bestimmt, sondern zusätzlich politisch reguliert. Am 9. April 2023 berichtet die *Tagesschau* in ihrem Beitrag *Psychotherapie – auf dem Land wartet man bis zu einem Jahr*, der dafür zuständige *Gemeinsame Bundesausschuss (G-BA)* habe aktuell festgelegt, dass es auf dem Land eine:n kassenfinanzierte:n Psychotherapeut:in für 6.000 Menschen geben solle, in Städten eine:n pro 3.000 Bewohner.

Gleichzeitig wurde ermittelt, dass die Nachfrage nach Psychotherapie in den vergangenen Jahren um 40 % gestiegen sei, das festgelegte Angebot dies aber bei Weitem nicht abdecke. Nicht aus Therapeut:innenmangel, wie die *Tagesschau* betont, sondern aus *gesundheitspolitischen Erwägungen* (Trümper 2023).

Im Jahr 2018 wurde ein zusätzlicher Bedarf von 2.400 neuen Kassensitzen ermittelt. Vom *G-BA* gestattet wurden knapp 800 (Töpfer 2022). Jede:r, der oder die jetzt den Eindruck hat, dass das Problem durch politische Beschlüsse zu verbessern wäre, liegt wahrscheinlich richtig.

Ich war zwischenzeitlich bereit, eine Psychotherapie als Selbstzahlerin in Anspruch zu nehmen, denn dafür wurden mir tatsächlich Plätze auf Wartelisten angeboten und Wartezeiten zwischen sechs Wochen und zwölf Monaten in Aussicht gestellt.

Es fehlen jedoch nicht nur Kapazitäten für professionelle Unterstützung im Bereich der Diagnostik, im Bildungsbereich und in der Psychotherapie. Auch beim Versuch, einen Platz für Ergotherapie, Heilpädagogik oder Logopädie zu erhalten, scheitern viele an den geschlossenen Wartelisten.

Doch Inklusion findet auch in ganz anderen Bereichen statt – oder eben nicht. Viele Beispiele zeigen, wie schwer gelebte Inklusion wirklich ist. Und wie weit auch ich davon noch weg bin.

Inklusion – is' nich' nötig

Äh? Was soll das denn jetzt? Macht Mrs. Ober-Inklusions-Schlaumeise die Kehrtwende?

Macht sie nicht. Aber ihr ist der Blickwinkel erweitert worden. Und zwar in Bezug darauf, dass manche, zum Teil ordentlich verkrampfte Inklusions-Anstrengungen nicht nötig wären, wenn wir anders über Behinderung und Behinderte denken würden. Denn falls DAS umfassend gelänge – und das sollte das Ziel sein –, könnte man *Behinderung* und *Inklusion* irgendwann streichen. Aus dem Denken und aus dem Wortschatz – is' dann nämlich nich' mehr nötig.

Für mich ist es gut, über Inklusion und Behinderung viel nachzudenken, aufzuklären und daran mitzuwirken.

Ist Inklusion besser als Integration? Warum scheint Inklusion so viel schwieriger als Lebenskonzept zu sein als Exklusion oder Integration? Ist Inklusion überhaupt das richtige Konzept, wenn die doch so gar nicht funktionieren will? Arbeiten wir uns vielleicht an einer Idee ab, die gar nicht passend ist?

Neulich ist mir klar geworden, dass mir das Wichtigste daran ist, mein Denken darüber glatt zu ziehen und die Perspektive zu wechseln – auch mal eine Weitwinkelbrille aufzusetzen, um die Menschen als solche wahrzunehmen und nicht als *den dahinten mit der Brille oder die da drüben im Rollstuhl.*

Eine kleine Geschichte aus dem Leben hat mir dabei geholfen:

Auf einer gemeinsamen Flugreise mit meinem älteren Sohn gehe ich mit großer Geste zum Infostand des Flughafens BER und hole ihm und mir jeweils ein Sunflower-Band. Das kann man sich neuerdings umhängen, und dann sollen alle Bescheid wissen, dass man eine unsichtbare Behinderung hat und ggf. noch etwas rücksichtsvoller zu behandeln ist. Was für eine hilfreiche Inklusionsmaßnahme, hurra.

Damit tigern wir zur Handgepäckskontrolle, ich habe das Band um, mein Großer nicht. Als wir endlich dran sind und brav ein bis zwei Fläschchen, gefühlte 20 elektronische Geräte und ein paar Hosentaschenmünzen in diese Boxen packen, erfahre ich eine unglaubliche Ruhe und Freundlichkeit des verantwortlichen Mitarbeiters. Alles ausgepackt und in die Kisten gepuzzelt, bedanke ich mich bei ihm für seine entspannte Geduld mit uns.

Als ich grade weitertrotten möchte, um mich den nächsten Programmpunkten der Sicherheitskontrolle auszusetzen, richtet der nette Sicherheitsmann in breitem Brandenburgisch noch eine Frage an mich:

»Wat sind denn dit eigentlich für Bänder? Ick hab ja davon schon jehört und man sieht dit ja jetzt och hier uff die janze Bildschirme und so. Aber ick weeß jar nich, wofür dit is. Wissen Sie dit?«

WEISS ICH DAS??? Hätte ich das um, wenn ich nicht wüsste, weshalb??? In typisch deutscher »Kann ja wohl nicht wahr sein«-Mecker-Manier starre ich ihn entsetzt an, fange mich und antworte aufgeräumt:

»Die sind für Menschen mit unsichtbaren Beeinträchtigungen wie Depressionen, Autismus, ADHS, Demenz und so.«

»Ach so, na denn. Allet Jute für Sie«, sagt der Mann und lächelt.

Innerlich kopfschüttelnd gehe ich weiter, um mich für einige Sekunden breitbeinig und mit eigentümlicher Armhaltung regungslos auf nukleare Sprengstoffe scannen zu lassen. Dabei vergesse ich das Ganze.

Im Flugzeug trage ich das Band natürlich weiter. Bereit für die nächste Nachfrage, bereit für ein kostenfreies Getränk, weil ich ja unsichtbar benachteiligt bin. Kommt aber nix. Na ja.

Irgendwann frage ich meinen Sohn, warum er sein Sunflower-Band eigentlich gar nicht trägt. Ohne von seinem Tablet aufzusehen, antwortet er knapp:

»Is' nich' nötig.«

Ich find's doof. Jetzt gibt es Inklusionsmaßnahmen, und er will sie nicht. Bescheuert.

24 Stunden später fällt bei mir endlich der Groschen! Der Sicherheitsmann und mein Sohn, DIE haben Inklusion verstanden. ICH NICHT! Der Sicherheitsmann behandelt ALLE freundlich und geduldig. ER braucht kein Band dafür. Er LEBT Inklusion. Mein Sohn weiß, dass es nicht nötig ist oder nötig sein sollte, ein buntes Band zu tragen, um respektvoll behandelt zu werden. DAS ist Inklusion. Alle werden angenommen, so wie sie sind. Wer mehr Zeit braucht, bekommt sie. Wer schneller ist, macht schneller. Das System reagiert auf die Bedürfnisse. ICH hatte nix kapiert, sondern mich selbst exkludiert, indem ich mir ein entsprechendes Symbol umgehängt habe ... MANN, MAMA!

Doch die Geschichte geht ja noch weiter:

Als wir ohne Sonnenblumenband um den Hals auf dem Rückflug am Gate auf den Einstieg warten, kommt zunächst ein junger Mann in Warnweste, einem leeren Rollstuhl, einem Funkgerät um den Hals und einem Klemmbrett unterm Arm mit forschem Schritt an uns vorbei. Als nächstes sehe ich, wie er einen offensichtlich gehbehinderten Passagier in einem entwürdigend-filmreifen Akt vor den Augen aller anderen 400 Passagiere und der beiden von Tatenlosigkeit gestressten Check-in-Hostessen in den Flughafen-Rollstuhl hievt.

Als es geschafft ist, marschieren sie angestrengt die Gangway hinunter zum Flugzeug. Die Glastür hinter ihnen schließt sich und der Check-in für die Nichtrollstuhlfahrer:innen beginnt.

Später, als ich auf dem Weg zu meinem Sitzplatz bin, möchte ich den Rollstuhl-Mann anlächeln, doch er hält die Augen geschlossen. Ich kann ihn verstehen.

Nach der Landung werden wir alle wieder an ihm vorbeigehen und beim Rausgehen den Abholer mit der Warnweste sehen, die Griffe des Rollstuhls bereits fest umklammert. Sein Anblick gibt uns noch einmal das Signal: Der Mensch da, in Reihe eins, der ist anders als ihr. Der braucht Hilfe.

Und wir werden mit einer Mischung aus Mitleid und Befremden weitergehen. Und dem System innerlich auf die Schulter klopfen, weil es diese integrative Sonderbehandlung ermöglicht.

Ist das wirklich nötig? Muss seine Behinderung so sehr in den Fokus gerückt werden? Kann er nicht einfach in seinem eigenen Rollstuhl selber reinrollen und sich da irgendwie arretieren? (Und jetzt kommt mir nicht mit *technisch und logistisch schwierig*! Menschen fliegen zum Mond, Säuglinge bekommen extra Schlaufgurte ausgeteilt, und Passagiere, deren Gepäck sich bereits im Flugzeugbauch befindet und die dann beim Schnäpschen in der Abflughalle das Boarding verpeilen, sind auch *logistisch schwierig*!) Diese Erfahrungen haben meine Sicht auf Behinderung und Inklusion verändert. Wenn man anfängt, nicht mehr von den Behinderungen ausgehend zu denken, dann kommt man dem großen Traum der inklusiven Gesellschaft näher. Und zwar, indem man nicht ständig versucht, individuelle Besonderheiten an das vorhandene System anzupassen (Das ist nämlich Integration: Das System gibt feste Flugzeugplätze vor, ergo: Der Mensch im Rollstuhl muss darauf angepasst werden), sondern vielmehr, indem man die manchmal behindernden Vorgaben des Systems an die Bedürfnisse anpasst (also Inklusion vornimmt, indem man Rollstuhlplätze im Flugzeug schafft).

Und in diesem Traum braucht es keinen Behindertenausweis, kein Sunflower-Band und keine Menschen, die uns mit Warnwesten und Funkgerät einen Fluggast in erster Linie als einen Behinderten wahrnehmen lassen.

Der Traum, der Inklusion heißt, würde uns die Chance geben, diesen als eine Person zu denken, der wie 400 andere eine Flugreise unternimmt und mit seinem Rollstuhl einfach einen freien Platz erhält, so wie Säuglinge eine extra Sicherheitsausrüstung ausgeteilt bekommen. Es braucht in diesem Traum nicht einmal mehr den Begriff der Behinderung. Wozu? Man *wird* ja nicht mehr behindert.

Wozu muss man seitenlange Anträge und Begründungen ausfüllen, wenn man eine Rollstuhlrampe ins Büro benötigt? Warum stehen wir unter dem Generalverdacht des Betruges und müssen deshalb fach- und amtsärztlich beweisen, dass unsere Kinder blind oder taub oder seelisch behindert oder was auch immer sind und deswegen andere Unterrichtsmaterialien benötigen? Kann man nicht einfach Bescheid sagen? Warum habe ich mit der Unterstützung eines Anwalts vier Monate benötigt, um alle offiziellen Nachweise zu erhalten, damit mein Kind rechtzeitig zum Schulwechsel weiterhin Schulhilfe erhält? Warum haben meine und seine Schilderungen und die seiner Lehrer:innen nicht einfach ausgereicht?

Man läuft im Anschluss an die nach standardisierten Verfahren festgestellte Behinderung permanent im Kreis: die dafür zu gewährenden Nachteilsausgleiche recherchieren, beantragen, beweisen, für deren Umsetzung kämpfen. Feststellung wiederholen lassen, Ausgleiche neu beantragen, beweisen, für deren Umsetzung kämpfen. Und wieder von vorn.

Die Katze beißt sich zum Thema *Wie denken wir über Behinderung* mal wieder in den Schwanz. Denn der erste Schmerz, den ein Kind durchmacht, wenn es merkt, dass es *anders* ist, ist doch, dass es merkt, dass es *anders* ist.

Unser momentanes System macht es nötig, genau diesen Eindruck zu verstärken. Es wird unterstützt, therapiert, angepasst und gleichgemacht, dass sich die Balken biegen. Und dann dauert es nicht sehr lange, bis alle, allen voran das Kind selbst, überzeugt sind: Dieser Mensch ist anders und braucht Hilfe – Schutz, Ausweise, Sonnenblumenbänder, Formulare! Vielleicht einen Platz auf einer Sonderschule. Dieser Mensch wird nun als behindert gedacht. DAS IST NICHT INKLUSION!

In einem inklusiven Schulsystem wären ALLE anders. Damit wären auch die *Normalen* anders. Und das ist vielleicht der berühmte Casus knacksus. Es kommt darauf an, ob wir als Gesellschaft das wollen oder nicht. Ob wir unsere Vorbehalte davor verlieren WOLLEN, dass unsere ganz normalen Selbstläufer-Super-Kids, die zu Recht die beste Bildung der Welt erhalten können und sollen, mit allen, die veränderte Bedingungen benötigen, wie Autist:innen, Blinde, Taube,

Stumme, Kinder mit Intelligenzminderung, mit Hochbegabung, Gehbehinderung, Down-Syndrom, mit Kombinationen aus all diesem und vielem mehr gemeinsam lernen. In einem solchen Schulsystem kann die 1 in Mathe des eigenen Kindes nicht mehr mit der Bewertung seiner Klassenkamerad:innen in Relation gebracht werden, weil alle nach unterschiedlichen Anforderungen benotet werden. Der eine erhält seine Bewertung vielleicht, weil er es trotz seiner Depression und Angststörung geschafft hat, zur richtigen Uhrzeit da zu sein und an der Klausur überhaupt teilzunehmen. Eine andere erhält ihre Bewertung für die Bearbeitung der Klausur für Mathe 10. Klasse, obwohl sie erst in der 7. ist, und der Dritte hat im Nebenraum mit dem Sprachcomputer die Klausur bearbeitet, da er blind und handmotorisch eingeschränkt ist, und seine Leistung wird vor diesem Hintergrund bewertet.

Am Ende werden unsere Kids vielleicht keine kosmopoliten Börsenbroker, sondern vielleicht Inklusionshelfer:innen oder Innenarchitekt:innen für Flugzeuggestaltung, die auch die Gebärdensprache beherrschen, weil ihre frühere Sitznachbarin taubstumm war. Und später bauen sie dann gemeinsam an der neuesten Mondrakete, weil sie die Zusammenarbeit mit den verschiedensten Menschen und die damit einhergehenden unterschiedlichen kommunikativen Voraussetzungen von klein auf gewöhnt sind.

Bei aller Glattzieherei des Denkens: Ich mache auch erst einmal weiter beim Mitgestalten von Inklusion. Denn auch wenn wir sie wirklich wollen: Es wird ein langer Weg. Bis dahin werden wir *behindert* denken und sagen müssen, um Diagnosen und Unterstützung zu bekommen, um einen Platz in einem System zu finden, an das man sich anpassen muss und nicht umgekehrt.

(Different Planet – »Inklusion is' nich' nötig«)

6.4 Eigeninitiativen

Viele Neurodivergente oder Eltern neurodivergenter Kinder werden selbst zu Experten:innen: Sie lassen sich zum Beispiel zu Inklusionshelfer:innen oder Autismustherapeut:innen ausbilden, sie spezifizieren ihre Berufe so, dass sie damit besonders anderen Neurodivergenten weiterhelfen. Manche entwickeln Podcast-Reihen zur Aufklärung oder gründen kleine und große Unternehmen zur

Beratung von Familien und Bildungseinrichtungen, betreiben Blogs oder YouTube-Kanäle, schreiben Bücher, entwickeln Apps, gründen Selbsthilfegruppen und vieles andere mehr, um dadurch immer wieder auf das Thema aufmerksam zu machen und um Lösungen zu produzieren.

Als Betroffene sind wir Teil des Systems und haben die Möglichkeit, einen unterstützenden Beitrag zu leisten. Eine aktive Mitwirkung wird von denen, die sich dazu entschieden haben, empfunden als erfüllender Schritt auf dem Weg zur erwähnten Emanzipation, verstanden als Unabhängigkeit und Selbstbestimmtheit.

Viele ergreifen die Möglichkeit, so mitzuwirken, dass es von außen wahrnehmbar ist. Viele andere wirken lieber so mit, dass es ausschließlich vom engsten Umkreis oder gar nicht wahrnehmbar ist. Alle Wege sind gleichwertig mutig und kraftvoll.

Das nachfolgende und abschließende Kapitel nimmt mit auf Ausflüge in zwei Bereiche, die allgemein noch wenig bekannt sind, doch aktuell wachsende Aufmerksamkeit erfahren.

Der erste Bereich betrifft autistische Frauen, die zunehmend durch eine späte, doch längst überfällige Diagnose von ihren Begleiterkrankungen befreit werden können. In diesem Zusammenhang soll es auch um die (noch nicht erkannten) autistischen Mädchen gehen, aus denen später autistische Frauen werden.

Anschließend beschäftigen wir uns mit einer ganz bestimmten Form, das *Anderssein* zu erleben und nach außen zu zeigen, die als *Pathological Demand Avoidance (PDA)* bezeichnet wird.

7 AUTOS ISMOS – AM ORT DES SELBST

Kommt man mit Aut(os)ismus als neurologische Besonderheit zur Welt, so bleibt er ein Leben lang erhalten. Man verbleibt *am Ort und im Zustand seiner selbst*, merkwürdig unverbunden in einer Welt, deren Spielregeln allen anderen wie selbstverständlich in Fleisch und Blut überzugehen und deren Sprache sie intuitiv zu erlernen scheinen. Man ist das Gegenteil von *gemeinsam* und *zusammen*, man ist *mit sich* und *in sich*. Auch Autist:innen suchen Anschluss, haben das Bedürfnis nach Nähe und Intimität, manche mehr, manche weniger, so wie Nichtautist:innen auch. Doch vielen will es einfach nicht gelingen. Sie wollen, doch sie können nicht. Vielen glückt es irgendwann, im Außen zusammen und gemeinsam zu sein, weil das Leben halt so ist und aus Familien und Gemeinschaften besteht, und weil sie dazugelernt haben. Doch im Inneren bleiben sie mit sich selbst und der Wunsch nach Zugehörigkeit und Verbundenheit mit der Welt bleibt auf nur schwer begreifbare Weise unerfüllt. Im Laufe der Zeit werden aus autistischen Kindern autistische Erwachsene.

Zuverlässige Angaben über den Anteil von Erwachsenen im Autismus-Spektrum liegen zwar nicht vor, doch der Trend ist auch hier steigend: In Deutschland wurde bei einer bundesweiten Abfrage der Krankenhäuser festgestellt, dass sich die Zahl der Erwachsenen, die aus unterschiedlichen Gründen in Krankenhäusern behandelt wurden und die außerdem eine Autismus-Diagnose aufwiesen, innerhalb der vergangenen 20 Jahre verfünffacht hat. Möglicherweise liegt das nicht nur an der wachsenden Aufmerksamkeit, sondern es haben sich auch die Möglichkeiten zur Diagnose verbessert (Roy u. Strate 2023).

7.1 Sonderfall autistische Frauen

Mädchen und Frauen werden i. d. R. nicht nur deutlich später, sondern auch seltener diagnostiziert als Jungen und Männer. Frauen werden häufig erst als autistisch erkannt, nachdem sie viele Jahre mit Depressionen, Ess- und Angststörungen, Sozialphobie und anderen Symptomen am Rande ihrer Belastungsgrenze gelebt haben. Diese leidvollen Beeinträchtigungen erweisen sich oft als Folge- oder Begleiterkrankungen ihres bis dahin unentdeckten Autismus (Dankova 2020, S. 48 ff.). Die Erkenntnis, dass speziell Frauen im sog. *hochfunktionalen*, also kognitiv nicht eingeschränkten Bereich des Spektrums, unter dieser Last Probleme entwickeln, erwerbsfähig zu bleiben und häufig sogar erwerbsunfähig werden, verwundert kaum (Reich u. Dalferth 2022, S. 22).

Die angenommenen Gründe für die selteneren und späteren Diagnosen bei Mädchen und Frauen sind vielfältig, doch eine der Hauptvermutungen beinhaltet, dass es geschlechterspezifische Unterschiede dahingehend gibt, wie die individuellen autistischen Besonderheiten nach außen gezeigt werden, und dass die Diagnoseverfahren auf die männlichen Symptome ausgerichtet sind (Eckerd 2020, S. 38 ff.; Sukalo 2022).

In letzter Zeit mehren sich nicht nur wissenschaftliche Berichte zu Autismus im Erwachsenenalter und speziell zu erwachsenen Frauen, sondern auch Erfahrungs- und Aufklärungsberichte in den sozialen Medien und Bücher von selbst Betroffenen. Für dieses Buch darf ich Lenas Geschichte erzählen.

Ich treffe Lena in einem kleinen Café. Als sie reinkommt, denke ich: Das muss sie sein. Sie ist es. Eine hochgewachsene, sehr schlanke Frau Anfang 40. Sie wirkt ein wenig gehetzt, etwas erschöpft und unruhig. Als sie vollständig in der Szenerie ankommt, lächelt sie mich an und sagt:

»Hallo! Schön, dass es klappt.«

Ja. Finde ich auch. Ich lächele zurück und wir machen ein wenig Smalltalk. Sie wirkt geübt-eloquent, möchte ich fast sagen. Ich hatte etwas anderes erwartet. Sie ist Fachanwältin für Verkehrsrecht. Sie mag ihre Arbeit, manchmal würde sie gerne mehr arbeiten, aber mit den Kindern sei es halt oft viel, und ihr Mann ist beruflich sehr eingespannt. Die Kinder, ja, die haben uns hier zusammengeführt. Über *Different Planet* haben wir Kontakt geknüpft und festgestellt, dass wir in derselben Stadt leben.

Erst bekam sie Hannah, sie ist jetzt zwölf. Drei Jahre später dann Lukas. Die Kinder sind »irgendwie so passiert«, schmunzelt Lena. Lukas wurde in der Schule bald auffällig. Aggressiv wurde er, kam nicht richtig mit, fand einfach seinen Platz nicht. Obwohl er ein kluger Junge ist, wie immer alle sagten. Er wurde in einem für Jungs »klassischen Alter« diagnostiziert, im vergangenen Jahr, mit acht. Autismus-Spektrum-Störung, noch als Asperger-Syndrom bezeichnet, und ADHS. Das ADHS behindere ihn fast am meisten, findet Lena.

Was mich nun aber am meisten interessiert, sind Lena und ihre Tochter. Autismus bleibt bei Frauen und Mädchen häufig unerkannt. Das kann zu viel Leid führen: Die Betroffenen bilden nicht selten Depressionen, Ängste, Zwänge, Essstörungen und Sozialphobien aus. Sie werden ausgenutzt, bleiben hinter ihren Möglichkeiten zurück und wissen nicht, wo sie hingehören. Die neurologischen Besonderheiten in Bezug auf die soziale Interaktion, Kommunikation, Wahrnehmung, Sinnesverarbeitung oder das Verhalten sind die gleichen wie bei Jungs, und dennoch zeigen sie sich anders. Als schüchtern und *auffällig unauffällig* werden sie beschrieben, als perfekte Imitatorinnen anderer und als Mädchen, *die einfach gut funktionieren.*

Die Diagnoseverfahren sind offenbar noch klar auf Jungen und Männer und deren Symptome ausgerichtet. Sogar Hans Asperger selbst dachte ja, dass Mädchen von »seinem« Syndrom gar nicht betroffen sein könnten. Und nun plötzlich die Trendwende: Sie können betroffen sein, sie sind betroffen und sie leiden. Um ihnen helfen zu können, braucht es Diagnosen. Denn die Therapieansätze für Normalos zur Behandlung der Folgeerkrankungen, zeigen sich bei Autist:innen oft deutlich weniger wirksam.

Zurück zu Lena. Denn auch Hannah und sie haben kurz nach Lukas die Diagnose Asperger-Syndrom erhalten. Wie ist es dazu gekommen?

»Lukas' Ärztin schlug vor, auch den Rest der Familie zu testen. Ich fand das lächerlich. Hannah ist ein sehr schüchternes Mädchen, ja, und sie hat spezielle und intensive Interessen, aber das haben andere Mädchen auch. Nein, sie geht nicht auf Partys und meidet sozialen Rummel, aber deswegen ist man kein:e Autist:in, und Hannah ist es schon gar nicht. Dachte ich. Und was mich angeht: Ich bin doch gut durchgekommen! Natürlich hab ich so meine Probleme, aber hat die nicht jede? Und jeder?«

Doch, denke ich. Vermutlich schon. Wie ist es denn nun zur Diagnose gekommen?

»Hannah wollte es. Sie hat gesagt, dass sie wissen möchte, ob sie auch ›diese Besonderheit‹ hat. Hat sie. Sie hat kein ADHS zusätzlich, das macht vieles leichter. Sie benötigt im Gegensatz zu Lukas derzeit auch keine Schulhilfe. Doch wir werden Einzelfallhilfe beantragen, damit sie in ihrem Sozialverhalten unterstützt werden kann. Autist:innen sind die geborenen Mobbing-Opfer. Sie sind meistens freundlich und etwas naiv, sie hören immer zu und glauben alles. Sie merken oft erst spät, wenn jemand ihnen in Wirklichkeit nicht wohl gesonnen ist. Hannah freut sich darauf, denn sie wünscht sich tatsächlich mehr Sozialkontakte.«

Das klingt doch nach einer Erfolgsstory, denke ich. Aber der Clou kommt ja noch!

»Wie bist du denn nun zu einer Diagnose gekommen, Lena?«.

Sie wird still und schaut sehr konzentriert an einen Punkt an der Wand. Sie sammelt offenbar ihre Gedanken. Es dauert ein wenig, und dann kommt eine zwar sprachlich etwas komplizierte, aber druckreife Erzählung heraus:

»Nach Hannahs Diagnose wurde ich stutzig. Auch ich war sehr schüchtern als Kind. Mit 12 nicht mehr so wie Hannah jetzt, aber früher, da war ich sehr still. Sehr, sehr still. Erst in der Grundschule taute ich etwas auf. Ich hatte eine beste Freundin, die gab mir

Sicherheit. Ich konnte mir von ihr abgucken, wie man sich durch den täglichen Dschungel schlägt, und wir waren immer zusammen. In der Pubertät wechselte ich meine Rolle von ›schüchternes Mädchen‹ zu ›extravertiertes Mädchen‹. Damit kam ich gut bei anderen an. Zu dünn war ich immer. Ich habe einfach keinen Hunger. Ich spüre das nicht. Ich esse, weil Essenszeit ist, so wie andere. In wenigen Momenten, da spüre ich meinen Hunger. Ich mag das. Ich spüre mich sonst nicht so gut. Aber so echter, quälender Hunger – das ist ein starkes Körpergefühl, das tut gut. In der Schule hätte ich besser sein können. Nicht in Kunst oder Sport, da fehlen mir die feinmotorischen Kompetenzen. Aber in vielen anderen Fächern. Aber irgendwie sollte es nicht sein, warum, weiß ich eigentlich auch nicht. Aber letztlich ist das auch egal, ich habe ja meinen Weg gemacht.«

Verstehe. So viel zum Rückblick. Was ist denn heute?

»Ich bildete vor knapp zehn Jahren starke Zwänge und Depressionen aus, Ängste begleiten mich schon mein Leben lang. Sie wurden immer stärker und schließlich bin ich damit zum Arzt gegangen. Ich werde seit vielen Jahren deswegen behandelt. Es schien kein Kraut dagegen gewachsen zu sein. Ich hab gegen mich selbst gekämpft, mich für meine zwanghaften Routinen, die immer stärker wurden, verurteilt, versucht, sie ›wegzudrücken‹ und sie mit Methoden aus Büchern und Zeitschriften aufzulösen. Es schien wie ein Teufelskreis. Eine Routine, die ich besiegt hatte, brachte zwei neue zum Vorschein. Ich hatte gedacht, dass man üben kann, ›alle fünfe grade sein zu lassen‹, um sich aus Zwängen und Routinen zu befreien, doch es klappte bei mir nicht. All die modernen Optimierungsmethoden von Meditieren bis Journaling – ich habe es wirklich versucht, doch am Ende wurden meine Zwänge und Depressionen nur schlimmer. Ich lehnte mich selbst immer mehr ab.«

Und dann?

»Dann kam diese verrückte Diagnose. Autismus. Doch dadurch hab ich verstanden, wozu ich meine Routinen und Zwänge, und sogar die Depressionen, brauche. Jetzt langsam kämpfe ich nicht mehr gegen mich. So sehr ich diese Diagnose immer für mich ausgeschlossen hatte, so sehr war sie dann eine Befreiung. Für Autist:innen sind Routinen sehr wichtig. Dinge immer zur gleichen Zeit in gleicher Abfolge auszuführen, das gibt Sicherheit und Struktur und hilft dabei, die Anforderungen des Alltags zu verarbeiten. Seitdem ich sie mir erlaube, haben sich viele meiner Zwänge zu Routinen zurückentwickelt.«

Und seitdem Lenas Therapeutin ihre Autismus-Diagnose kennt, begegnen sie nun auch ihren Depressionen erfolgreicher.

»Ich habe nicht vielen von der Diagnose erzählt. Meine besten Freundinnen, mein Mann und meine Kinder wissen Bescheid, aber es macht letztlich wenig Unterschied. Ich schäme mich nicht dafür, aber es ist für die meisten Menschen egal, ob ich autistische Strukturen habe oder nicht, für die Außenwelt ändert sich ja nichts. Nur für mich und mein Selbstverständnis. Dass manche Dinge eben zu mir gehören, egal, wie sie heißen, und dass ich mich nicht mehr dafür verurteile, sondern mich in Gänze annehme und akzeptiere. Ich werde jetzt meine eigene Freundin. Endlich! Es tut gut. Ich weiß jetzt, wer ich bin, und ich kann mich so auch annehmen.«

Hier endet die Geschichte von Lena. Die Moral von der Geschicht muss wie üblich jede:r für sich finden. Doch meine Moral ist, dass ein bisschen Lena vermutlich in uns allen steckt. Wenn wir uns nicht selbst bekämpfen, sondern annehmen, und wenn wir uns – so wie eine Freundin von mir neulich so großartig formulierte – »selber liebevoll über den Kopf streicheln und sagen: Das darfst du, so bist du, und du bist gut so«, dann können wir unsere eigene beste Freundin oder unser eigener bester Freund werden. In uns zu Hause sein und es mit uns gemütlich haben. Das wäre doch vielleicht mal ganz schön.

(Different Planet – »Lena«)

Ja, das wäre schön, und es kann auch gelingen. Doch dazu muss der von Lena angesprochene Teufelskreis durchbrochen werden, er ist aus meiner Sicht das größte Problem. Als wäre das Leid psychischer Erkrankungen nicht schon genug, hat man als nicht entdeckte:r Autist:in kaum eine Chance, diese zu heilen, weil nicht klar ist, was wirklich dahinter steckt.

Das unterdrückte und fest verschlossene, omnipräsente Urgefühl, nicht dazuzugehören, das tägliche Maskieren, damit genau das nicht auffällt, und das daraus entstehende, nicht bedarfsgerechte und überfordernde Leben – ist all das unbekannt, so werden die klassischen Behandlungsansätze nicht so recht zum Erfolg führen können. Und um einen Schritt weiterzugehen: Eine erfolgreiche

Vorbeugung psychischer Probleme kann dann auch nicht gelingen (Eckerd 2020, S. 42; Saalfrank 2015, S. 410 ff.).

Erfolgreich vorbeugen – das wäre natürlich der Hauptgewinn! In Deutschland leben derzeit etwa 10 Mio. Kinder bis 13 Jahre. Je nach Studie liegt die Häufigkeit von Autismus bei ca. ein bis drei Prozent der Bevölkerung. Mit einer treffenden Diagnose kann also allein in Deutschland sehr vielen zarten Kinderseelen geholfen werden, psychisch gesund zu bleiben.

Das schüchterne Mädchen

Die wichtige Frage lautet aus meiner Sicht: Woher weiß ich, ob meine Tochter auf Autismus untersucht werden sollte, damit ich ihr ggf. bei der Vorbeugung einer psychischen Erkrankung helfen und sie evtl. auch vor Mobbing und Ausgrenzung schützen kann (Preißmann u. Müller 2013, S. 24 f.)?

Es ist von Eltern vermutlich kaum zu erwarten, die Notwendigkeit einer solchen Untersuchung ihrer Tochter zu erkennen, sofern sie in ihrer kognitiven und sprachlichen Entwicklung keine großen Auffälligkeiten zeigt. Ein Mädchen zu Hause zu haben, das sich in sozialen Situationen häufig introvertiert zeigt, ist noch kein ausreichender Anlass, eine Autismus-Diagnose in Betracht zu ziehen.

Auch das Umfeld regt bei diesen *auffällig unauffälligen* Mädchen selten an, eine Diagnose einzuholen, denn nur sehr langsam wird allgemein bekannt, dass auch Mädchen autistisch sein können und dass nach heutigem Erkenntnisstand wahrscheinlich ein autistisches Mädchen auf drei autistische Jungen kommt, während man vor ca. zehn Jahren teilweise noch von einem 1:15-Verhältnis sprach (Wickelgren 2022). Ob Autismus bei unseren männlichen Erdenbewohnern einfach häufiger vorkommt oder ob es an den Diagnosemöglichkeiten oder an etwas ganz anderem liegt, sei dahingestellt.

Sie stört den Unterricht nicht und zeigt auch kein aggressives Verhalten den anderen Kindern gegenüber. Sie ist halt schüchtern, das wird sich schon rauswachsen.

Das ist natürlich absolut möglich. Und selbst wenn nicht: Schüchternheit muss ja nicht zu einer Belastung führen.

Wie soll man nun also darauf kommen, dass das stille Mädchen mehr Unterstützung benötigt, als man annimmt, damit es nicht in den Sog des Teufelskreises psychischer oder psychosomatischer Krankheiten gerät?

Ohne diese Frage beantworten zu können, ist meine Interpretation des heutigen Wissensstands, dass autistische Mädchen zwar selten Probleme *machen*, aber eben häufig welche *haben*. Schleichen sich die Probleme kontinuierlich in den (sozialen) Alltag ein, mehren sich befremdliche Hinweise von anderen und gibt es vielleicht sogar bereits erkannte Autist:innen im familiären Umfeld, so lohnt sich vielleicht ein zweiter Blick oder eine Beratung bei einem Experten oder einer Expertin.

Manchmal lassen einen einzelne Anzeichen im Alltag aufhorchen, und doch führt häufig erst dieser zweite, sensibilisierte Blick dazu, diese Anzeichen in Summe wahrzunehmen, sodass sich möglicherweise ein anderes Bild ergibt: der regelmäßig ausweichende, vermeintlich schüchtern gesenkte Blick, zunehmende Schwierigkeiten beim Spielen mit anderen Kindern, das exzessive Betreiben eines (gesellschaftlich meist für Mädchen anerkannten) Hobbies oder Berichte der Lehrer:innen, dass die Tochter es in der Schule *zwar gut mache*, doch langsam sei und viel Ermutigung benötige, um sich am Unterricht zu beteiligen. Möglicherweise fällt den Eltern oder anderen Bezugspersonen auch auf, dass das Mädchen zwar spielt, und vielleicht gibt es dabei auch natürlich erscheinende Dialoge zwischen Puppen oder anderen Figuren. Aber das Spiel ist *irgendwie anders*: Es ist nicht geprägt von Fantasie, sondern von der Analyse und dem Nachahmen selbst erlebter sozialer Situationen – um im echten Leben besser *Dazugehören* spielen zu können (Spät diagnostizierter Autismus).

Bei gleichen Verhaltensweisen werden Mädchen eher als trotzig, zickig, manipulativ, verweigernd oder aufmerksamkeitssuchend beurteilt, während Jungs bereits als mögliche Autisten beäugt werden. Im Falle einer sensorischen Überreizung – *zu laut, zu hell, zu viele Anforderungen auf einmal* –, die dazu führt, dass das betroffene Kind im Musikraum, in der Turnhalle oder in der Nachmittagsbetreuung nicht mehr mitmachen möchte, wird einem Jungen eher geglaubt und ein Rückzug gestattet, während dies bei Mädchen womöglich mit einem genervten Augenrollen quittiert wird. Mädchen werden offenbar doch noch mehr zur Anpassung erzogen, möchten das häufig lieber (Vielleicht, weil sie im Aus-der-Rolle-Fallen nicht so unterstützt werden?) und lernen das auch besser. Sie sind noch mehr in der Lage, ihre auf Unmut stoßenden Spleens *(Stimming)* zu unterdrücken, sie imitieren und maskieren besser, kurzum: Sie geben alles, um dazuzugehören. In den offenbar kleineren Mädchen-Spielgruppen dürfen sie beim Seilspringen zwar immer das Seil halten, aber seltener springen. Das fällt jedoch dem Umfeld weniger auf als der Junge, der beim Fußball immer nur am Rand sitzt. Die autistischen Merkmale und deren Funktionen sind bei Mädchen die gleichen wie bei Jungs, doch Mädchen zeigen sie häufig anders. Und vor allem beurteilt das Umfeld sie mit zweierlei Maß (Eckerd 2020). Es ist eine Krux, es ist der erste Teufelskreis.

Zufluchtsort Magersucht

Studien zeigen beständig, dass Frauen mit der gefürchteten *Anorexia nervosa*, der sog. Magersucht, zu 20–35 % autistische Merkmale aufweisen. Das sind etwa 20–35-mal so viele wie in der Allgemeinbevölkerung (hier: 1 %) (Brede et al. 2020). Woher kommt diese häufige Überschneidung? Finden Frauen mit autistischen Merkmalen am Ort der Essstörung Zuflucht?

Eine wissenschaftliche Untersuchung aus dem Jahr 2020 beleuchtet mögliche Gründe, weshalb diese Frauen ihre Nahrungsaufnahme beschränken, sie mit Regeln und Vorschriften belegen und zunehmend starrer in deren Einhaltung werden. Die Untersuchung findet zunächst eine mögliche Erklärung bei den empfindlichen autistischen Sinnen: Schnell ist in einer Kantine, einem Restaurant oder auch in der heimischen Küche alles zu viel – zu laut, zu wild, zu geruchsintensiv. Das führt zu Unwohlsein, zu Überladung in Kopf und Körper und zu innerem Chaos. Hungern scheint dieses Unwohlsein wirksam betäuben zu können (Brede et al. 2020). Vielleicht, weil sich Kopf und Körper dann auf das Urbedürfnis Hunger konzentrieren und keine Kapazität mehr für andere Sinnesreize haben?

Auch Befindlichkeiten in Bezug auf konkrete Nahrungsmittel spielen offenbar eine Rolle: Die Konsistenz, das Aussehen, alles ist miteinander vermischt und unordentlich – grauenhaft für viele Autist:innen. Die Körpergefühle, die Essen auslösen kann, wie sich vollgestopft und aufgebläht zu fühlen oder anschließend müde zu sein, können ebenfalls inneres Chaos verursachen: *Wann geht das Gefühl wieder weg? Wieso habe ich das überhaupt? Habe ich etwas nicht vertragen? Passiert mir jetzt etwas?*

Dann doch lieber nichts essen und dafür *Kontrolle behalten, Überschaubarkeit herstellen.* Das fühlt sich viel besser an als diese diffuse Angst. Doch es scheint noch mehr hinter den selbst auferlegten Restriktionen beim Essen zu stecken. Die selbst wahrgenommen Probleme im Zusammensein mit anderen, soziale Isolation, Ausgrenzung oder Mobbing – all das kann sehr weh tun. *Ich bemühe mich doch so sehr, dazuzugehören. Wieso fühle ich mich trotzdem so unverbunden? Wieso machen sich die anderen über mich lustig?* Solche Emotionen kann der Hunger effektiv betäuben.

Autist:innen scheinen im restriktiven Essverhalten aber auch noch etwas anderes zu finden: Sehr viele von ihnen berichten, niemals eine eigene Identität oder ein Selbstkonzept aufgebaut zu haben. Das ewige Kopieren der anderen, das permanente Gefühl, irgendwie nicht ganz passend zu sein, das macht die Entwicklung des Ich offenbar sehr schwer. Und dann spricht plötzlich das gesamte (weibliche) Umfeld von Abnehmen, Fitness, Schlanksein. *Aha! Das kann ich doch vielleicht auch? Und dann gehöre ich dazu!* Und dann kann man das leider. Und erntet Komplimente und Bewunderung für seine Äußerlichkeit. Das Maskieren über anorektische Verhaltensmuster funktioniert bravourös, und es entwickelt sich darüber eine Identität, ein Ich. Herzlichen Glückwunsch.

All diese Erleichterungen warten offenbar am Zufluchtsort Magersucht vor allem auf unerkannte Autist:innen. Die wichtigste Erkenntnis scheint mir zu sein, dass es hier um viel mehr geht, als schlank oder dünn zu sein, und dass eine Essstörung mindestens für Frauen mit unerkannten autistischen Merkmalen viel Nützliches bereithalten kann (Brede et al. 2020).

Mir stellt sich daran anschließend die Frage, ob diesem ganz eigenen, höchst gefährlichen Teufelskreis durch eine Diagnose im Kindesalter vorgebeugt werden könnte. Vielleicht wird der *Zufluchtsort Magersucht* dann gar nicht benötigt oder er verliert zumindest an Attraktivität?

Inneres Chaos und (Nicht-)Essen

Autistische Gehirne schlafen nie, so sagt man. Immer auf Sendung, immer auf Empfang. Das mag zutreffen oder auch nicht, und falls es zutrifft, dann vermutlich nicht auf alle, und die Ursache muss auch nicht Autismus sein.

Doch gibt es (auch) unter Autist:innen diejenigen, die eine hohe Auffassungsgabe haben, schnell lernen, als klug gelten und immer gut durchkommen. Dass sie im permanenten inneren Chaos sind, sich in Wirklichkeit nicht konzentrieren und schon gar nicht selbst strukturieren können, fällt während der Schulzeit kaum auf, denn die Schule und ggf. das Elternhaus übernehmen das im Kindes- und Jugendalter in einem für sie noch ausreichenden Maße. Endet die Schulzeit, sind sie häufig völlig überfordert: Studienplan aufstellen, Wohnung sauber halten, essen, schlafen, Sozialkontakte – alles viel zu viel. Sie machen die Nächte durch, kommen einfach nicht zur Ruhe, bekommen keine Struktur in ihr Leben und keine Ordnung in ihren Kopf. Alkohol, Drogen und psychische Erkrankungen lauern als willige Helferlein. Das alles kann auch bei Menschen mit ADHS auftreten (Tebartz van Elst 2022, S. 148 f.). Ebenso mehren sich Studien dazu, dass alle Facetten einer Essstörung nicht nur bei Autist:innen, sondern auch im Zusammenhang mit ADHS gehäuft auftreten (Leibl, Wach u. Voderholzer 2018).

Kann das innere Chaos durch eine Essstörung wirksam besiegt werden? Liegt der Mehrwert einer *Anorexie* darin, sich im Kopf zu ordnen, wenn die Gedanken und Gefühle wieder einmal kurz vor der Explosion stehen? Und können die Fressanfälle des *Binge Eatings* oder einer *Bulimie* die Explosionen im Kopf auffangen, und mit dem Erbrechen wird man dann das ganze Chaos los?

Wäre das alles so, dann könnte eine Autismus-Diagnose wichtig sein. Für Eltern, die verzweifelt und ratlos versuchen, ihr Kind von der Essstörung zu befreien, während dieses auf die klassischen Behandlungen einfach nicht ansprechen will. Oder für sich selbst, weil man doch schon alles versucht hat, aber man auf diese Hilfe, die gleichzeitig eine Qual ist, immer wieder zurückgreift. Steht sie vielleicht immer bereit, wenn man sich physisch an dem einen Ort befindet, an dem man sich vielleicht befinden muss, doch die Gedanken an dreiundzwanzig anderen Schauplätzen gleichzeitig arbeiten und die innere Energie einen fast zum Platzen bringt? Dann könnte man, gemeinsam mit einem Experten oder einer Expertin, vielleicht noch einmal neu überlegen, ob etwas bisher Unerkanntes dahintersteckt und sich ein anderer Ansatz zur Hilfe ergeben kann.

Masking Queens – autistische Frauen, die Königinnen des Verschleierns

Tony Attwood beschreibt in seinem Buch *Ein Leben mit dem Asperger-Syndrom* vier Kompensations- und Anpassungsstrategien, die autistische Kinder je nach Persönlichkeit wählen, um mit ihren Problemen im Sozialleben umzugehen:

1. sozialer Rückzug und das frühe Entwickeln einer Depression
2. das Erschaffen einer Fantasiewelt, die– meistens inklusive Fantasiefreund:innen – verstanden und beherrscht werden kann
3. der Aufbau einer Identität mit fehlerloser und alles dominierender Fassade
4. das Imitieren anderer durch genaues Beobachten ihres Verhaltens, ihrer Sprache, ihrer Kleidung etc. – das Erschaffen eines vermeintlich funktionierenden Ichs, das in Wahrheit eine Collage aus Abziehbildern kopierter Teilstücke des sozialen Verhaltens von anderen ist (Attwood 2012, S. 30 ff.).

Die unangefochtenen Königinnen des Beobachtens und Nachahmens, das scheinen autistische Mädchen und Frauen zu sein. Sie sind die *Masking-Queens*. Sie imitieren nicht nur soziale Interaktionen, sondern auch zur Kompensation benötigtes Verhalten, das nicht so autistisch wirkt (wie Haare drehen, Kugelschreiberminen rein- und rausdrücken etc.), sofern sie es nicht ganz unterdrücken können.

Doch auch die Besten können nicht immer alles imitieren oder maskieren, und dann müssen sie eine andere Strategie wählen. Nachdem sie beispielsweise einige Male durch Rückfragen aufgefallen sind, die aufgedeckt haben, dass sie Aussagen oder Aufforderungen mal wieder wortwörtlich anstatt sinngemäß verstanden haben, bleiben sie ab dann lieber still – *schüchtern halt.*

Und trotzdem: Alles, was geht, wird mit harter Arbeit *wegmaskiert* (Eckerd 2020, S. 38 f.; Wickelgren 2022).

Rosen und Tulpen

Einige Leser:innen werden nun zu Recht anbringen, dass doch wohl jeder Mensch ständig unterschiedliche Rollen spiele, also sich irgendwie maskiere. Das sehe ich auch so. Die meisten von uns wechseln tagtäglich und von früh bis spät zwischen ihren privaten und beruflichen Rollen hin und her. Ist man zu Hause noch die Gerbera, schlüpft man später im Büro vielleicht in die Sonnenblumen-Rolle und am Abend in der Bar in die einer Orchidee.

Über den Unterschied zwischen den täglichen Rollenspielen des Lebens und dem autistischen *Masking* rätsele ich häufiger, manchmal auch mit anderen. Mittlerweile vermute ich, dass der Hauptunterschied dabei im jeweiligen Sinn und Zweck besteht. Ein weiterer Unterschied könnte sein, dass das Rollenspiel bewusster abläuft als das Maskieren.

Mit der Rolle zeigt man bewusst eine seiner zahlreichen Facetten: die gute Gastgeberin, den strengen Vater, die lösungsorientierte Teamleiterin, den erfindungsreichen Schatzmeister des Vereins usw. Sinn und Zweck des Rollenspiels ist nach meinem Verständnis, die Erwartungen an die Rolle zu erfüllen, und daher bringt man seine eigenen Kompetenzen bestmöglich ein.

Will oder muss man beispielsweise in die *Gute-Gastgeberin-Rolle* schlüpfen, so weiß man, dass man sich als eigentliche Rose mal eben einen dornenlosen, feinduftenden Lilien-Umhang überwirft, den man später – *Puuuh, die Gäste sind weg, ich muss diesen kneifenden Umhang loswerden und mir ein rosengerechtes Glas Wein holen* – dann auch wieder auszieht. Vielleicht klopft man den Lilien-Umhang noch sauber und hängt ihn ordentlich weg, damit man zur nächsten Feier wieder die dornenlose Feinduftige sein kann.

Gemäß meiner Erfahrung und Beobachtung meinen Angehörige oder Freund:innen von Autist:innen häufig, dass das *Masking* ebenfalls ein überwiegend bewusster Prozess sei, etwa so:

Mir fällt auf, dass ich anders bin. Dieses Anders nehme ich jetzt und verstecke es hinter einer Fassade. Oder: Ich will zu dieser Gruppe dazugehören, da imitiere ich doch mal deren Verhalten.

Doch möchte ich behaupten, dass diese Verhaltensweisen, *Masking* und Imitieren, besonders bis zur Diagnose in aller Regel unbewusst ablaufen. Sie verdecken das *eigentliche Ich* und zeigen die kontinuierlich weiterentwickelte Collage. Sinn und Zweck dessen ist es, sich darüber gewissermaßen zur Teilhabe zu befähigen. Ziemlich anstrengend, aber ziemlich effektiv.

Nach der Diagnose erhält man über das Verständnis dessen, was Autismus ist und wie er sich im eigenen Fall äußert, die Chance, diese Besonderheiten zu begreifen und sich dann ggf. auch bewusst entscheiden zu können, in etwa so:

Ich möchte bei dieser Familienfeier dabei sein. Auch wenn es mich unglaublich anstrengt, werde ich andere anlächeln und Smalltalk führen (= Maskieren) *oder einfach sehen, wie es so läuft und mitmachen* (= Imitieren). *Wenn ich nicht mehr kann, suche ich mir eine Aufgabe, wie z. B. Tischdecken oder -abräumen, oder ich gehe einmal um den Block* (= Rückzug).

Ob das im entscheidenden Moment dann wirklich klappt, oder ob man sich doch wieder in den unbewussten *Masking*-Strudel begibt, wird die Situation zeigen.

Ich finde, dass sich *Masking* mithilfe dieses Bildes gut veranschaulichen lässt: dass man in Wirklichkeit beispielsweise eine Tulpe ist, man jedoch vorgibt, eine Rose zu sein, weil alle anderen auch Rosen sind und man es seltsam findet, die einzige Tulpe im Rosengarten zu sein. Man imitiert daraufhin so sehr die Rosen, dass man bald selbst glaubt, eine Rose zu sein, und völlig vergisst, dass man doch eigentlich eine Tulpe ist. Man lebt dann mit einer für Tulpen falschen Wassermenge und Sonneneinstrahlung, wählt einen unpassenden

Dünger und lebt nach einem rosigen Biorhythmus, der eigentlich nicht zu Tulpen passt. Unter Umständen macht man das sehr lange. Viel zu lange. Bis man krank wird: welke Blätter, blasse Farbe, schwacher Stiel. Und irgendwann, wenn jegliche Behandlung dieser offensichtlichen Merkmale nicht die Hoffnung erfüllt, endlich eine kraftvolle Rose (!) zu werden, wird das kraftlose Etwas im Optimalfall von einem Experten oder einer Expertin für Rosen und Tulpen untersucht, und es wird festgestellt: BÄM! Die Rose ist ja eine Tulpe!

Und dann kommt die Erinnerung an die Wahrnehmung, schon immer *irgendwie anders* gewesen zu sein und nie so ganz dazugehört zu haben. Doch erst die welken Blätter, blassen Farben und schwachen Stiele, die in Wirklichkeit Ängste, Depressionen oder Zwänge heißen, lassen die perfekte Rosenfassade langsam abblättern und befreien die fast erstickte Tulpe, die sich darunter verbirgt. Und deren Existenz sogar die Tulpe selbst vergessen hat – was übrigens der Sinn der Sache war.

Und nun wartet eine große Aufgabe: Die Tulpe muss sich als Tulpe unter Rosen akzeptieren und lernen, was Tulpen im Allgemeinen zum Leben – und nicht nur zum knappen *Über*leben brauchen – und was sie selbst davon im Speziellen benötigt: Wie sehen ihre individuell bedarfsgerechte Wassermenge und das benötigte Maß an Sonneneinstrahlung aus? Welcher Dünger und Biorhythmus sind geeignet? Und jede Tulpe muss Ideen für sich entwickeln, wie sie unter all den Rosen glücklich werden kann. *Als Tulpe.*

Ist man eine dieser *Masking-Queens* (und ganz sicher gibt es auch zahlreiche *Masking-Kings*), wartet noch ein Problem: Die Rosenfassade ist so perfekt gelebt geworden, dass einem niemand mehr glaubt, wirkliche Probleme zu haben (Attwood 2012, S. 36).

Man hat doch all die Jahre nichts gemerkt. Wo kommen die Probleme denn plötzlich her? Du hast nie autistisch gewirkt. Du hast doch immer alles geschafft und das normale Leben gut gemeistert. Früher hast du dich auf Parties gut amüsiert. Deinen Job hast du immer super gemacht. Du bist eine perfekte Rose!

Stimmt. Stimmt vermutlich alles. Es lief jahrelang wie bei anderen auch, ganz *normal.* Mit dem Unterschied, dass es nicht ganz *normal* ist, dafür womöglich eine psychische Erkrankung nach der anderen zu *benötigen*, da nur so Halt und ein Umgang mit den externen Anforderungen gefunden werden können.

Vertraut man sich mit einer solchen Erkrankung irgendwann einem Experten oder einer Expertin an, erhält man die Chance, eine gültige Erklärung an die Seite gestellt zu bekommen. Die Diagnose wird von den meisten als Befreiung empfunden (Ebert et al. 2013, S. 16 f.). Jetzt kann endlich die Rosen-Maske fallengelassen werden, ohne zu denken, dass darunter gar nichts ist. Da ist nämlich was: das verdeckte Tulpen-Ich.

Nun können die *Masking-Queens* endlich befreit atmen und langsam verstehen, warum ihr Gefühl, sich verbergen zu müssen, entstanden ist. Im Gegenzug wird das Umfeld sie vielleicht weniger verstehen: *Warum ist sie plötzlich so tulpig? Sie war doch immer so rosig!*

Sind Frauen anders autistisch?

Die bereits zu Beginn zitierte Studie aus Südkorea vermutet als einen Grund für die Verdreifachung autistischer Befunde, dass mit der durchgeführten Erhebung mehr Mädchen als bisher diagnostiziert werden konnten (Biscaldi-Schäfer u. Brehm 2021, S. 22; Kamp-Becker u. Bölte 2021, S. 30).

Diese Erkenntnis lässt hoffen, dass autistische Mädchen und Frauen bald früher erkannt und diagnostiziert werden können und nicht mehr erst den *großen Knall* erleben müssen, um daran erinnert zu werden, dass sie Tulpen sind und tulpige Bedingungen zum guten Leben benötigen (Dankova 2020, S. 56 f.). Denn derzeit werden noch auffällig viele Mädchen und Frauen fehldiagnostiziert und damit auch von Studien ausgeschlossen, da sie durch die Testverfahren quasi *durchfallen.*

Doch um Rahmenbedingungen oder Therapien auch auf Mädchen und Frauen effektiv ausrichten zu können, braucht es mehr Informationen darüber, ob sie auf eine andere Art autistisch sind als Jungen und Männer oder ob sie Autismus anders nach außen zeigen und eventuell andere Strategien zur Kompensation anwenden (Wickelgren 2022).

Ganz einfach ist es ja nicht. Da ist man schon *anders* als *normal* – und dann ist man als Autistin auch noch *anders anders*.

7.2 Der PanDA[14] in dir

Eine weitere, besonders im deutschen Sprachraum noch weitgehend unbekannte Form von Autismus scheint *Pathological Demand Avoidance (PDA)* zu sein. Der noch junge schweizerisch-deutsche *Fachverein PDA-Autismus-Profil (FAPDA)* schreibt auf seiner Homepage: »PDA ist ein Symptomkomplex, der aktuell als eine Art Profil im Kontext des Autismus-Spektrums verstanden wird« (FAPDA 2024).

Auf den Seiten der seit 2016 bestehenden englischen *PDA Society* findet man die Erklärung, dass Menschen, die sich in diesem Bereich des Spektrums befinden, einerseits die autistischen Besonderheiten im Bereich der sozialen Kommunikation und Interaktion zeigten und meistens auf allen Sinneskanälen sehr reizempfindlich seien, doch andererseits ein hohes Autonomie- und Kontrollbedürfnis hätten, das vermutlich einer stark empfunden Angst entspringe. Daraus entwickelt sich eine auch für sie selbst problematische Ablehnung gegenüber jeglicher Form von Anforderungen, die auch Dinge einschließt, die sie eigentlich selbst möchten und genießen würden (PDA Society).

PDA und andere Katastrophen

> Süß, so ein Panda, finde ich. Also rein optisch. Und sie wirken so gemütlich und zufrieden! Sie sind Einzelgänger und Pflanzenfresser, es gibt nicht besonders viele von ihnen, und so lange sie genügend Bambus zu sich nehmen können, bleiben sie völlig entspannt. Ein herrlich gemütliches, anforderungsfreies Leben – hach, wie schön! Kein »Wir müssen loooohoos, beeil dich!«, kein »Du musst noch Hausaufgaben machen, deinen Ranzen neu packen und dein Zimmer aufräumen«. Sie müssen nicht essen, wenn andere es von ihnen verlangen, und schon gar nicht wird ihnen *abwechslungsreiche, bunte und gesunde* Nahrung von fürsorglichen Eltern vorgesetzt. Sie bleiben bei ihrem Bambus. Allein. Glücklich mit sich und der Welt.

14 Der PanDA-Bär wird im ersten Buch, das ich zu *PDA* gelesen haben als Kommunikator genutzt. Daher habe auch ich das Tier entliehen, um das Phänomen darzustellen (Dura-Vila a. Tatternorth 2022).

Lucas, 9 Jahre alt, ist auch ein Panda. Ein Panda-Menschenkind. Er lebt mit seinen Eltern und seinen zwei Geschwistern in der Schweiz.

»Dieses Kind war schon immer anders!«, sagt seine Mama. »Anstrengend, herausfordernd, nichts lief. Anziehen nicht, Zähneputzen nicht, Essen nicht – zumindest weder die Speisen, die ich ausgewählt hatte, noch zu der Uhrzeit und schon überhaupt nicht an dem Platz, den ich vorsah. Von Beginn an! Schon das Abstillen war der reinste Horror! Gegen alles hat er sich geweigert.«

»Tja, typisch tyrannisches Verhalten«, würden einige sagen. »Nichts Ungewöhnliches. Machen doch fast alle Kinder. Hat halt nen starken Willen.«

Hat sich Lucas' Mama auch gesagt und alles probiert: einschlägige Literatur zu konsequenter Erziehung und zum Abstillen, Erziehungsberatung, Besuche beim Psychologen – geballtes Versagen beim dritten Kind, das eigentlich »so mitlaufen sollte«.

»Natürlich beherzigte ich die Ratschläge, auch die anderer Eltern, versuchte, konsequent zu sein und Routinen zu entwickeln. Geändert hat sich – genau – NICHTS. Solange wir ihn in Watte packen, geht es. Aber soll er mit in SEINE Lieblingspizzeria, wenn er sich grade was anderes überlegt hat, gibt es ein Riesengeschrei und nichts geht. Es sprengt die ganze Familie. Er darf Dinge, die seine Geschwister nie durften und bis jetzt nicht dürfen: mit dem Handy im Restaurant sitzen zum Beispiel. Einfach, damit wir mal alle gemeinsam rauskommen und ein bisschen Frieden haben. Alles ist auf ihn ausgerichtet, nur damit ER nicht ausrastet. Und bis heute sitze ich zum Einschlafen an seinem Bett. Na ja. Wenn ich ehrlich bin, liege ich eher IN seinem Bett.«

Au weia, denke ich. Die lässt sich ja ganz schön rumkommandieren. Ich muss das jetzt fragen:

»Fühlst du dich nicht von deinem Kind total getrieben und unverhältnismäßig gefordert? Kannst du nicht einfach mal NEIN sagen?«

Sie schmunzelt: »Das hab ich so lang versucht. Bis mir eine kleine Episode irgendwie die Augen öffnete: Zum Schuleintritt wollte ich seine erste Federtasche mit ihm aussuchen gehen, so wie mit seinen Geschwistern. Doch der kleine Ausflug endete nach fünf Minuten, als er weinend und schreiend auf dem Bürgersteig lag. Er war völlig außer sich! Als ich ihn so sah, wurde mir klar: Er KANN wirklich nicht. Er WILL eine Federtasche. Doch er KANN nicht mit mir gehen, er ist total verzweifelt über sich selbst. Er tat mir richtig leid. Er sollte doch nur mit mir zum kleinen Ecklädchen gehen und sich seine erste Federtasche aussuchen.«

Wie ging es denn dann weiter?

»Im Internet bin ich auf die Seite der PDA Society in England gestoßen«, erzählt Lucas' Mama. »PDA steht für Pathological Demand Avoidance, also das pathologische Vermeiden von Anforderungen. Es gab eine Auflistung von Symptomen, anhand derer man das sog. PDA-Profil erkennen kann. Ich habe meinen Augen nicht getraut! Es war, als hätte ICH dort Lucas beschrieben! Ich war völlig verdattert!«

MOOOMENT!!!! Echt jetzt? *Ich kann meinen Teller nicht abräumen, ich hab PDA. Oh, leider kann ich nicht zur Schule, ich hab ja PDA.* So einfach soll das sein? Dann ist die Welt aber voll von kleinen und großen Pandas!!! (*Oh, ich kann leider nicht mehr einkaufen, kochen und die Wäsche waschen, ich bin eine Panda-Mutter. PERFEKT!*) Jetzt gehe ich auf die Suche. Ich will verstehen, worin der Unterschied des *bocklosen Kindes* zu einem pathologischen Syndrom besteht.

Es scheint so zu sein, dass das Auftauchen einer Anforderung eine echte, wahre Angst bei den Betroffenen auslöst. Dabei macht es offenbar keinen Unterschied, ob die Anforderung Zähneputzen oder Gummibärchen holen heißt. Es geht nicht um das Ziel der Anforderung, sondern um die Konfrontation mit einer Erwartung. Die Pandas wehren und winden sich, sie versuchen alle ihnen zur Verfügung stehenden sozialen Strategien von Freundlichkeit bis Manipulation, sie probieren es mit Selbstabwertung, Rollenspielen und Lügen. Überwinden sie ihre Angst – und gehen zur Schule, mit Mama zum Ecklädchen oder in die Pizzeria – sind sie anschließend oft total erschöpft, und manchmal erleiden sie auch einen richtigen Zusammenbruch.

In Deutschland ist PDA noch nahezu unbekannt, aber es muss doch einen Profi geben, der mich aufklärt. Ich finde gleich zwei Expertinnen: Dr. med. Nicole Chou-Knecht, Fachärztin für Psychiatrie und Psychotherapie im schweizerischen Schönenwerd, und Elisabeth Carl, Erziehungswissenschaftlerin und Sozialpädagogin aus Halle (Saale). Sie haben die erste deutschsprachige Website zu PDA erstellt, wirken an Buchprojekten dazu mit und machen das Profil mit ihrem

Fachverein FAPDA bekannt – die beiden haben sich bereiterklärt, mir Rede und Antwort zu stehen.

Zunächst erklären sie mir noch einmal, woran die Betroffenen zu erkennen sind: Es geht nicht um »Bocklosigkeit«. Es geht um Angst, fast Panik, die sie spüren, wenn sie Anforderungen, Ansprüchen oder Erwartungen ausgesetzt sind. Das kann so weit gehen, dass sie keine Möglichkeit sehen, beispielsweise ihrem Hungergefühl gerecht zu werden – denn auch das ist ja eine Erwartung: von sich selbst, an sich selbst.

Und um die für sie angsteinflößenden Anforderungen zu vermeiden, nehmen sie häufig Anstrengungen auf sich, die in keinem Verhältnis zur eigentlichen Aufgabe stehen.

»Ich hatte Lucas ja nicht gesagt, er soll mich huckepack zum Ecklädchen tragen und die Federtasche von seinem Taschengeld bezahlen! Und er wollte doch auch eine haben! Als er sich beruhigt hatte, haben wir gemeinsam eine im Internet ausgesucht. Er war dann sehr glücklich. Und ich hab an dem Tag sehr viel verstanden.«

»Die Reaktionen sind häufig extrem«, erklären mir die Fachfrauen. »Fast exzessive Impulsivität, verzweifelte Lügen und Panikreaktionen stehen auf der Tagesordnung, wenn der oder die große oder kleine Panda nicht als solcher erkannt wird und entsprechend behandelt wird. Die Eltern wissen nicht ein, nicht aus. Sie fühlen sich schuldig und unfähig – und die Kommentare des Umfelds verstärken das.«

Wo kommt das denn her? Warum ist Lucas anders als seine Geschwister? Wieso ist er nicht einfach ein verzogenes, bockloses Nesthäkchen, dem Routinen, Regeln und Auseinandersetzung mit den Anforderungen des Lebens helfen würden?

Die Expertinnen erklären weiter: »PDA ist – soweit wir es heute verstehen – als ein neurobiologisches Problem zu betrachten. Das Nervensystem ist ständig hoch gereizt. Es läuft quasi immer gleich über. Und jede Anforderung wirkt dann wie das Knacken des Unterholzes, das unserem Angstzentrum signalisiert: ACHTUNG! Gleich frisst dich der Tiger! Es schreit ständig: FIGHT, FLIGHT or FREEZE! Es ist für die Betroffenen wirklich sehr, sehr schwer.

Und da wir momentan meistens über Kinder sprechen: für ihre Familien auch. Dieses permanente Co-Regulieren, das Ausgleichen, die Rücksichtnahme. Die Angst vor dem nächsten Ausraster.«

Ok. Ich glaube, ich komme so langsam dahinter, was das bedeutet. Was macht man denn da? Was hilft? WER hilft??

»Wichtig ist es, jemanden zu finden, der sich mit dem PDA-Profil auskennt. Noch gibt es im deutschsprachigen Raum wenige Psychiater:innen, Psycholog:innen und andere Profis, denen das Syndrom geläufig ist – und es zu diagnostizieren ist nicht leicht. Die Betroffenen haben eine autistische Wahrnehmung. Auch bei ihnen ist das Reizfiltersystem durchlässiger als bei Nichtautist:innen. Während jedoch die ›klassischen‹ Autisten eher auf Rückzug und Routine zur Verarbeitung setzen, werfen sich PDA-Betroffene oft sogar noch vermehrt in die Reize. Routinen und Regeln helfen nichts, sondern werden auch als Anforderungen, also als Bedrohungen, wahrgenommen.«

Mann, ist das kompliziert! Sie sind Autist:innen, aber Routinen und Regeln helfen nicht, weil die wieder Angst machen?? Puh ...

»Die Betroffenen haben scheinbar eine viel höhere soziale Kompetenz als ›klassische‹ Autist:innen. Dass auch ihnen i.d.R. das tiefe Verständnis für soziale Situationen fehlt, ist schwierig zu erkennen. Sie können ihr autistisches Erleben zumeist sehr gut kompensieren und maskieren. Doch zu Hause, wenn sie sich sicher fühlen, lassen auch sie alles los, zeigen ihre innere Verzweiflung mit extremen Stimmungsschwankungen oder mit zwanghaftem – oft auf andere, z.B. die Mutter, ausgerichtetem – Verhalten, mit Versuchen, die Situation zu kontrollieren, indem sie andere ›herumkommandieren‹.

Haben die kleinen Pandas Glück, wählen ihre Eltern instinktiv (und erschöpft) den richtigen Weg: die Anforderungen reduzieren und die Autonomie des Kindes stärken: ›Ok, du kannst in deinem Zimmer essen, du musst heute nicht zu deinem Sportkurs, du darfst einfach SEIN.‹ – und erhalten als Belohnung die Missbilligungen ihres Umfelds.«

(Da erinnere ich doch gerne an einen meiner Lieblingsaussprüche: Nichts erzieht sich leichter als die Kinder anderer Leute.)

So. Was machen wir jetzt mit unserer neu gewonnenen Weisheit? Angenommen, wir vermuten, ein PDA-Kind zu haben, und die Strategien helfen auch dabei, zu Hause besser klarzukommen. Aber: Wo gibt es externe Hilfe? Die Kinder sind ja trotzdem irgendwann schulpflichtig und müssen auch ins Leben entlassen werden! Um z.B. Schulhilfe beantragen zu können, benötigt man eine fachärztliche Diagnose. Doch PDA stellt keine eigenständige Diagnose dar – das habe ich verstanden ...

Aber: »In der ICD-11, dem aktuellen Klassifikationsmanual der World Health Organisation, werden zwei der Kernsymptome der PDA – das Vermeiden von Anforderungen und die explosiven Ausbrüche – wörtlich benannt. Auch wird neu beschrieben, dass einige Autist:innen ihre Besonderheiten in verschiedenen Settings im Sinne eines Maskings verbergen können – eine Diagnose aus dem Autismus-Spektrum aber auch in diesen Fällen gerechtfertigt ist«, sagen mir die Expertinnen.

Da lohnt sich doch eine letzte Nachfrage! Bei einer Facharztpraxis für Kinder- und Jugendpsychiatrie in Deutschland erfahre ich, dass sie sich dort aktuell nicht nur intensiv mit PDA auseinandersetzen, sondern dieses auch bereits in ihrer Praxis erkannt haben und als autistisches Erscheinungsbild diagnostizieren konnten. Es ist also angekommen in Deutschland. Kaum verbreitet, doch es wird daran gearbeitet. Es gibt also Aussicht auf Hilfe!

(Different Planet – »Der Panda in dir«)

Die wissenschaftliche Forschung im Bereich PDA ist noch jung, und das Phänomen wird kontrovers diskutiert. Einigkeit scheint jedoch darüber zu bestehen, dass weitere Forschung nötig ist, damit den Betroffenen geholfen werden kann (FAPDA 2023; Kamp-Becker, Schu u. Stroth 2023, S. 328; PDA Society).

Auf *Different Planet* ist der Artikel *Der Panda in dir* bis heute der meistgelesene, und auch der, zu dem ich mit Abstand die häufigsten E-Mails mit der Bitte um weitere Hilfe bekomme. Gibt man *#pda* bei Instagram ein, so findet man über eine halbe Million Einträge. Das Phänomen PDA scheint also Realität zu sein, und es scheint *zu brennen*, mindestens auf den Seelen der Betroffenen.

Fühlt man sich von den Beschreibungen zu PDA angesprochen, so bieten sowohl der FAPDA als auch die PDA Society auf ihren Internetseiten Checklisten, Flyer und Hintergrundinformationen an. Der FAPDA hat auch eine Übersicht fachkundiger Ärzt:innen, Psycholog:innen, und anderer Expert:innen eingestellt, die weiterhelfen können.

Letzten Endes bleibt nur eines zu sagen: Egal, ob PDA, klassischer Autismus, nichts davon oder etwas ganz anderes – die Liebe zum eigenen Kind bleibt ungebrochen, da sind wir uns sicher alle einig. Wir nehmen und lieben unsere Kinder, wie sie sind. Doch manchmal sind Eltern völlig erschöpft. Sie brauchen Pausen, und sie brauchen Hilfe.

Um im echten Leben bestehen zu können und an dessen realen Bedingungen nicht nur *irgendwie nicht zu scheitern*, sondern wirklich teilhaben zu können, ist professionelle Hilfe eine wichtige Zutat – WENN wir den Auftrag der Akzeptanz und die Vision einer bunten Gesellschaft ernst nehmen wollen.

(Different Planet – »Der Panda in dir«)

Hier endet dieses letzte Kapitel. Es hat zwei weitere Facetten des Seins vorgestellt. Je nachdem, in welchem Umfeld man sich aufhält, ist man auch damit entweder *normal* oder *anders*, es kommt wie so oft auf die Perspektive an. Bewegt man sich innerhalb seiner eigenen Realität immer mal wieder bewusst an eine andere Stelle, um sich selbst mal von links, mal von rechts und manchmal aus der Mitte zu beobachten, so kann sich alles umgehend ganz anders darstellen.

Aus meiner Sicht muss sich die eigene Position subjektiv *richtig* und *gut* anfühlen. Tut sie das nicht, so sind Mut und Kraft gefragt, um sich davon zu lösen und sich eine neue Position suchen zu können. Allein die Vorstellung, den vertrauten Platz zu verlassen, kann Angst machen, und die tatsächliche Suche nach dem neuen richtigen Platz kann steinig und unangenehm werden.

Manchmal reicht es auch nicht, sich einen neuen Platz zu suchen. Manchmal ist eine regelrechte Häutung notwendig, um weitermachen zu können. Katherine May schreibt dazu:

> *»Streifen wir unsere alte Haut ab oder nicht? Wer es tut, ist mehr als nackt, er ist wund, dem tut alles weh, und er kann sich eine ganze Weile nur um sich selbst kümmern. Und wer das nicht tut, dessen Haut wird verhärten. Es ist eine der wichtigsten Entscheidungen im Leben« (May 2022, S. 25).*

Schlusswort

Allein gelassen und fehl am Platz. Mit diesen schmerzhaften Worten meines älteren Sohnes hat das Buch begonnen. *Anders zu sein ist nicht toll, es hat sich nicht toll angefühlt*, hat er gesagt, drei Jahre nach seiner Diagnose über die Zeit davor.

Das Leben als Autist:in zu durchwandern ist kein Kinderspiel. Als Erwachsene:r ebenso wenig wie als Kind. Gleichzeitig kann es Wege geben, sich dieses Leben passend zu gestalten – doch liegen diese Wege in aller Regel außerhalb der Norm.

Um sich einen Weg neben der präparierten Sicherheitsspur zu suchen, braucht es keinen Autismus, das geht auch ohne. Nur kann sich aus einer solchen Besonderheit eine verstärkte Notwendigkeit dafür ergeben.

Für all die Held:innen, die das eigene Päckchen schultern und sich aufmachen müssen oder wollen, um diesen einen Weg, der der eigene werden soll, zu finden und ihn mit all seinen Hürden zu nehmen, habe ich dieses Buch geschrieben. Von unterwegs. Irgendwo auf diesem einen, *meinem* Pfad.

Von hier aus habe ich die Hürden, die ich schon genommen habe, beschrieben, damit diejenigen, die gerade noch ihren Rucksack packen, Werkzeug mitnehmen können, das sich als nützlich entpuppen kann. Mut zum Beispiel, aber auch Wissen.

Ebenso habe ich die schönen Plätze, die ich schon entdeckt habe, beschrieben. Lichtungen mit zarten Inklusions-Pflänzchen oder Kreuzungen mit der *normalen* Straße, auf denen mir kräftigende Pausenbrote und Herzwärmer-Tee angeboten wurden.

Nicht am Ende meiner Reise, doch dieses Buches, erlaube ich mir einen Wunsch an die Welt: dass sich die *normale* Straße und die *anderen* Pfade bald immer häufiger kreuzen und die Wander:innen beider Wege eines Tages dafür sorgen mögen, dass sie eins werden, weil sie nicht mehr getrennt nach *anders* und *normal* voranschreiten wollen, sondern gemeinsam. Weil es schöner für alle ist.

Katrin Hansch

Worte des Dankes

Beim Schreiben meines Buches habe ich viel Unterstützung erfahren, für die ich jeden Tag sehr dankbar gewesen bin.

Mein größter Dank gilt dem besten Ehemann der Welt, Mario Hansch, der seit 23 Jahren an jedem Tag und damit in allen guten und in allen schlechten Zeiten fest an meiner Seite steht. Gemeinsam versetzen wir tagtäglich Berge – besonders die, die man alleine nicht einmal anblicken möchte. Mit ihm fühlen sich auch schlechte Zeiten immer an wie gute.

Ein mindestens so großer Dank gebührt unseren Kindern, die mein Herz jeden Tag vor Liebe fast platzen lassen. Mein größter Stolz ist es, ihre Mutter zu sein und auf dem Weg durch das Leben fest an ihrer Seite stehen zu können.

Meinen Eltern, Renate und Roland Specker, und meiner Schwester Carolin Häublein danke ich so sehr dafür, dass sie meine Familie, mein Ursprung, sind. Sie sind perfekt, genau so, wie sie sind. Mit ihnen habe ich das Leben gelernt und wie man anderen Menschen mit offenem Herzen und Respekt begegnet. Heute erfahre ich von ihnen, dass sie uns nach Kräften unterstützen und zu uns stehen.

Von Herzen danken möchte ich meinen Probeleser:innen. Sie haben meine Bitte, das Buch auf dem Weg zur Fertigstellung mitzulesen und mitzudenken, vorbehaltlos angenommen. Das hat mir viel Sicherheit gegeben.

Allen voran stand dabei András Wienands, der mir durch sein Zutrauen in meine Gedanken, in meine Erfahrungen und in meinen Schreibstil überhaupt erst den Mut vermittelt hat, mich auf das Projekt Buch einzulassen. Seine kreative Klarheit und seine kontinuierliche Ermutigung – vom ersten Ideenfünkchen bis zum letzten Absatz – haben es mir ermöglicht, den Weg zu wagen und zu Ende zu gehen.

Von großer Bedeutung war die Unterstützung von Andrea Viertler. Sie hat die Entstehung dieses Buch so begleitet, wie sie es seit vielen Jahren für unsere Familie tut: mit fachärztlicher Expertise, Respekt, Behutsamkeit und einem unbeirrbaren Fokus auf wirksame Lösungen. Der Austausch mit ihr hat mir auch für dieses Buch viele neue Denkräume eröffnet.

Caroline Kästner danke ich für ihre wahrhaftige Freundschaft seit über 40 Jahren. Mit ihrem weiten Blick auf das Leben als solches und ihrer Fähigkeit, intuitiv die richtigen Fragen zu stellen, hat sie dieses Buch und mein nahezu gesamtes bisheriges Leben bereichert.

Iris Schwertfeger steht seit über 15 Jahren fest an der Seite unserer Familie und mitten in unseren Herzen. Ohne sie wäre unser Leben, und damit auch dieses Buch, ein ganz anderes, sehr viel mutloseres geworden.

Unterstützt haben mich auch Katharina und Mathias Biele. Für das Teilen ihrer Erfahrungen als Pädagogen, dem Vorleben echter Inklusion und dem herzoffenen und professionellen Blick auf meine Kinder, und auf alle Kinder, gilt ihnen mein großer Dank.

Mit heilender Qualität begleitet mich Kerstin Wesche nun schon so lange. Dank ihrer überraschenden Ansätze sorgt sie dafür, dass meine Seele und ich unsere Paartherapie eines Tages für erfolgreich abgeschlossen erklären werden. Ohne sie wäre auch dieses Buch von weniger Mut und Hoffnung geprägt worden.

Dem Carl-Auer Verlag möchte ich großen Dank aussprechen! Hier wurden mir von Beginn an Zutrauen und Offenheit entgegengebracht. Ich konnte entwickeln und verwirklichen, was ich ausdrücken wollte. Das Erleben dieses freien Raums war eine der wichtigsten Zutaten auf meinem Weg zum fertigen Buch.

Abkürzungsverzeichnis

ADHS	Aufmerksamkeitsdefizit-Hyperaktivitätsstörung
APA	American Psychiatric Association
ASS	Autismus-Spektrum-Störung
ATZ	Autismus-Therapie-Zentrum
BfArM	Bundesinstitut für Arzneimittel und Medizinprodukte
BMAS	Bundesministerium für Arbeit und Soziales
DAK	Deutsche Angestellten-Krankenkasse
DGPPN	Deutsche Gesellschaft für Psychiatrie und Psychotherapie, Psychosomatik und Nervenheilkunde
DSM®	Diagnostic and Statistical Manual of Mental Disorders
FAPDA	Fachverein PDA-Autismus-Profil
FASTER	Freiburger Autismus-Spezifische Therapie für Erwachsene
G-BA	Gemeinsamer Bundesausschuss
ICD	International Statistical Classification of Diseases and Related Health Problems
IFBC	Institut für Bildungscoaching
PDA	Pathological Demand Avoidance
PECS®	Picture Exchange Communication System
PEP®	Prozess- und Embodimentfokussierte Psychologie
REM	Rapid-Eye-Movement
SGB IX	Neuntes Sozialgesetzbuch
TEACCH®	Treatment and Education of Autistic and Related Communication Handicapped Children
UZAS	Universitäres Zentrum Autismus Spektrum Freiburg
WGAS	Wissenschaftliche Gesellschaft Autismus-Spektrum
WHO	World Health Organization

Literatur

Altgeld, T. u. Ä. Lattek (2021): Inklusion und Gesundheitsförderung. Bundeszentrale für gesundheitliche Aufklärung. Verfügbar unter: BZgA-Leitbegriffe: Inklusion und Gesundheitsförderung [24.02.2024].

APA [American Psychiatric Association] (2015): Diagnostisches und Statistisches Manual Psychischer Störungen – DSM-5®. Deutsche Ausgabe herausgegeben von P. Falkai und H.-U. Wittchen. Verfügbar unter: http://www.ag-psychosoziale-gesundheit.de/bb/pdf/BB_DSM_5.pdf [24.02.2024].

Arens-Wiebel, C. (2019): Autismus. Was Eltern und Pädagogen wissen müssen. Stuttgart (Kohlhammer).

Asperger Felder, M. (2013): Phänomen Autismus. Konzepte der Ätiologie, Psychopathologie und Behandlung. *Pädiatrie* 5: 35–38. Verfügbar unter: https://www.rosenfluh.ch/media/paediatrie/2013/05/Phanomen_Autismus.pdf [27.02.2024].

Attwood, T. (2012): Ein Leben mit dem Asperger-Syndrom. Stuttgart (Trias).

Autismus Deutschland e. V. (2012): Die sozialrechtliche Zuordnung autistischer Störungen. Verfügbar unter: https://www.autismus.de/fileadmin/RECHT_UND_GESELLSCHAFT/Die_sozialrechtliche_Zuordnung_autistischer_StoerungenMai2012.pdf [24.02.2024].

Autismus Deutschland e. V. (2021): Schulbegleitung für Schüler:innen mit Autismus. Broschüre 08/2021. Hamburg (Autismus Deutschland e. V.), 2. Aufl.

Autismus Deutschland e. V. (o. J.): Struktur des Bundesverbandes. Verfügbar unter: https://www.autismus.de/ueber-uns/struktur-des-bundesverbandes.html [24.02.2024].

Autismusstiftung (o. J.): Was ist Autismus eigentlich? Verfügbar unter: https://autismusstiftung.de/was-ist-autismus/ [24.02.2024].

Autistica (o. J.): Your questions: shaping future autism research. Verfügbar unter: https://www.autistica.org.uk/downloads/files/Autism-Top-10-Your-Priorities-for-Autism-Research.pdf [24.02.2024].

Baeriswyl-Rouiller, I. (2014): Unterstützung der sozialen, emotionalen und kommunikativen Entwicklung bei Kindern im Autismusspektrum mit dem MARTE MEO Konzept. *Marte Meo Magazine* 16G: 1–9.

Banaschewski, T., M. Holtmann u. L. Poustka (2018): Aufmerksamkeitsdefizit- / Hyperaktivitätsstörungen (ADHS) und Autismusspektrumsstörungen (ASS). Verfügbar unter: https://prof-lauth.de/beitraege/aufmerksamkeitsdefizit-hyperaktivitaetsstoerungen-adhs-und-autismus-ass [24.02.2024].

Banaschewski, T., L. Poustka u. M. Holtmann (2011): Autismus und ADHS über die Lebensspanne. Differentialdiagnosen oder Komorbidität? *Nervenarzt* 82: 573–581. DOI: 10.1007/s00115-010-3239-6.

Bauerfeind, S. (2020): Diagnose Autismus wie geht's weiter? Was die Diagnose bedeutet und wie Du Dein Kind bis ins Erwachsenenalter unterstützen kannst. Norderstedt (Books on Demand).

BfArM [Bundesinstitut für Arzneimittel und Medizinprodukte] (2018): Kapitel V Psychische und Verhaltensstörungen (F00-F99). Entwicklungsstörungen (F80-F89). Verfügbar unter: https://www.dimdi.de/static/de/

klassifikationen/icd/icd-10-who/kode-suche/htmlamtl2019/block-f80-f89.htm [24.02.2024].

BfArM [Bundesinstitut für Arzneimittel und Medizinprodukte] (2024): ICD-11 in Deutsch – Entwurfsfassung. Verfügbar unter: https://www.bfarm.de/DE/Kodiersysteme/Klassifikationen/ICD/ICD-11/uebersetzung/_node.html [24.02.2024].

Biscaldi, M., M. Paschke-Müller u. U. Schaller, (2017): Aufbau der sozialen Kompetenz. In: M. Noterdaeme, K. Ulrich u. A. Enders (Hrsg.): Autismus-Spektrum-Störung (ASS). Ein integratives Lehrbuch für die Praxis. Stuttgart (Kohlhammer), 2. Aufl.

Biscaldi-Schäfer, M. u. B. Brehm (2021): Symptomatik und Klassifikation von Autismus-Spektrum-Störung in der Kinder- und Jugendpsychiatrie. In: L. T. van Elst (Hrsg.): Autismus-Spektrum-Störungen im Erwachsenenalter. Berlin (MWV-Verlagsgesellschaft), 3. Aufl., S. 17–27.

BMAS [Bundesministerium für Arbeit und Soziales] (2023a): Einfach teilhaben. Wie erhalte ich das Persönliche Budget? Verfügbar unter: https://einfach-teilhaben.de/DE/AS/Ratgeber/Persoenliches_Budget/Persoenliches_Budget_node.html [24.02.2024].

BMAS [Bundesministerium für Arbeit und Soziales] (2023b): Einfach teilhaben. Was ist Inklusion und wie kann sie gelingen? Verfügbar unter: https://www.einfach-teilhaben.de/DE/AS/Ratgeber/Inklusion/Inklusion_node.html [24.02.2024].

Bohne, M. (o. J.): PEP® – Weit mehr als eine »Klopftechnik«. Verfügbar unter: https://www.dr-michael-bohne.de/was-ist-pep.html [06.07.2024].

Bormann-Kischkel, C. u. K. Ullrich (2017): Diagnostik familiärer Belastungen. In: M. Noterdaeme, K. Ullrich u. A. Enders (Hrsg.): Autismus-Spektrum-Störung (ASS). Ein integratives Lehrbuch für die Praxis. Stuttgart (Kohlhammer), 2. Aufl.

Brede, J., C. Babb, C. Jones, M. Elliott, C. Zanker, K. Tchanturia, L. Serpell, W. Mandy a. J. Fox (2020): »It's not that they don't want to access the support…it's the impact of autism«: The experience of eating disorder services from the perspective of autistic women, parents and healthcare professionals. *Autism* 25 (5): 1409–1421.

Bundesweites Pflegenetzwerk (o. J.): Pflegeantrag bei Kindern mit einer Autismus-Spektrum-Störung. Verfügbar unter: https://www.bwpn.de/pflegenetzwerk/pflegeantrag-bei-kindern-mit-einer-autismus-spektrum-stoerung/ [24.02.2024].

BVA [Berufsverband der Augenärzte e. V.] (2022): Junge Augen schützen. Verfügbar unter: https://www.augeninfo.de/offen/index.php?themenseite=Junge-Augen-schuetzen--Kinderuntersuchungen [24.02.2024].

Calmbach, M., S. Borgstedt, I. Borchard, P. M. Thomas u. B. B. Flaig (2016): Liebe und Partnerschaft. In: Wie ticken Jugendliche 2016? Lebenswelten von Jugendlichen im Alter von 14 bis 17 Jahren in Deutschland. Wiesbaden (Springer Nature), S. 303–333.

Clausen, J. J. (2023): Studienbuch Heilpädagogik. Grundlagen inklusiver und partizipativer Pädagogik. Stuttgart (Kohlhammer).

Croen, L., O. Zerbo, Y. Qian, M. Massolo, S. Rich, S. Sidney a. C. Kripke (2015): The health status of adults on the autism spectrum. *Autism* 19 (7): 814–823.

Croonenbroeck, A. (2023): Mit allen Sinnen auf Empfang. *autismus verstehen* 2023 (2): 7–11.

Czech, H. (2020): Hans Asperger und der Nationalsozialismus: Konturen einer Kontroverse. *Monatsschrift Kinderheilkunde* 168 (3): 163–175. DOI: https://doi.org/10.1007/s00112-020-00947-3.

DAK [Deutsche Angestellten-Krankenkasse] (2018): Fast jeder dritte Schüler hat Schlafstörungen. Verfügbar unter: https://www.dak.de/dak/bundesthemen/fast-jeder-dritte-schueler-hat-schlafstoerungen-2090982.html#/ [24.02.2024].

Dankova, D. (2020): Autismus-Spektrum-Störung. Asperger-Syndrom. Norderstedt (Books on Demand), 2. Aufl.

Deutsches Institut für Menschenrechte (2023): Mehr Inklusion von Menschen mit Behinderungen: Menschenrechtsinstitut sieht Bund, Länder und Kommunen nach UN-Prüfung in der Pflicht. Verfügbar unter: https://www.institut-fuer-menschenrechte.de/aktuelles/detail/mehr-inklusion-von-menschen-mit-behinderungen-menschenrechtsinstitut-sieht-bund-laender-und-kommunen-nach-un-pruefung-in-der-pflicht [24.02.2024].

DGPPN [Deutsche Gesellschaft für Psychiatrie und Psychotherapie, Psychosomatik und Nervenheilkunde] (2024): Valide Antworten auf zahlreiche Fragen. Verfügbar unter: https://www.dgppn.de/schwerpunkte/zahlenundfakten.html [06.07.2024].

Döringer, I. (2020): Komorbidität und Differenzialdiagnostik. In: I. Döringer u. B. Rittmann (Hrsg.): Autismus. Frühe Diagnose, Beratung und Therapie. Das Praxisbuch. Stuttgart (Kohlhammer), S. 49–52.

Dura-Vila, G. a. R. Tatternorth (2022): The panda on PDA: A children's introduction to Pathological Demand Avoidance. London: (JK).

Dziobek, I. u. S. Stoll (2019): Hochfunktionaler Autismus bei Erwachsenen. Ein kognitiv-verhaltenstherapeutisches Manual. Stuttgart: (Kohlhammer).

EAT Team (2021): Autistischer Burnout. Verfügbar unter: https://eat-team.com/autistischer-burnout/ [24.02.2024].

Ebert, D., T. Fangmeier, A. Lichtblau, J. Peters, M. Biscaldi-Schäfer u. L. Tebartz van Elst (2013): Asperger-Autismus und hochfunktionaler Autismus bei Erwachsenen. Das Therapiemanual der Freiburger Autismus-Studiengruppe. Göttingen (Hogrefe).

Eckerd, M. (2020): Detection and diagnosis of ASD in females. *Journal of Health Service Psychology* 46: 37–47.

Falter-Wagner, C. (2020): Bei Patienten mit Autismus auf psychische Komorbiditäten achten. *InFo Neurologie + Psychiatrie* 22 (3): 18. Verfügbar unter: https://link.springer.com/content/pdf/10.1007/s15005-020-1298-1.pdf [24.02.2024].

Faltermaier, T. (2020): Subjektive Gesundheit: Alltagskonzepte von Gesundheit. In: Bundeszentrale für gesundheitliche Aufklärung (BZgA) (Hrsg.): Leitbegriffe der Gesundheitsförderung und Prävention. Glossar zu Konzepten, Strategien und Methoden. Verfügbar unter: https://leitbegriffe.bzga.de/alphabetisches-verzeichnis/subjektive-gesundheit-alltagskonzepte-von-gesundheit/ [24.02.2024].

Fangerau, H. u. P. Franzkowiak (2022): Krankheit. In: Bundeszentrale für gesundheitliche Aufklärung (BZgA) (Hrsg.): Leitbegriffe der Gesundheitsförderung und Prävention. Glossar zu Konzepten, Strategien und Methoden. Verfügbar unter: https://leitbegriffe.bzga.de/alphabetisches-verzeichnis/krankheit/ [24.02.2024].

FAPDA [Fachverein PDA-Autismus-Profil] (2024). Verfügbar unter: https://pda-autismus-verein.org [13.06.2024].

Freitag, C. M. (2007): ADHS und autistische Störungen – Komorbidität oder Differentialdiagnose? In: C. M. Freitag u. W. Retz (Hrsg.): ADHS und komorbide Erkrankungen. Neurobiologische Grundlagen und diagnostisch-therapeutische Praxis bei Kindern und Erwachsenen. Stuttgart (Kohlhammer).

Freitag, C., J. Kitzerow, J. Medda, S. Soll u. H. Cholemkery (2017): Autismus-Spektrum-Störung. Leitfaden Kinder- und Jugendpsychotherapie. Göttingen (Hogrefe).

Frese, C. (2018): Das Bundesteilhabegesetz (BTHG) und die Rechte von Menschen mit Autismus. *autismus* 85: 6–19. Verfügbar unter: https://www.autismus.de/fileadmin/RECHT_UND_GESELLSCHAFT/autismus___85_Bundesteilhabegesetz.pdf [24.02.2024].

Frese, C. (2022): Merkblatt und aktuelle Rechtsprechung (Stand 1.1.2022). Autismus-Spektrum-Störungen, Grad der Behinderung (GdB), Merkzeichen, (steuerrechtliche) Nachteilsausgleiche. S. 1 ff. Verfügbar unter: https://upgrade.autismus.de/fileadmin/RECHT_UND_GESELLSCHAFT/Merkblatt_Grad_der_BehinderungStand_01_01_2022_Red_10_05.pdf [24.02.2024].

Friedrichs, M. (2020): Autismus und Pflege: Wie pflegebedürftig ist ein Autist? Norderstedt (Books on Demand).

Friedrichs, M. (2021): Autismus bei Erwachsenen. Ganzheitliche Hilfe im Verstehen von älteren autistischen Menschen. Norderstedt: (Books on Demand).

Frölich, J. u. G. Lehmkuhl (2023): Medienkonsum von Kindern und Jugendlichen. Risiken und Chancen. Stuttgart (Schattauer).

Frölich, J., M. Döpfner, T. Banaschewski, A. Gold, C. Rosebrock, R. Valtin u. R. Vogel (2021): ADHS in Schule und Unterricht. Pädagogisch-didaktische Ansätze im Rahmen des multimodalen Behandlungskonzepts (Lehren und Lernen). Stuttgart (Kohlhammer), 2., aktual. Aufl.

Funke, U. (2020): Interaktion und Kommunikation bei Autismus-Spektrum-Störungen. Mit Komm!ASS® zur Sprache führen. Stuttgart (Kohlhammer).

Gesundheitsmanufaktur (2021): Gefahr durch Süßstoff: Angriff auf unser Darm-Mikrobiom? Verfügbar unter: https://www.gesundheitsmanufaktur.de/information/gesundheitsblog/gefahr-durch-suessstoff-angriff-auf-unser-darm-mikrobiom [24.02.2024].

Grandin, T. (1997): Ich bin die Anthropologin auf dem Mars. Mein Leben als Autistin. München (Droemersche Verlagsanstalt).

Green, S. E. (2003): What do you mean ,what's wrong with her? Stigma and the lives of families of children with disabilities. In: *Social Science & Medicine* 57: 1361–1374.

Grundschulratger.de (o. J.): Autismus-Spektrum-Störung. Verfügbar unter: https://www.grundschulratgeber.de/autismus-spektrum-stoerung/ [24.02.2024].

Gundelfinger, R. u. B. Jenny (2021): Fit für das selbständige Leben. Wie können Jugendliche mit Asperger unterstützt werden? *Psychoscope* 2021 (2): 14–17. Verfügbar unter: https://www.zora.uzh.ch/id/eprint/202216/1/Gundelfinger_%26_Jenny_2021_Fit_fur_das_selbststandige_Leben.pdf [13.06.2024].

Guo, X., Y. Park, N. Freedmann, R. Sinha, A. Hollenbeck, A. Blair a. H. Chen (2014): Sweetened beverages, coffee, and tea and depression risk among older US adults. *PLoS One* 9 (4): e94715. DOI: doi:10.1371/journal.pone.0094715.

Hack, J. (2023): Komische Kinder, komische Eltern? Belastungen, Kompetenzen und Wünsche von Eltern autistischer Kinder. Stuttgart (Kohlhammer).

Heckhausen, J. u. H. Heckhausen (2018): Entwicklung der Motivation. In: J. Heckhausen u. H. Heckhausen (Hrsg.): Motivation und Handeln. Heidelberg (Springer), S. 493–540, 5. Aufl.

Heilpädagogik-Info (o. J.): Therapie und Behandlungsmethoden für autistischen Kindern und Jugendliche. Verfügbar unter: https://www.heilpaedagogik-info.de/autismus-therapie/1385-therapie-autistische-kinder-jugendliche.html [24.02.2024].

Hirvikoski, T., E. Mittendorfer-Rutz, M. Borman, H. Larsson, P. Lichtenstein, a. S. Bölte (2016): Premature mortality in autism spectrum disorder. *The British Journal of Psychiatry* 208 (3): 232–238.

Hofer, J. u. B. Hagemeyer (2018): Soziale Anschlussmotivation: Affiliation und Intimität. In: J. Heckhausen u. H. Heckhausen (Hrsg.): Motivation und Handeln. Wiesbaden: (Spinger), S. 223–243, 5. Aufl.

Hoff, F. (2022): Schulbegleitung und Autismus. Strategien und Erfahrungen eines autistischen Schulbegleiters. Stuttgart (Kohlhammer).

Hohmann-Jeddi, C. (2019): Kein Zusammenhang zwischen Autismus und Impfungen. Verfügbar unter: https://www.pharmazeutische-zeitung.de/kein-zusammenhang-zwischen-autismus-und-impfungen/ [24.02.2024].

Hollstein, T. (2018): Zuckerersatz und Insulinresistenz: Süßstoffe als Stoffwechselrisiko. *Deutsches Ärzteblatt* 115 (49). Verfügbar unter: https://www.aerzteblatt.de/archiv/203793/Zuckerersatz-und-Insulinresistenz-Suessstoffe-als-Stoffwechselrisiko [24.02.2024].

Huber, C., W. Kawohl u. H. Kurt (2015): Stigma – die zweite Krankheit. Was kann der Psychiater gegen Stigmatisierung tun. Freienbach (Takeda). Verfügbar unter: https://www.upk.ch/fileadmin/user_upload/Zuweisende/Broschuere_Stigma/Takeda_Stigma_Broschuere_FINAL_D_kleiner.pdf [10.07.2024].

IFBC [Institut für Bildungscoaching] (2023): Förderbedarf und Förderschwerpunkte beim Thema Inklusion. Verfügbar unter: https://www.institut-bildung-coaching.de/wissen/foerderbedarf-und-foerderschwerpunkte-beim-thema-inklusion [24.02.2024].

Kaess, M. u. F. Resch (2015): Prävention psychischer Störungen in der Adoleszenz und im jungen Erwachsenenalter. In: W. Rössler u. V. Ajdacic-Gross (Hrsg.): Prävention psychischer Störungen. Konzepte und Umsetzungen. Stuttgart (Kohlhammer), Kapitel 2.

Kamp-Becker, I. u. S. Bölte, S. (2021): Autismus. München (Ernst Reinhardt/utb), 3., vollst. überarb. Aufl.

Kamp-Becker, I., U. Schu u. S. Stroth, S. (2023): Pathological Demand Avoidance – aktueller Forschungsstand und kritische Diskussion. *Zeitschrift für Kinder- und Jugendpsychiatrie und Psychotherapie* 51 (4): 321–332.

Kamp-Becker, I., S. Stroth u. T. Stehr (2020): Autismus-Spektrum-Störungen im Kindes- und Erwachsenenalter: Diagnose und Differenzialdiagnosen. *Der Nervenarzt* 91: 457–470. Verfügbar unter: https://link.springer.com/article/10.1007/s00115-020-00901-4 [27.02.2024].

King, L. (1996): A tribute to Lorna Jean King. Verfügbar unter: https://dokumen.tips/documents/a-tribute-to-lorna-jean-king-sensory-a-tribute-to-lorna-jean-king-sensory-created.html?page=1 [24.02.2024].

Klicpera, C. (2003): Folgen für die Familien. In: C. Klicpera u. P. Innerhofer (Hrsg.): Die Welt des frühkindlichen Autismus. München (Ernst Reinhardt), 3. Aufl., S. 194–197.

Kuhn, M. u. V. King (2021): Adoleszenz. In: U. Deinet et al. (Hrsg.): Handbuch Offene Kinder- und Jugendarbeit, Band 1.Wiesbaden (Springer Nature), 5. Aufl., S. 1303–1313,

Kunkel, P. (2015): Das Verfahren zur Gewährung einer Hilfe nach § 35 a SGB VIII. Verfügbar unter: https://www.sgbviii.de/files/SGB%20VIII/PDF/S97.pdf [24.02.2024].

Lai, M. C., C. Kassee, R. Besney, S. Bonato, L. Hull, W. Mandy, P. Szatmari, P. a. S. H. Ameis (2019): Prevalence of co-occuring mental health diagnosis in the autism population: a systematic review and meta-analysis. *Lancet Psychiatry* 6 (10): 819–829. Verfügbar unter: https://pubmed.ncbi.nlm.nih.gov/31447415/ [27.02.2024].

Leibl, C., G. Wach u. U. Voderholzer (2018): Hilferuf Essstörung. Rat für Betroffene, Angehörige und Therapeuten. Stuttgart (Kohlhammer).

Lichtenfeld, S. u. B. Gniewosz (2018): Lern- und Leistungsmotivation im Jugendalter. In: B. Gniewosz u. P. F. Titzmann (Hrsg.): Handbuch Jugend. Psychologische Sichtweisen auf Veränderungen in der Adoleszenz. Stuttgart (Kohlhammer), Kapitel 11.

Liersch, S. u. U. Walter (2011): Gesundheit, gesundheitliche Beeinträchtigungen und Ansätze der Prävention in der Lebensphase Adoleszenz und junges Erwachsenenalter. In: KKH-Allianz (Hrsg.): Weißbuch Prävention 2010/2011. Gesund jung?!. Berlin/Heidelberg (Springer), S. 31–59. DOI: https://doi.org/10.1007/978-3-642-16710-2_3.

Lipinski, S. (2022): Autismus. Das Selbsthilfebuch (Balance ratgeber). Köln (Psychiatrie Verlag), 2., korr. Aufl.

Lorenz, J. (2020): Anders ist eine Variation von richtig. PEP uns Kunsttherapie bei Autismus. Heidelberg (Carl-Auer).

Maróthy, S. (2022): Meine Helden. Depressionen, Ängste, Zwänge und andere Hürden im Leben autistischer Helden. Norderstedt (Books on Demand).

Maus, I. (2020): Kompetenzmanual Autismus (KOMMA). Praxisleitfaden für den Bildungs-, Wohn- und Arbeitsbereich. Stuttgart (Kohlhammer)

Maus, I., (2022): Geschichten für Kinder über Autismus. Ein Vorlese- und Arbeitsbuch für Familienangehörige, Therapeuten und Pädagogen. Stuttgart (Kohlhammer).

May, K. (2022): Überwintern. Wenn das Leben innehält. Berlin (Insel).

Mehnert-Theuerkauf, A. (2022): Warum ist es so schwer, Gesundheitsverhalten längerfristig zu verändern? *Forum* 2022 (37): 91.

Miller, M. (2020): Ergotherapie bei Autismus. Förderung durch Sensorische Integrationstherapie. Stuttgart (Kohlhammer).

Move [Zentrum für Diagnostik und Therapie von Autismus-Spektrum-Störungen] (2023): Autismus-Spektrum-Störung nach ICD-11. Verfügbar unter: https://move-autismus.de/autismus-spektrum-stoerung-nach-icd-11/ [24.02.2024].

Mueller, L. (2022): Autismus-Spektrum-Diagnose: Fragen und Antworten. Verfügbar unter: https://autismus-kultur.de/autismus-diagnose-fragen-und-antworten/ [24.02.2024].

Mueller, L. (2023): War Hans Asperger ein Nazi? Verfügbar unter: https://autismus-kultur.de/hans-asperger/ [24.02.2024].

Naidoo, U. (2023): Ernährung für die Psyche. München (riva), 6. Aufl.

Nehls, M. (2022): Das erschöpfte Gehirn. Der Ursprung unserer mentalen Energie – und warum sie schwindet. München (Heyne).

Neurologen und Psychiater im Netz (o. J.): Ursachen von Autismus-Spektrum-Störungen. Verfügbar unter: https://www.neurologen-und-psychiater-im-netz.org/kinder-jugendpsychiatrie-psychosomatik-und-psychotherapie/stoerungen-erkrankungen/autismus-spektrum-stoerung-ass/ursachen/ [24.02.2024].

Noterdaeme, M. (2014): Komorbidität. In: G. Theunissen, W. Kulig, V. Leuchte u. H. Paetz (Hrsg.): Handlexikon Autismus-Spektrum. Schlüsselbegriffe aus Forschung, Theorie, Praxis und Betroffenen-Sicht. Stuttgart (Kohlhammer), S. 230–235.

Osterrieder, M. (2010): Wie geht es Dir? Zur Lebensqualität von Jugendlichen mit Asperger-Syndrom und High-Functioning-Autismus. Inaugural-Dissertation zur Erlangung des Doktorgrades der Philosophie an der Ludwig-Maximilians-Universität München. Verfügbar unter: https://edoc.ub.uni-muenchen.de/11351/1/Osterrieder_Miriam.pdf [24.02.2024].

Oswald, H. (2009): Anerkennung durch Gleichaltrige in Kindheit und Jugend. *Soziale Passagen* 1: 177–191.

PDA Society (o. J.): Welcome to PDA Society. Verfügbar unter: https://www.pdasociety.org.uk [06.07.2024].

Pennesi, C. M. a. L. C. Klein (2012): Effectiveness of the gluten-free, casein-free diet for children diagnosed with autism spectrum disorder: Based on parental report. *Nutritional Neuroscience* 15 (2): 85–91. DOI: 10.1179/1476830512Y.0000000003.

Pinquart, M. (2021): Prävention und Gesundheitsförderung im Jugendalter. In: M. Thiemann u. M. Mohokum (Hrsg.): Prävention und Gesundheitsförderung. Berlin (Springer), S. 355–369.

Pinquart, M. u. R. K. Silbereisen (2002): Gesundheitsverhalten im Kindes- und Jugendalter. Entwicklungspsychologische Erklärungsansätze. *Bundesgesundheitsblatt* – Gesundheitsforschung – Gesundheitsschutz 45: 873–878. Verfügbar unter: https://link.springer.com/article/10.1007/s00103-002-0492-2 [27.02.2024].

Preißmann, C. (2012): Mobbing bei Asperger-Autismus. In: H. Sautter, K. Schwarz, u. R. Trost (Hrsg.): Kinder und Jugendliche mit Autismus-Spektrum-Störung. Neue Wege durch die Schule. Stuttgart (Kohlhammer), S. 248–256.

Preißmann, C. (2017): Autismus und Gesundheit. Besonderheiten erkennen – Hürden überwinden – Ressourcen fördern. Stuttgart: (Kohlhammer).

Preißmann, C. (2020): Mit Autismus leben. Eine Ermutigung. Stuttgart (Klett Cotta).

Preißmann, C. (2021): Glück und Lebenszufriedenheit für Menschen mit Autismus. Stuttgart (Kohlhammer), 2., aktual. Aufl.

Preißmann, C. u. T. Müller (2013): »Asperger zu überspielen kostet viel Kraft«. *DNP – Der Neurologe und Psychiater* 14: 7–8.

Pyramid Educational Consultants (o. J.): PECS®: EIN EVIDENZBASIERTES SYSTEM. Verfügbar unter: https://pecs-germany.com/autismus-kommunikationshilfe-pecs/ [24.02.2024].

Raymaker, D., A. Teo, N. Steckler, B. Lentz, M. Scharer, A. Santos, S. Kapp, M. Hunter, A. Joyce a. C. Nicolaidis (2020): »Having all of your internal resources exhausted beyond measure and being left with no clean-up crew«: defining autistic burnout. *Autism Adulthood* 2 (2): 132–143. Verfügbar unter: https://pubmed.ncbi.nlm.nih.gov/32851204/ [24.02.2024].

REHADAT (2017): Lexikon zur beruflichen Teilhabe: Teilhabe. Verfügbar unter: https://www.rehadat.de/lexikon/Lex-Teilhabe/ [24.02.2024].

Reich, K. u. M. Dalferth (2022): Chancengleichheit von Frauen mit hochfunktionalem Autismus (HFA) bzw. Asperger Syndrom (AS) im Arbeitsleben – Das Praxisforschungsprojekt AUT*CIA. *Zeitschrift des Bundesverbandes Autismus Deutschland e. V.* 2022 (93): 22.

Remschmidt, H. (2008a): Autismus. Erscheinungsformen, Ursachen, Hilfen. München (Beck).

Remschmidt, H. (2008b): Autismus. In: B. Herpertz-Dahlmann, F. Resch, M. Schulte-Markwort u. A. Warnke (Hrsg.): Entwicklungspsychiatrie. Biopsychologische Grundlagen und die Entwicklung psychischer Störungen. Stuttgart (Schattauer), S. 600–625, 2. Aufl.

Remschmidt, H. u. I. Kamp-Becker (2008): Autistische Syndrome und andere tiefgreifende Entwicklungsstörungen. In: H. Remschmidt (Hrsg.): Kinder- und Jugendpsychiatrie – Eine praktische Einführung. Stuttgart (Thieme), 5., aktual. Aufl., S. 186–199.

Riedel, A., C. Schröck, D. Ebert, T. Fangmeier, E. Bubl u. L. T. van Elst (2016): Überdurchschnittlich ausgebildete Arbeitslose – Bildung, Beschäftigungsverhältnisse und Komorbiditäten bei Erwachsenen mit hochfunktionalem Autismus in Deutschland. *Psychiatrische Praxis* 43 (01): 38–44. Verfügbar unter: https://www.thieme-connect.com/products/ejournals/abstract/10.1055/s-0034-1387494 [27.02.204]

Rittmann, B. (2020a): Besondere Entwicklungsaufgaben für autistische Kinder und ihre Eltern. In: I. Döringer, u. B. Rittmann (Hrsg.): Autismus: Frühe Diagnose, Beratung und Therapie. Das Praxisbuch. Stuttgart (Kohlhammer), S. 109–113.

Rittmann, B. (2020b): Elternberatung. In: I. Döringer u. B. Rittmann (Hrsg.): Autismus: Frühe Diagnose, Beratung und Therapie. Das Praxisbuch. Stuttgart (Kohlhammer), S. 201–210.

Robert Bosch Stiftung (2023): Das Deutsche Schulbarometer: Aktuelle Herausforderungen aus Sicht von Schulleitungen. Ergebnisse einer Befragung von Schulleitungen allgemein- und berufsbildender Schulen. Stuttgart (Robert Bosch Stiftung).

Röder, N. (2024): Verhinderungspflege. Verfügbar unter: https://www.pflege.de/altenpflege/verhinderungspflege/ [24.02.2024].

Roy, M. u. P. Strate (2023): Autismus-Spektrum-Störungen im Erwachsenenalter. *Deutsches Ärzteblatt International* 120: 87–93.Verfügbar unter: https://www.aerzteblatt.de/archiv/229695/Autismus-Spektrum-Stoerungen-im-Erwachsenenalter [24.02.2024].

Russ, M. (2019): Das Stigmatisierungserleben der Eltern von Personen mit Autismus-Spektrum-Störung. Masterarbeit. Graz (Karl-Franzens-Universität Graz, Institut für Erziehungs- und Bildungswissenschaften).

Saalfrank, B. (2015): Hochfunktionaler Autismus: Erschütterte Identität. *Deutsches Ärzteblatt PP* 14: 410. Verfügbar unter: https://www.aerzteblatt.de/archiv/171882/Hochfunktionaler-Autismus-Erschütterte-Identitaet [24.02.2024].

Schiffman, S., E. Scholl, T. Furey a. H. Nagle (2023): Toxicological and pharmacokinetic properties of sucralose-6-acetate and its parent sucralose: in vitro screening assays. *Journal of Toxicology and Environmental Health* 26 (6). Verfügbar unter: https://www.tandfonline.com/doi/full/10.1080/10937404.2023.2213903 [24.02.2024].

Schulte-Körne, G. (2016): Psychische Störungen bei Kindern und Jugendlichen im schulischen Umfeld. *Deutsches Ärzteblatt International* 113: 183–190. Verfügbar unter: https://www.aerzteblatt.de/archiv/175333/Psychische-Stoerungen-bei-Kindern-und-Jugendlichen-im-schulischen-Umfeld [24.02.2024].

Schulze, B. (2005): Stigmatisierungserfahrungen von Betroffenen und Angehörigen: Ergebnisse von Fokusgruppeninterviews. In: W. Gaebel, H. Möller, u. W. Rössler (Hrsg.): Stigma – Diskriminierung – Bewältigung. Der Umgang mit sozialer Ausgrenzung psychisch Kranker. Stuttgart (Kohlhammer), S. 122–144.

Schuster, N. u. U. Schuster (2022): Vielfalt leben – Inklusion von Menschen mit Autismus-Spektrum-Störung. Mit praktischen Ratschlägen zur Umsetzung in Kita, Schule, Ausbildung, Beruf und Freizeit. Stuttgart (Kohlhammer), 2., erweit. und überarb. Aufl.

Spät diagnostizierter Autismus (o. J.): Autismus bei Frauen und Mädchen. Verfügbar unter: https://spät-diagnostizierter-autismus.de/einführung-autismus/autismus-bei-frauen-und-maedchen/ [24.02.2024].

Stangl Lexikon der Psychologie (2024): Sensorische Integration. Verfügbar unter: https://lexikon.stangl.eu/7825/sensorische-integration [24.02.2024].

Sternberg, A. (2021): Autismus Leitfaden. Autismus verstehen, respektieren und helfen, damit umzugehen. (Eigenverlag).

Sukalo, M. (2022): Autismus und Asperger bei Frauen. Verfügbar unter: https://www.fernarzt.com/wissen/studien/gender-medizin/autismus-asperger-bei-frauen/ [24.02.2024]

Szafranski, N. (2009): Jugendalkoholismus und Suchtprävention. Prävention in der Sozialarbeit: Sinn – Wirkungsweise – Erfolgsfaktoren. Dissertation (Europäische Hochschulschriften, Bd. 981). Frankfurt a. M. (Peter Lang).

Tebartz van Elst, L. (2019): Hochfunktionaler Autismus bei Erwachsenen. *PSYCH up2date* 13 (02): 155–172. DOI: 10.1055/a-0647-3175.

Tebartz van Elst, L. (2022): Autismus, ADHS und Tics. Zwischen Normvariante, Persönlichkeitsstörung und neuropsychiatrischer Krankheit. Stuttgart (Kohlhammer), 3., erweit. und überarb. Aufl.

Teriete, M. (2020): Systemische Beratung bei Autismus. Ressourcen aktivieren, Lösungen finden, einfach helfen. Stuttgart (Kohlhammer).

Thale, J. (2019): Autismus TEACCH® Ansatz. Verfügbar unter: https://autismus-spektrum.com/autismus-teacch-ansatz/ [24.02.2024].

Thale, J. (2020): Logopädie bei Autismus. Verfügbar unter: https://autismus-spektrum.com/logopadie-bei-autismus/ [24.02.2024].

Theunissen, G. (2022): Basiswissen Autismus und komplexe Beeinträchtigungen. Lehrbuch für die Heilerziehungspflege, Heilpädagogik und (Geistig-) Behindertenhilfe. Freiburg i. Br. (Lambertus), 2. Aufl.

Töpfer, K. (2022): Warten auf den Therapieplatz. Verfügbar unter: https://www.apotheken-umschau.de/krankheiten-symptome/psychische-krankheiten/mangel-an-psychotherapieplaetzen-847951.html [24.02.2024].

Trümper, A. (2023): Auf dem Land wartet man bis zu einem Jahr. Verfügbar unter: https://www.tagesschau.de/inland/gesellschaft/psychotherapie-platz-101.html [24.02.2024].

Universitätsklinikum Freiburg (2020): Hochfunktionale Autismus-Spektrum-Störung. Verfügbar unter: https://www.uniklinik-freiburg.de/fileadmin/mediapool/07_kliniken/psy_psychiatrie/pdf/ambulanzen/Information_HFA_2020-08-06.pdf [24.02.2024].

UZAS [Universitäres Zentrum Autismus Spektrum Freiburg]: Therapiemanual der FASTER-Gruppentherapie, Freiburger Autismus-Spezifische Therapie für Erwachsene auf Basis des Therapiemanuals der Freiburger Autismus- Studiengruppe.

Vero, G. (2020a): Wahrnehmungsbesonderheiten bei Autismus. In: G. Theunissen (Hrsg.): Autismus verstehen. Außen- und Innensichten. Stuttgart (Kohlhammer), S. 118–125, 2., aktual. Aufl.

Vero, G. (2020b): Das andere Kind in der Schule. Autismus im Klassenzimmer. Stuttgart (Kohlhammer).

Walker, M. (2018): Das große Buch vom Schlaf. Die enorme Bedeutung des Schlafs. Beste Vorbeugung gegen Alzheimer, Krebs, Herzinfarkt und vieles mehr. München (Goldmann).

Wegener, W. (2015): Umsetzung von Inklusion und Teilhabe über das Persönliche Budget in der Eingliederungshilfe. In: Niedersächsische Landesvertretung für Menschen mit Behinderungen (Hrsg.): Mutmacherbroschüre Teil 2, S. 52–55.

WGAS [Wissenschaftliche Gesellschaft Autismus-Spektrum] (2022): Kommentar und Stellungnahme der Wissenschaftlichen Gesellschaft Autismus-Spektrum zur ICD-11. Verfügbar unter: https://wgas-autismus.org/2022/11/16/kommentar-und-stellungnahme-der-wissenschaftlichen-gesellschaft-autismus-spektrum-zur-icd-11/ [24.02.2024].

Whitehead, D. (2023): Subtiler Autismus. Mein Kind ist anders. Ratgeber für Eltern von Kindern mit und ohne Autismus-Diagnose. Norderstedt (Books on Demand).

Wickelgren, I. (2022): Warum Frauen seltener in Autismus-Studien einbezogen werden. Verfügbar unter: https://www.spektrum.de/news/genderbias-warum-frauen-in-autismus-studien-unterrepraesentiert-sind/2080464 [24.02.2024].

Wienands, A. (2023): Einführung in die körperorientierte systemische Therapie. Heidelberg (Carl-Auer), 4. Aufl.

Winkelmann, R. (2016): Gedanken in Bildern. Innenansichten eines Menschen mit Autismus. Norderstedt (Books on Demand).

Über die Autorin

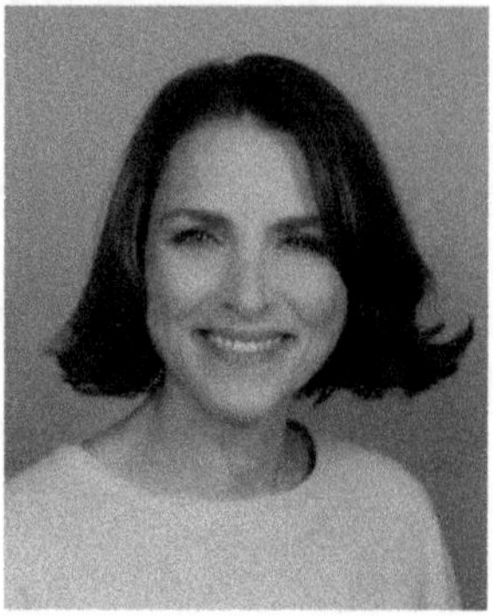

KATRIN HANSCH, Dipl.-Marketing-Kommunikationswirtin (IMK), ist Systemische Einzel-, Paar- und Familienberaterin (DGSF). Von 2005 bis 2024 war sie Geschäftsführerin der Museum&Location Veranstaltungsgesellschaft der Staatlichen Museen zu Berlin mbH. Seit 2020 betreibt sie den Blog *Different Planet*, auf dem sie vom Leben als Familie im Autismus-Spektrum berichtet. Der Blog richtet sich in erster Linie an Menschen, die selbst oder als Angehörige bzw. Vertrauensperson eines Menschen mit autistischer Wahrnehmung erfahren sind und nach möglichen Erklärungen, nach Inspiration zum täglichen (Er-)Leben oder nach Austausch suchen. Im Spektrum zwischen Hochbegabung und geistiger Behinderung spricht Katrin Hansch dort Themen von der Lese-Rechtschreib-Schwäche über ADHS und Hochsensibilität bis zum Savant-Syndrom und dem Symptomkomplex Pathological Demand Avoidance (PDA) an.

Kontakt: www.differentplanet.de